U0238800

# 人工智能与消化系统疾病

## (Artificial Intelligence and Digestive Diseases)

李延青　主审　左秀丽　主编

山东大学出版社

SHANDONG UNIVERSITY PRESS

·济南·

**图书在版编目(CIP)数据**

人工智能与消化系统疾病 / 左秀丽主编. — 济南：
山东大学出版社，2023.7
　ISBN 978-7-5607-7942-3

　Ⅰ. ①人…　Ⅱ. ①左…　Ⅲ. ①人工智能-应用-消化
系统疾病-诊疗　Ⅳ. ①R57-39

中国国家版本馆 CIP 数据核字(2023)第 182144 号

策划编辑　徐　翔
责任编辑　毕文霞
封面设计　张　荔


人工智能与消化系统疾病
RENGONG ZHINENG YU XIAOHUA XITONG JIBING

出版发行　山东大学出版社
社　　址　山东省济南市山大南路 20 号
邮政编码　250100
发行热线　(0531)88363008
经　　销　新华书店
印　　刷　山东新华印务有限公司
规　　格　787 毫米×1092 毫米　1/16
　　　　　18.75 印张　422 千字
版　　次　2023 年 7 月第 1 版
印　　次　2023 年 7 月第 1 次印刷
定　　价　78.00 元

# 《人工智能与消化系统疾病》
# 编委会

主　审　李延青

主　编　左秀丽

副主编　于　涛　钟　宁　任洪波　于岩波

编　委（以姓氏笔画为序）

于　涛　于岩波　王　鹏　左秀丽

付士宸　任洪波　刘　君　刘　晗

刘冠群　李　冰　李　真　李广超

李月月　张　岩　季　锐　钟　宁

郭　婧　戚庆庆　隆　鑫

# 前言 PREFACE

　　进入 21 世纪以来,信息技术的飞速发展为医学发展注入了新鲜的血液,以卷积神经网络(convolutional neural network,CNN)为代表的深度学习算法使人工智能在医学领域的应用取得重大进展。消化系统疾病病种繁多,消化内镜的诞生开创了消化系统疾病诊治的新纪元,而消化内镜的发展离不开理工科技术的发展和突破。随着医工交叉融合的进一步推进,消化系统疾病的诊治也迈进了新的发展阶段。技术的进步需要着眼于减轻医务工作人员的工作负荷,为患者提供更加优质、安全、高效的医疗服务。

　　2020 年 9 月,国务院办公厅发布《国务院办公厅关于加快医学教育创新发展的指导意见》,明确指出设置交叉学科,促进医工、医理、医文学科交叉融合,推进"医学＋X"多学科背景的复合型创新拔尖人才培养。交叉学科人才培养模式尚处探索阶段,面临前人经验不足、缺乏成体系教材等困难。本书以实际临床问题为导向,系统介绍了消化内科疾病诊疗的重点技术,以及人工智能等理工科技术与临床医学交叉融合的现状和前景。编写本书旨在服务国家战略需求,培养高层次复合型医学人才,为建设教育强国、推进医学创新教育发展做出更大贡献。

　　本书以消化系统各类常见疾病为框架,主要内容包括胃肠动力相关检测技术概述、肥胖症的内镜治疗、消化内镜的质量控制、胃食管反流病、贲门失弛缓症、慢性胃炎、消化道息肉、消化道早癌、急性胰腺炎、胰腺癌、胆道肿瘤、胆总管结石的ERCP 治疗、肝硬化、原发性肝癌、炎症性肠病、功能性胃肠病、肠梗阻,共十七章。

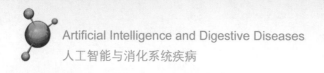

书中个别外文单词或字母缩写暂无正式中文译名,为避免讹误,未翻译为中文。

参编本书的诸位编委在消化系统疾病领域深耕多年,对消化系统疾病的诊治有深刻的见解,在本书的编写过程中字斟句酌,精益求精。然而,医学科学技术的发展突飞猛进,我们不能保证本书的编写尽善尽美,恳请各位读者提出批评和建议,以便我们后期修改和完善。

最后,衷心感谢消化内科医护人员和各位编委专家在本教材编写过程中的付出,同时感谢山东大学出版社各位编辑在本书编写过程中给予的指导和帮助。

编者

2023 年 6 月

# 目录 CONTENTS

第一章　胃肠动力相关检测技术概述 ............................................ 1

第二章　肥胖症的内镜治疗 ............................................ 14

第三章　消化内镜的质量控制 ............................................ 29

第四章　胃食管反流病 ............................................ 43

第五章　贲门失弛缓症 ............................................ 62

第六章　慢性胃炎 ............................................ 81

第七章　消化道息肉 ............................................ 105

第八章　消化道早癌 ............................................ 118

第九章　急性胰腺炎 ............................................ 140

第十章　胰腺癌 ............................................ 157

第十一章　胆道肿瘤 ............................................ 181

第十二章　胆总管结石的 ERCP 治疗 ............................................ 195

第十三章　肝硬化 ............................................ 211

第十四章　原发性肝癌 ............................................ 229

第十五章　炎症性肠病 ............................................ 247

第十六章　功能性胃肠病 ............................................ 266

第十七章　肠梗阻 ............................................ 277

# 第一章 胃肠动力相关检测技术概述

胃肠动力是平滑肌、嵌入肠壁的肠神经系统(enteric nervous system, ENS)和两者与中枢神经系统的解剖连接之间的相互作用。胃肠动力正常时,胃肠的蠕动有助于食物的消化和吸收。与胃肠动力紊乱有关的疾病有很多,如胃轻瘫、功能性消化不良、肠道运动障碍、肠易激综合征和便秘等。研究表明,胃肠动力紊乱相关疾病发病率逐渐增加,影响患者生活质量,并带来沉重的社会经济负担。

胃肠动力障碍性疾病(disorders of gastrointestinal motility, DGIM)是一种临床上的多发病,指由于各种因素导致的胃肠道动力障碍引发的以反酸、烧心、吞咽困难等胃肠道症状为主要临床表现的一类疾病,其发病机制尚不明确,常由社会心理因素诱发,缺乏结构、炎症、动力或代谢性疾病的证据。目前,研究者认为 DGIM 与胃肠神经功能、中枢神经功能、自身免疫功能异常等多种因素相关。DGIM 可分为两类:第一类指原发于胃肠道本身的动力障碍性疾病,如贲门失弛缓症、胃食管反流病等;另一类为继发于消化系统以外的其他全身性疾病累及胃肠道所致,如系统性硬化症、查加斯病(Chagas disease)及帕金森病等疾病导致的胃肠动力障碍。

DGIM 的症状是非特异性的。运动障碍不能仅仅根据患者的病史就与炎症或恶性疾病区分开来。例如,上腹痛、早期饱腹感和腹胀是胃轻瘫的典型症状,但也可能由胃十二指肠溃疡或胃癌所致。因此,首先应通过适当的检测如胃肠镜的检查、影像学检查及实验室检查排除其他病因,特别是黏膜病变和阻塞性病变,尤其是对于有"危险信号"(如体重减轻、血红蛋白水平低和呕吐发生)的患者。对于症状严重的胃肠动力障碍性疾病,也推荐首先进行上述检查。对于有中度不适和没有警报症状的患者,可以考虑进行无创性的胃肠动力检测。胃肠动力检测方式的选择不仅受到不同症状的影响,还受到不同医疗机构中胃肠动力检测技术水平的限制和检测成本的影响。

近年来,胃肠动力相关的检测技术发展迅速,陆续出现新的检测手段。从食管压力、胃运动、小肠动力、结肠运动到肛门直肠压力,从基础研究、动物实验到临床病例检测,均有相应的研究和报道(见表 1-1)。

表 1-1　胃肠动力检测技术及其适应证

| 检测技术 | 检测参数 | 适应证 |
| --- | --- | --- |
| 高分辨率食管测压 | 食道和括约肌内压 | 胸痛、吞咽困难、疑似反刍、抗反流手术前评估 |
| 食管 X 线传输试验 | 食管解剖与运输 | 吞咽困难、贲门失弛缓症患者的随访 |
| 食管 pH 监测 | 胃食管酸反流 | 反流症状 |
| 食管 pH 阻抗监测 | 胃食管反流 | 反流症状 |
| 核素胃排空扫描 | 胃排空 | 疑似胃轻瘫或倾倒 |
| 十二指肠测压术 | 胃窦和十二指肠压力 | 怀疑假性梗阻综合征 |
| 全肠道运输试验 | 无线电不透明标记的通过 | 客观化慢速传输 |
| 肛门直肠测压术 | 直肠和肛门括约肌压力 | 大便失禁、疑似肛门直肠协同失调 |
| 排便造影术 | 直肠和肛门直肠的钡剂排泄 | 疑似肛门直肠协同失调 |
| 气囊排出试验 | 气囊排出 | 疑似盆底功能异常 |
| 胃肠电图 | 胃肠电活动 | 需要无创性胃肠动力检测 |

### 一、食管动力障碍检测技术

食管动力障碍可以表现为反流、烧心等典型的食管内症状,也可表现为恶心、胸痛、上腹痛、上腹部烧灼感、嗳气等非典型症状。食管动力障碍相关疾病包括胃食管反流病(gastroesophageal reflux disease,GERD)、功能性烧心、嗳气症、贲门失弛缓症、弥漫性食管痉挛等。

#### (一)高分辨率食管测压

食管测压是一项重要的上消化道动力检测技术,能够了解静息和吞咽时食管各部分腔内压力的变化,从而判定上食管括约肌(upper esophageal sphincter,UES)、食管体部、食管-胃连接部(esophagogastric junction,EGJ)结构与功能的改变,被广泛应用于食管动力相关的临床诊断、治疗和科研工作。高分辨率食管测压(high resolution esophageal manometry,HREM)实现了导管从咽部到胃的全程通道分布,还采用了"地形图"显像模式,可使食管动力的检测简洁、直观、细致、高效,是目前了解这些部位结构与功能变化的较全面的检查方法。

食管高分辨率测压的原理是利用包含更加密集的压力感受器的测压导管,采集患者吞咽后的食管全段波形,从而得到从咽喉部到胃部的连续的高保真、高分辨率的压力数据,不但能准确显示传统食管测压得出的信息[包括 UES、食管体部及下食管括约肌(lower esophageal sphincter,LES)],还能准确地描述上述解剖结构及食管-胃连接部

(EGJ)的动态运动过程；此外，还可区分食管横纹肌、平滑肌以及移行区的功能部位，显示胃内压力及判断食管蠕动及传导功能等。利用计算机软件对上述数据进行转换分析，可得到三维空间图像，将其与患者食管的整体情况相结合，进行全方位分析，可进一步判断是否存在动力学改变。

食管高分辨率测压通常是在仰卧位进行，记录 10 次 5 mL 水单口吞咽的运动反应。在常规测试中，测量持续 15～20 分钟，但在特殊情况下可能需要附加激发试验。多次快速吞咽（multiple rapid swallow，MRS）是用注射器抽吸 10 mL 水，以 2～3 s 的节律嘱患者进行 5 次连续吞咽（检查者可连续发出 5 次吞咽指令），每次注入 2 mL 水。MRS 是反映食管体部收缩储备功能的检测方法，主要用于 GERD 患者的术前评估。若 MRS 后食管体部收缩波的力度强于单次吞咽，表示受检者食管体部收缩储备功能好，其接受外科手术后发生吞咽困难的可能性较小。快速饮水挑战（rapid drink challenge，RDC）要求受检者在 30 s 内快速、连续吞咽 200 mL 水，是反映食管体部抑制功能和 EGJ 松弛的检测方法，主要用于吞咽困难患者的评估。其他食团如固体或黏胶吞咽可检测食管体部蠕动功能和 EGJ 松弛，是对水吞咽的补充，主要用于吞咽困难患者的评估。试餐可选用能够诱发患者症状的非标准餐，主要用于反流、反刍、嗳气等症状的观察和评估。

采用芝加哥标准 v3.0 分析食管测压数据，该标准主要基于 10 次 5 mL 水吞咽的食管动力进行诊断。在对每次水吞咽诱发的食管蠕动波进行诊断时，主要依据 4 s 完整松弛压（integrated relaxation pressure，IRP）、远端收缩积分（distal contractile integral，DCI）和远端潜伏期（distal latency，DL）。4 s IRP 指 EGJ 松弛窗中压力最低的连续或不连续时间内电子袖套的平均压力，可排除呼吸时膈肌收缩的影响，更真实地反映 EGJ 的松弛功能。DL 指 UES 开始松弛至收缩减速点（contractile deceleration point，CDP）的传导时间，正常 DL 应大于等于 4.5 s，DL 小于 4.5 s 的收缩波称为早熟型（premature）收缩。计算 DL 应先明确 CDP 的位置，CDP 是指 30 mmHg（1 mmHg≈0.133 kPa）等压线上收缩波速度减缓处，从功能上而言，该处食管动力由速度较快的食团推进转变为速度较慢的食团排空。DCI 用于描述中远段食管收缩强度，综合计算收缩波压力、传送时间和对应收缩的食管长度。

此外，EGJ 是重要的抗反流屏障，主要包含 LES 和膈肌。芝加哥标准 v3.0 将 EGJ 的形态分为 3 个类型（见图 1-1）：① Ⅰ 型，LES-膈肌完全重叠，吸气时，时空图表现为单峰；② Ⅱ 型，LES-膈肌出现分离，分离间隔在 2 cm 以内，吸气时，时空图表现为双峰，但两峰之间最低点压力并未降至胃内压水平；③ Ⅲ 型，LES-膈肌分离间隔大于 2 cm，吸气时，时空图表现为双峰。Ⅲ 型又分为Ⅲa 型和Ⅲb 型，Ⅲa 型的压力反转点在膈肌水平，而Ⅲb 型的压力反转点在 LES 水平。

参数 EGJ 收缩积分反映 EGJ 处屏障功能的强弱，即采用 DCI 的工具将 EGJ 处高于胃内压 2 mmHg 范围内连续 3 个呼吸周期的值与 3 个连续呼吸周期的时间相除。我国健康人 EGJ 收缩积分为 58.1 mmHg·s·cm。EGJ 收缩积分过低意味着 EGJ 屏障功能薄弱。综合上述参数，采用芝加哥标准 v3.0 对食管动力进行综合诊断（见表 1-2）。

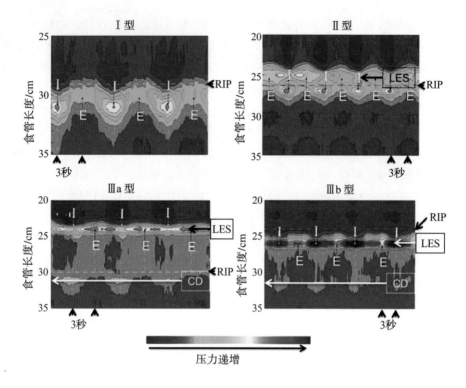

图 1-1　EGJ 形态分型

图源:GYAWALI C P, KAHRILAS P J, SAVARINO E,et al. Modern diagnosis of GERD:The lyon consensus[J]. Gut,2018,67(7): 1351-1362.

表 1-2　芝加哥标准 v3.0 对食管动力的综合诊断

| 评估分类 | 评估参数指标 | |
|---|---|---|
| EGJ 松弛异常<br>(4 s IRP 中位值><br>正常值上限) | Ⅰ 型 | 食管体部 100% 失蠕动(DCI<100 mmHg·s·cm) |
| | Ⅱ 型 | 100% 无蠕动性收缩,且至少 20% 吞咽可引起全食管增压 |
| | Ⅲ 型 | 至少 20% 吞咽为早熟型收缩,无正常蠕动 |
| | EGJ 出口梗阻 | 食管动力不满足贲门失弛缓症标准 |
| EGJ 松弛正常 | 主要蠕动障碍 | |
| | 远端食管痉挛 | 至少 20% 吞咽为早熟型收缩 |
| | Jackhammer 食管 | 至少 20% 吞咽(DCI>8000 mmHg·s·cm) |
| | 收缩缺失 | 食管体部 100% 失蠕动(DCI<100 mmHg·s·cm) |
| | 次要蠕动障碍 | |
| | 无效蠕动障碍 | 至少 50% 吞咽为无效收缩(DCI<450 mmHg·s·cm) |
| | 片段蠕动 | 至少 50% 吞咽为片段收缩(DCI>450 mmHg·s·cm,但20 mmHg 等压线上收缩波缺损>5 cm) |

HREM 还可以识图诊断食管动力。HREM 采用时空图的模式显示压力,即用不同的颜色代表不同的压力水平,这些颜色包括暖色系的红紫、红、橘、橘黄、黄等,以及冷色系的蓝绿、蓝青、蓝、蓝紫等。颜色越暖表示压力越高,颜色越冷表示压力越低,因此对于显著异常的 HREM 图形,可以通过识图进行大致诊断。

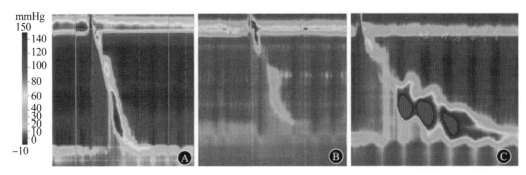

A:正常食管体部蠕动;B:弱蠕动;C:强蠕动

图 1-2　高分辨率食管测压下的不同动力表型示例

注:最左侧为压力标尺,不同颜色代表不同的压力水平,颜色越暖表示压力越高,颜色越冷表示压力越低。

对于胃食管交界处的动力功能,从解剖结构分型角度来看,芝加哥分类可帮助医生了解食管下括约肌、膈肌是否分离;从功能学变化来看,该分类方法能够帮助医生了解贲门是否松弛,以及交界处的阻力情况等。对于食管体部的动力功能,如食团的推进速度、食团内压变化情况、远端压力以及食管压力段缺失,芝加哥分类方法 v3.0 提供了比较详尽的评价标准。而芝加哥分类方法对于食管上括约肌、食管近端骨骼肌、食管纵行肌、一过性下食管括约肌松弛,以及各种贲门手术后贲门功能的判断,还未给出客观的评价标准,需要今后的研究不断完善。

**(二)食管传输试验**

食管传输试验是通过口服液体放射造影剂(通常是钡剂悬浮剂),进行 X 线检测以提供食管及其括约肌的解剖和运动功能信息。若患者的主要症状是吞咽困难,X 线影像无明显异常,可以给予固体颗粒(如棉花糖)进行评估。对于有吞咽困难症状,内镜检查(包括活检排除嗜酸性食管炎)和压力测定正常且棉花糖排空正常的患者,通常诊断为"功能性吞咽困难"。

食管传输试验中,患者可口服含有 3.7~11 MBq(0.1~0.3 mCi)的 15~30 mL 水的液体团。吞咽后的动态图像通常以每帧 0.25~0.5 s 的速度快速记录,最长可达 30 s,以捕捉区域性和全部食道传输,以此绘制时间-活动曲线。食管通过时间可重复,参考范围为6~15 s。该曲线与测压曲线相似。除分析单次吞咽后的食管传输,还用单次或多次吞咽后食管内剩余总计数的百分比来量化食管总排空。原发性食管动力障碍可显示特征性食管排空模式。多次吞咽还可通过分析胃食管反流以进行定量和定性的监测。

早期研究表明,食管传输试验范围广泛,但敏感性较低,特别是对于蠕动完整,但食管括约肌收缩异常的疾病。此外,食管传输试验诊断能力有限。首先,食管传输试验缺乏标准化的测试方法,与胃肠道传输研究相比,食管传输结果评估方式有限。其次,食管高分辨率测压的广泛应用也进一步限制了食管传输试验的使用。虽然食管传输试验的临床作用有限,但当食管测压无法实施、患者不能忍受,以及食管测压结果不明确或不能诊断时,食管传输试验可以发挥一定的作用。食管传输显像可定量食管总排空的能力,有助于评估贲门失弛缓症的治疗反应。食管传输试验和钡荧光检测可作为贲门失弛缓症的补充检测技术,两者同时使用可获得检测食管动力障碍的最佳灵敏度。

(三)食管 pH 监测和 pH 阻抗监测

严格来说,食管 pH 测定不是动力测定,但其具有临床相关性且与其他食管功能测定有密切关系。传统上,食管 pH 值的监测是通过经鼻导管进行,在导管上安装 pH 电极(由玻璃、锑或离子敏感的场效应管制成),放置于距离测压定义的 LES 上缘近 5 cm 处。在过去的 10 年里,无线 pH 胶囊监测发展迅速,该技术通过内镜将配有 pH 电极、电池、无线收发器的胶囊装置固定在食管远端,以无线监测的方式替代经鼻导管式监测,适用于难以忍受传统导管式监测引起的不适(尤其是儿童),或经鼻导管式监测发现无明显异常的 GERD 患者。无线系统下患者的耐受性增强,测量周期可从 24 小时延长到 48 小时。长时间的测试增加了患者在测试过程中出现症状的可能性,诊断敏感度得以提高。

pH 阻抗技术是通过检测反流物经过相邻两个阻抗电极之间时的电流变化,计算其阻抗值,可推断胃肠腔内反流物性质[液体和(或)气体]和运动情况。pH 阻抗监测(通常用 pH 值<4 的时间百分比表示)可评估酸暴露时间(acid exposure time,AET)和症状发作与酸反流事件之间的时间关联(通常用症状指数或症状关联概率表示),可用于区分(非糜烂性)反流病和功能性胃灼热。腔内阻抗监测技术可以识别所有类型的反流(酸性和非酸性,液体和气体)。液体阻抗低,空气阻抗高。反流后吞咽诱导蠕动波(postreflux swallow-induced peristaltic wave,PSPW)指数能够反映反流发作诱发原发性蠕动的完整性,鉴别 GERD 与功能性烧心;基线阻抗值能够反映食管黏膜的渗透性等。因此,pH 阻抗监测在鉴别食管动力障碍性食管炎、功能性烧心及食管高敏感中发挥重要作用。

(四)其他

阻抗平面法是一种基于导管的技术,可用于测量导管的扩张性。食管胃交界处的低扩张性是贲门失弛缓症治疗后症状复发的良好预测指标。因此,扩张性测试有助于监测贲门失弛缓。阻抗平面法还可用于胸痛患者食管感觉和嗜酸性粒细胞性食管炎患者食管顺应性的测定。管腔内高频超声可用于测量食管肌层的收缩,虽然这项技术为食管生理学和食管运动障碍提供了新的见解,但其临床应用仍有待确定。

选择哪种检测方法用于食管运动障碍取决于症状。如果存在吞咽困难,通常首先进行钡剂吞咽或内窥镜检查以排除解剖性病变。如果解剖学病变不足以诊断,HREM 将用于检测食管运动障碍。HREM 是诊断原发性食管运动障碍的"金标准",包括贲门失弛缓症、硬皮病、弥漫性食管痉挛、高血压性食管括约肌和非特异性食管运动障碍。然而,食管高分辨率测压技术具有局限性,只能间接测量蠕动,其记录到的压力波并不总是与施加在食管中的固体或液体上的流产力相关。此外,食管高分辨率测压本身可能会影响正常的生理机能,且无法量化食管中残留的固体或液体的体积。

## 二、胃动力障碍检测

胃动力障碍患者通常没有明确症状,主诉多为消化不良,而消化不良可能是任何上腹部的不适,可被进一步分为餐后饱胀、早饱、上腹痛或上腹烧灼感。多种原因可以导致胃动力障碍,如功能性胃动力障碍、糖尿病、感染、神经肌肉疾病、自身免疫性疾病、结缔组织疾病、癌症以及术后并发症等。胃动力障碍的检测有助于确定患者在促动力药物治疗中的获益程度。

### (一)胃排空试验

胃排空是胃内容物通过幽门进入十二指肠的动力过程。进食放射性试餐后于胃部进行连续显像,观察试餐自胃部排出速度的试验即为胃排空试验。胃排空试验是评价胃动力的常用方法,包括插管法、盐水负荷试验、实时超声法、放射学法、胃磁图、上腹阻抗测定、磁共振成像、放射性核素显像等方法。其中,放射性核素显像是检测胃排空的"金标准"。

最常用的放射性核素是放射性同位素$^{99m}$Tc。胃排空试验可使用液体、固体或两者混合餐。胃排空取决于进餐的内容,主要参数为进餐完成与进食开始之间的时间间隔(滞后期)、胃排空速度(每小时百分比)以及 1 h 和 2 h 食物滞留。近年来,胃排空试验也逐渐标准化,包括体位、月经周期阶段、每日显像时间以及进餐的内容,这都有助于建立标准化的图像处理参数。

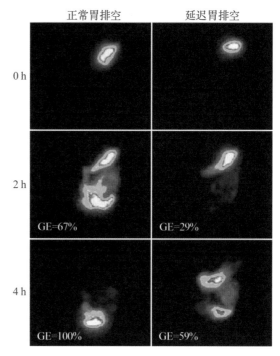

图 1-3　食用 1340 千焦放射性标记餐($^{99m}$Tc 标记的炒鸡蛋)显像的固体胃排空

注:正常胃排空时,大量的食物在 2 小时内从胃中排空,4 小时内排空完成。延迟胃排空大约为 2 h 胃潴留大于 75%,4 h 胃潴留大于 25%。

患者需在 10 min 内完成进食。于进食后 0 min、60 min、120 min、180 min 和 240 min 进行站立位胃排空显像。其中,疑似快速胃排空或者胃底调节受损时,可于 30 min 进行胃排空显像,在每个时间点计算经衰退和深度(衰减)校正的胃总数。进食固体膳食时,如果胃潴留在 2 h 时大于 60% 或 4 h 时大于 10%,则认为是胃排空减慢;如果胃潴留在 30 min 时小于 70% 或 1 h 时小于 30%,则认为是胃排空增快。

### (二)胃气压试验

胃气压试验可以测量胃球囊在给定压力下所能膨胀的体积,并测量胃底顺应性。气压试验是直接测量胃底调节的最佳方法,但因其侵入性强,使用率并不高。

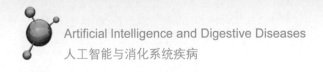

（三）$^{13}$C 呼气试验胃排空

$^{13}$C 是一种非放射性的碳同位素。进食 $^{13}$C 后，小肠吸收含 $^{13}$C 的分解产物，$^{13}CO_2$ 会通过肺部排出。时间-$^{13}CO_2$ 浓度曲线可测量胃排空。

（四）无线运动胶囊法

无线运动胶囊法是通过摄入放射性胶囊来评估胃排空。该胶囊可测量胃内压力、pH 值和胃内温度，将信号传送至体外接收器，该技术基于放射性胶囊从胃到十二指肠时 pH 值的急剧上升。无线运动胶囊测定的胃排空与胃排空试验显像测定的胃排空呈相关性。测定前需口服抑酸药。液体餐从胃排出时胃阻抗的变化可反映胃排空的速率。

（五）其他检查

实时超声动态检查可在进餐后检测胃窦直径，在进餐前后检测胃内容物体积、胃窦体积或胃窦面积等，评估胃排空时间。三维重建技术可计算胃总体积，并监测其动态变化，还可观察胃窦、幽门的运动频率和强度，以及有无逆蠕动等。

单光子发射型计算机断层扫描（single photon emission computed tomography，SPECT）也可用于计算胃体积并监测胃体积变化。

磁共振成像（magnetic resonance imaging，MRI）可进行胃运动的非侵入性非辐射研究。胃排空 MRI 可分析胃底和胃窦收缩运动。增强 MRI 可三维重建胃立体成像。

胃远端三分之二的平滑肌层产生 3 波/分的电慢波。胃电图从体表记录此种电活动。然而，胃电图信号无法提供胃收缩运动和胃排空信息。目前，胃肠电图可同时进行，灵敏度高，抗干扰能力强，易于维护。软件分析参数按国际胃肠电学会及中华消化学会的评判标准设置，大部分仪器可进行自动分析。

## 三、小肠动力障碍检测

小肠或结肠动力障碍表现为腹痛、腹泻、便秘等症状。这些症状缺乏特异性，多呈重叠，导致难以区分小肠或结肠动力障碍，或两者均动力障碍。研究表明，小肠收缩与胃轻瘫症状的严重程度存在相关性。

（一）十二指肠测压术

十二指肠测压术有助于评估疑似慢性假性动力障碍的患者。若腹部 X 线片无肠胀气和气液平，但神经病理明显提示压力异常，则为肠动力障碍。

（二）胃肠传输试验

胃肠传输试验的适应证包括但不限于消化吸收不良、肠易激综合征、慢性便秘、慢性腹泻、慢性特发性假性肠梗阻、硬皮病和腹腔疾病。胃肠传输试验可用来定位潜在的疾病部位并指导治疗。胃肠传输试验不能单独诊断原发性运动障碍，需由影像学检查及内镜排除解剖或结构原因（如肿瘤、狭窄、旋转不良）的异常。

与本文之前描述的食管传输和胃排空研究一样，小肠和结肠的胃肠传输研究最常用 $^{99m}$Tc 作为放射性同位素。$^{111}$In 作为示踪剂也广泛应用于胃肠排空研究。$^{67}$Ga 复合物也可用于结肠传输研究，排空时间可延长数天。小肠和结肠传输显像通常单独进行，或稍作修改，以作为胃排空研究的延续。最常用的方法是固液混合胃排空餐，用 $^{111}$In-DTPA 对液相进行放射性标记。还可以使用一种特殊制备的、延缓释放的、甲基丙烯酸树脂包衣的胶囊，其中包含$^{111}$In 标记的药用活性炭粒子。包被胶囊在到达回肠末端时溶解,将放射性同位素释放到腔内,随后进行结肠传输检测。另外,还可以应用取代$^{111}$In-DTPA 的$^{67}$Ga 复合物。例如,采用由生物相容性材料作为内容标记物的 Sitzmarks 胃肠动力标记物胶囊(润舒达)进行试验,每颗胶囊内含 24 粒环形标记物。检查前 1 周停用可能影响胃肠道动力及分泌的药物,检查前 3 天停用泻药及刺激性食物。检查当日上午 8 时食用标准餐(1 个水煮蛋、150 mL 牛奶、3 个小面包),服用标记物胶囊 1 颗,分别于服用后 4 h、48 h 和 72 h 拍摄腹部平片,检查期间避免使用导泻剂及促动力药物。X 线显像完成后,比较标志物在各区段中的分布情况。结肠传输指数(transit index,TI)=乙状结肠和直肠区标记物残留数/全大肠标记物残留数。以 TI=0.5 为界,TI 越接近 0,慢传输型便秘可能性越大;TI 越接近 1,排便障碍型便秘可能性越大。

小肠传输试验是非侵入性的,但其临床应用受到个体间以及个体内变异性的限制(甚至高达 50%),故小肠传输试验的正常范围非常广泛。因此,专家们一致认为,只有那些大大偏离正常值的胃肠运输试验结果才具有异常诊断的意义,并且,这些试验结果可以提示小肠传输加速或延迟。

虽然胃肠传输试验应用了 20 多年,但其缺乏标准化。最近发表的核医学与分子影像学会(SNMMI)和欧洲核医学协会(EANM)联合指南被认为是迈向标准化的重要一步。我国缺乏相应的具有可用性的标准,需开发新的程序性术语(CPT)编码及更为精确的诊断标准。

（三）小肠压力测定

小肠测压与十二指肠测压方法基本一致,适用于慢性、严重性以及其他症状解释不足的患者。小肠压力变化提示存在潜在的肌病或神经病变。肌病障碍(如系统性硬化症、淀粉样变性和空心内脏肌病)患者的病变肠道为低幅收缩(<20 mmHg)。在禁食期间频发的十二指肠空肠蠕动(>3 小时),胃窦部蠕动后期缺失,餐后胃窦蠕动减弱,大于1674 kJ(1 kcal≈4.185 kJ)膳食后(2 小时内)蠕动活性迅速恢复提示存在自主神经病变,并伴有迷走神经功能障碍。

测压传感器通常只放置于近端小肠(十二指肠和近端空肠),并假定这些部位的示踪反映总小肠的运动。测压时间也没有统一标准,可于 24 小时以上、禁食状态下 3～4 小时以上、禁食 2 小时后进行测压。

（四）氢排气试验

氢排气试验是指口服难以消化的碳水化合物(通常是乳果糖),测定呼气中氢排泄量从摄入至到达盲肠之间的时间间隔,是一种简单易行、廉价无创,但精确度低的小肠传输替代试验。氢排气试验并不特别测量小肠传输时间,它反映了胃和小肠传输的总和。乳果糖并不是一种惰性标记物,它可以通过渗透进入小肠来加速口腔运输时间,还可以延迟胃排空时间。因此,该检测方法尚未用于临床。此外,当小肠细菌过度生长时,由于细菌代谢增加,该检验不可靠。

四、结直肠动力障碍检测

结直肠运动功能测试的主要适应证是传统治疗无效且不能用普通影像技术解释的严重便秘和部分腹泻亚型。严重的结肠动力障碍通常阻碍管腔内容物的运输,与慢性传

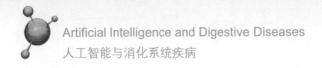

输型便秘有关。某些腹泻患者也存在结肠动力改变,如在白天和(或)进餐后增加高振幅传播性收缩的频率。

**(一)结肠传输试验**

结肠传输试验是最常用的胃肠传输试验,方法如上所述。延迟性结肠运输不一定反映结肠惰性,也不意味着结肠运动障碍是便秘的唯一原因。排便协调障碍也可能是导致便秘的原因。此外,解剖学上的改变,如大的直肠突出或黏膜脱垂,也会影响粪便排出。排便协同障碍和解剖改变需要特定的治疗,并应在详细研究结肠运动之前确定。因此,需要结肠传输试验来区分正常便秘和慢传输型便秘。

**(二)结肠压力监测**

结肠压力监测通过结肠内传感器对结肠内压力变化进行 24～48 h 的连续监测,也可采用阑尾造口术来监测右半结肠的压力变化,进行肠道冲洗和结肠镜检查。有研究发现,慢传输型便秘患者的结肠推进压力波明显减少,并缺少因进食所致的结肠活动增加的现象,但压力波的振幅与正常者相同;这提示结肠肌肉未发生本质变化,而是调控结肠运动的神经系统异常。测试餐后数分钟内存在结肠收缩的生理性增强;慢传输型便秘患者的结肠收缩频率和振幅明显降低,对进食的运动反应几乎消失(见图 1-4)。

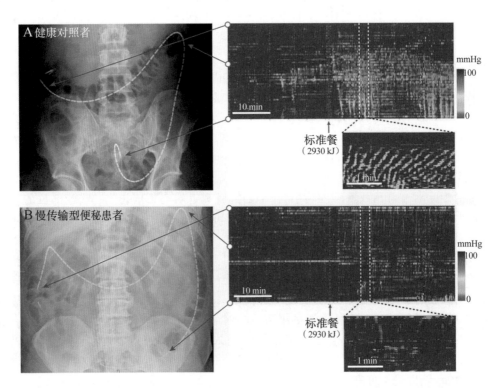

图 1-4　结肠高分辨率测压

注:健康对照者(A)和慢传输型便秘患者(B)的结肠高分辨率测压。结肠收缩在餐后几分钟内呈现生理性增加。在慢传输型便秘患者中,结肠收缩的频率和幅度明显减少。

测试餐后数分钟内是否存在结肠收缩的生理性增强。慢传输型便秘患者的结肠收缩频率和振幅明显降低,对进食的运动反应几乎消失。

（三）直肠肛管测压

肛门直肠测压术是评价便秘的常用方法,可以提供个体患者的基本病理生理学信息。直肠肛管测压通常与其他测试（如排便造影）结合进行。肛门直肠测压术也可与超声相结合,用于评价患者的排便失禁。

肛门直肠测压导管由几个压力传感器和导管顶端的气囊组成。直肠肛管压力测定是将充满水或气的气球、带有套管的导管和微压力传感器放入直肠肛管内,对肛门括约肌功能、直肠感觉功能、直肠肛门反射和直肠顺应性进行评价。将测量导管的尖端放在距肛门缘 6 cm 处,然后将导管缓慢拉出,压力上升时每隔 1 cm 记录压力值,并嘱患者先收紧括约肌再做排便样动作,并记下压力值。最大耐受容量反映其排便阈值。直肠肛管压力测定可对肛门括约肌痉挛、矛盾性收缩或两者共存进行鉴别,并可对先天性巨结肠进行初步诊断,其特点为缺少肛门直肠抑制性反射、肛管静息压增高。

目前,高分辨率肛门直肠测压技术已经逐步在临床得到应用,而适合中国的正常临界值的标准尚需制定,其能否取代传统的肛门直肠测压技术仍需进一步研究。

（四）X 线排便造影

X 线排便造影是将 150 mL 钡剂灌入直肠,X 线透视下模拟排便,以显示直肠肛管在静息、自发收缩和排便过程中的状态。可分别在静息和模拟排便的状态下测量直肠肛管的角度,排便时肛管下降、直肠肛管角度变直。此外,可通过测量从肛门直肠连接处到耻骨尾骨线的垂直距离来鉴定是否存在骨盆底下降。

（五）气囊排出试验

气囊排出试验可用于筛查有无盆底功能异常所致的排出障碍,方法是将装有 50～100 mL 温水的气囊插入直肠内,嘱患者轻松自然地将其排出。正常人多可将其排出,而出口梗阻者却不能。需附加力量才能排出的患者,多有盆底功能异常。对结果阳性者,需做进一步检查。

（六）盆底肌电图检查

盆底肌电图检查能明确结肠传输功能障碍是否为肌原性。盆底肌肉众多,但盆底肌电图可精细检测每块肌肉的活动情况,为确诊盆底疾患提供了可能。盆底肌电图检查对出口梗阻型便秘有较高的检出率。根据静息相、重度收缩相、模拟排便相肌电图的各自特点,可鉴别松弛性和痉挛性盆底肌肉疾病。

（七）其他检测方法

盆腔超声是一种易被儿童接受、无创、方便快捷的检查方法,能准确测量结肠直径,对巨结肠疾病的诊断价值较大。内镜超声是通过肠腔内探头,对肠壁及其邻近结构变化进行细致观察,以排除结肠壁各层存在的病变及肛门括约肌缺损或功能异常。

盆底动态磁共振成像可对盆腔器官脱垂和盆底形态进行判断,阴部神经潜伏期测定可显示神经传导功能是否正常。

智能胶囊内镜是一种新的无创、无辐射的结肠检查技术,可对结肠的器质性病变（如结肠息肉、溃疡及肿瘤等）进行诊断,并可对结肠动力和传输功能进行检测,为传输障碍

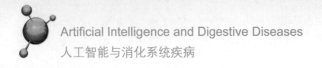

的原因及评估严重程度提供有力证据。

## 五、展望

随着智能医学的发展,许多技术可以用来评估胃肠的运动性和敏感性。最常用的是食管及直肠肛门动力的检测技术。其中,高分辨率食管测压可以指导对有食管症状的患者进行有效管理。食管 pH 阻抗监测是一种新型研究技术,可提供非酸性胃食管反流以及打嗝和反刍的有价值信息。目前,无线运动胶囊技术可通过单一的非侵入性检测评估胃排空和小肠结肠的传输时间。胃肠排空试验也是常用于定量评估胃、小肠或结肠动力障碍的方法。而这些检测技术仍需要智能医学领域确定可用的标准参数的研究(特别是胃、结肠和肛门直肠动力检测)。同时,也需要更加有效的、操作性强的非侵入性检测技术提高胃肠动力的检测效率。

### ※ 拓展阅读 ※

胃肠动力指胃肠壁肌肉有序、自主的收缩,推动食物沿肠腔前进。胃肠动力障碍主要是指各种病因引起胃肠道平滑肌细胞运动功能发生障碍的病理过程。胃肠动力障碍可见于胃肠动力性疾病,如反流性胃炎、肠易激综合征等,亦可见于危重症疾病,如重症急性胰腺炎及术后炎性肠梗阻等。而胃肠动力疾病和功能性胃肠病(functional gastrointestinal disorder,FGID)密不可分,既往被统称为功能和胃肠动力障碍性疾病。2002 年,世界胃肠病学大会提出了胃肠动力疾病新分类(又称"曼谷新分类"),明确了胃肠动力疾病是由神经支配调节障碍导致的胃肠运动或感觉疾病,可能伴有内脏感知的异常。即便如此,时至今日,这两类疾病仍易被混淆。简单而言,动力障碍性疾病指因动力紊乱而引起的以各种消化道症状为临床表现的疾病,包括食管动力障碍性疾病,如贲门失弛缓症、弥漫性食管痉挛;胃肠动力障碍性疾病,如GERD、肠易激综合征(irritable bowel syndrome,IBS)、功能性消化不良(functional dyspepsia,FD)、胆胰动力障碍性疾病(胆囊和胆囊管运动障碍)等。FGID 常由社会心理因素诱发,缺乏结构、炎症、动力或代谢性疾病的证据,包括功能性烧心、FD、IBS、功能性便秘、功能性腹泻、中枢介导的腹痛综合征等。无论是器质性还是功能性的 FGID,只要会导致胃肠平滑肌运动功能障碍,都可被称为胃肠动力障碍,进行胃肠动力检测。

最原始的胃肠动力检测是肠鸣音检测。肠鸣音作为人体一种重要的生理信号,是肠运动状态的客观反映,是临床检测胃肠蠕动的重要生理信号之一,是检测肠道疾病的一个重要指标,依靠听诊可容易获取,操作简便、无创,是腹部检查评估的重要内容。100 多年前,美国胃肠病学家坎农(W. B. Cannon)利用 X 线影像技术对人和动物的胃肠动力进行观察,较早提出胃肠动力概念。随着科学技术日新月异,现代数字信号处理技

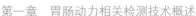

术飞跃发展,计算机数据处理能力不断提高,数字化肠鸣音也成为热点,该检测分析方法能够对肠鸣音进行实时、准确、量化、客观、连续监测和记录,能够明确判断不同肠鸣音信号与患者胃肠功能状况的关系。正常状态与病理状态下的肠运动不同,可以形成不同特征的肠鸣音。而且,胃肠动力障碍检查手段不再拘泥于 X 线、内镜、胃肠电图、胃排空检测、问卷调查、pH 监测、肠道通过时间测定等,高分辨率压力测定、pH 阻抗监测、无线 pH 胶囊、放大内镜、电子染色内镜、食管黏膜阻抗检测等方法陆续涌现。然而,国内检测的诊断标准多参照国际标准制定,但依据西方研究制定的标准是否适合中国人群仍有待商榷,亟待国内高质量临床研究加以验证。

胃肠动力障碍是临床诊断和治疗的难点。评估胃肠动力十分重要,不断更新、创造检测方法,对胃肠动力状况做出准确的评估具有重大意义,能更加有效地指导临床诊治。

## 参考文献

[1]邹多武.回眸 40 年胃肠动力疾病和功能性胃肠病相关发展[J].中华消化杂志,2021,41(3):145-148.

[2]程俊秀,熊玉玲,管祥栋,等.动态 pH 监测技术用于胃食管反流病诊断的研究进展[J].国际消化病杂志,2019,39(6):385-388.

[3]于志清,张亚武,张有成.结肠传输功能的评价及治疗进展[J].国际消化病杂志,2012,32(1):24-26+39.

[4]MAURER A H. Gastrointestinal motility, part 1:Esophageal transit and gastric emptying[J]. J Nucl Med Technol,2016,44(1):1-11.

[5]KELLER J G,BASSOTTI J,CLARKE P,et al. Expert consensus document:Advances in the diagnosis and classification of gastric and intestinal motility disorders[J].Nat Rev Gastroenterol Hepatol,2018,15(5):291-308.

[6]BREDENOORD A J,SMOUT A J.Advances in motility testing-current and novel approaches[J]. Nat Rev Gastroenterol Hepatol,2013,10(8):463-72.

[7]LEE A,BAKER J,HASLER WL. GI motility testing:Stomach, small bowel, and colon[J]. J Clin Gastroenterol,2019,53(3):159-169.

[8]MAURER A H. Gastrointestinal motility, part 2:Small-bowel and colon transit[J]. J Nucl Med Technol,2016,44(1):12-18.

（李冰）

# 第二章

# 肥胖症的内镜治疗

1. 了解肥胖症的定义、现状、病因,以及肥胖症带来的健康问题及治疗现状。
2. 熟悉肥胖症的临床表现及超重与肥胖的分级标准。
3. 掌握肥胖症内镜治疗医工结合的现状。
4. 掌握肥胖症内镜治疗医工结合的展望。

## 案例

患者男性,32 岁,自由职业者。

主诉:出现体形发胖 10 年余。

现病史:患者 10 余年前开始出现体形发胖,食欲盛,胃纳佳,喜好荤食、甜食、油炸食品。伴有关节疼痛、走路气喘、睡眠呼吸暂停,无活动后心悸气促,无双下肢及颜面水肿,无头晕。曾尝试采用控制饮食、加强锻炼及中医针灸等疗法控制体重,效果欠佳,而后患者体重进行性增加,自述体重最高达 260.0 kg。大小便正常,睡眠尚可。

既往史:否认高血压、心脏病病史。

体格检查:体温 36.4 ℃,心率 82 次/分,呼吸频率 22 次/分,血压 138/88 mmHg。

体形肥胖,自主体位,神志清楚。上臂内侧、腋下、腹部等可见皮纹。全身皮肤及黏膜无黄染,全身浅表淋巴结无肿大。双肺呼吸音清晰,未闻及干湿啰音。心率 82 次/分,律齐,未闻及病理性杂音。肛门及外生殖器未查。脊柱四肢无畸形,活动正常,无关节红肿、强直及杵状指。存在生理反射,病理反射未引出。

专科检查:腹部膨隆,腹肌软,腹部皮下脂肪堆积。体重 152.3 kg,身高 161.0 cm,身体质量指数(body mass index,BMI)58.7 kg/m²,腰围 146 cm,臀围 144 cm,胸围 131 cm,颈围 46 cm。全腹未触及包块,无压痛及反跳痛,肝脾肋下未触及,墨菲征(Murphy sign)(一),肝肾区无叩击痛,移动性浊音(一),肠鸣音 4 次/分,无亢进。

辅助检查:①血生化:葡萄糖(GLU)5.26 mmol/L,尿酸(URIC)300 μmol/L,丙氨酸氨基转移酶(ALT)33 U/L,门冬氨酸氨基转移酶(AST)22 U/L,总胆固醇(TCHOL)

4.48 mmol/L,甘油三酯(TG)1.17 mmol/L。②磁共振检查:肝、脾、胰(头、颈、体、尾)和皮下脂肪分数如下:肝右叶 15.72%,肝左叶 13.72%,脾 2.01%,胰头 8.09%,胰体 5.86%,胰尾 5.21%,皮下脂肪 89.85%。③其他检查:胃镜、眼底检查、心电图检查、心脏彩超、甲状腺及颈部淋巴结彩超、颈动脉彩超、双肾彩超、肝胆彩超、胸片等均未见明显异常。

入院诊断:肥胖症。

治疗:患者曾尝试饮食控制、加强锻炼、中医针灸等多种保守治疗,效果欠佳,现行走困难,严重影响日常生活,导致其生活质量下降。对于 BMI 大于 40 kg/m² 的肥胖症患者,可进行外科治疗,与患者及其家属充分沟通后,决定对其进行腹腔镜袖状胃切除术(laparoscopic sleeve gastrectomy,LSG)。完善各种术前检查,于入院 2 天后,在全麻下进行腹腔镜袖状胃切除手术。

手术过程:患者取仰卧位,双下肢使用间歇加压泵或弹力袜加压包扎,预防双下肢静脉血栓。于脐下 1 cm 置 10 mm 套管作为观察孔,于左侧锁骨中线肋缘下 3~5 cm 置 5 mm 套管作为主操作孔,于右锁骨中线平脐上方置 12 mm 套管作为辅助操作孔和用于切割吻合器进行行胃的切割,于剑突下置 5 mm 套管作为辅助操作孔,用于牵引肝脏和协助显露。进入腹腔后,首先探查全腹有无粘连及气腹针损伤,确认幽门并分离大网膜,而后游离胃底、显露左膈肌脚、游离胃后壁,切割胃大弯并制作袖状胃。取出标本,冲洗并缝合各穿刺孔。手术顺利,患者安返病房。

**思考题**

通过何种方案,才能在避免不可逆损伤的情况下,同时起到胃内占位和阻碍小肠吸收的效果?

## 案例解析

### 一、疾病概述

#### (一)定义

肥胖症是一种慢性代谢性疾病,是损害健康的异常或过度脂肪堆积导致的超重和肥胖,以 BMI 为标准,BMI 为 25~29.9 kg/m² 时为超重,BMI 在 30 kg/m² 以上为肥胖(见图 2-1)。

#### (二)流行病学

WHO 的数据显示,在世界范围内,2019 年全世界人口的肥胖率已近 1975 年肥胖率的 3 倍,肥胖及超重人口占全世界人口的 13%(男 11%,女 15%),全世界有超过 3.4 亿的 5~19 岁儿童青少年为超重或肥胖(2016 年)。近年来,肥胖率在中等和低收入国家上升明显,在我国20~69 岁人群中,超重率为 34.26%,肥胖率10.98%,居民超重和肥胖均有明显上升趋势,儿童肥胖率的上升速度高于成年人。

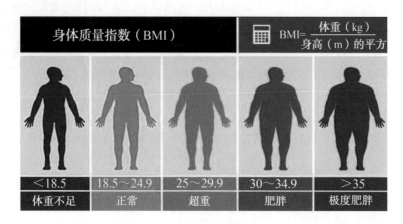

图 2-1　BMI 指数标准对照表

（三）病因

肥胖症的外因以饮食过多而活动过少为主，热量摄入多于热量消耗，从而导致脂肪合成增加是肥胖的物质基础。内因为脂肪代谢紊乱。

1.遗传因素

人类单纯性肥胖的发病有一定的遗传背景。有研究认为，双亲中一方肥胖，其子女发生肥胖的概率约为 50％；双亲中双方均肥胖，其子女肥胖率上升至 80％。人类肥胖一般属多基因遗传，遗传在其发病中起着易发的作用。肥胖的形成还与生活行为方式、摄食行为、嗜好、气候以及社会心理因素等的相互作用有关。

2.神经精神因素

已知人类和多种动物的下丘脑中存在着两对与摄食行为有关的神经核，一对为腹内侧核，又称饱中枢；另一对为腹外侧核，又称饥中枢。饱中枢兴奋时有饱感而拒食，破坏时则食欲大增；饥中枢兴奋时食欲旺盛，破坏时则厌食拒食。二者相互调节，相互制约，在生理条件下处于动态平衡状态，使食欲处于正常范围而维持正常体重。当下丘脑发生病变时，不论是炎症的后遗症（如脑膜炎、脑炎后），还是发生创伤、肿瘤及其他病理变化，如果腹内侧核破坏，则腹外侧核功能相对亢进而贪食无厌，引起肥胖。反之，当腹外侧核破坏，则腹内侧核功能相对亢进而厌食，引起消瘦。

3.内分泌因素

许多激素如甲状腺素、胰岛素、糖皮质激素等可调节摄食，因此，这些激素可能参与了单纯性肥胖的发病机制。肥胖者对胰岛素抵抗而发生高胰岛素血症，而高胰岛素血症可使胰岛素受体降调节而增加胰岛素抵抗，从而形成恶性循环。胰岛素分泌增多，可刺激摄食增多，同时抑制脂肪分解，从而引起体内脂肪堆积。性激素可能在单纯性肥胖发病机制中起作用。进食过多可通过对小肠的刺激产生过多的肠抑胃肽（GIP），GIP 刺激胰岛 β 细胞释放胰岛素。在垂体功能低下，特别是生长激素减少、促性腺及促甲状腺激素减少引起的性腺、甲状腺功能低下的情况下可发生特殊类型的肥胖症，可能与脂肪动员减少、合成相对增多有关。临床上，肥胖以女性为多，特别是经产妇、经绝期妇女、口服女性避孕药者,这提示雌激素与脂肪合成代谢有关。肾上腺皮质功能亢进时,皮质醇分泌增多,促进糖原异生,血糖增高,刺激胰岛素分泌增多,导致脂肪合成增多。

4.棕色脂肪组织异常

棕色脂肪组织是近几年来才被发现的一种脂肪组织,与主要分布于皮下及内脏周围的白色脂肪组织相对应。棕色脂肪组织分布范围有限,仅分布于肩胛间、颈背部、腋窝部、纵隔及肾周围,其组织外观呈浅褐色,细胞体积变化相对较小。白色脂肪组织是一种贮能形式,机体将过剩的能量以中性脂肪形式贮藏于白色脂肪组织,机体需能时,脂肪细胞内的中性脂肪水解。白色脂肪细胞体积随释能和贮能变化较大。棕色脂肪组织在功能上是一种产热器官,即当机体摄食或受寒冷刺激时,棕色脂肪细胞内脂肪燃烧,从而决定机体的能量代谢水平。以上两种情况分别为摄食诱导产热和寒冷诱导产热。当然,此特殊脂肪组织的功能又受多种因素的影响。由此可见,棕色脂肪组织这一产热组织直接参与体内热量的总调节,将体内多余热量向体外散发,使机体能量代谢趋于平衡。

5.其他

肥胖症的发生还有其他原因,如环境因素等。

(四)临床表现

1.一般表现

单纯性肥胖可见于任何年龄,约 1/2 成年肥胖者有幼年肥胖史,一般呈体重缓慢增加(女性分娩后除外)。短时间内体重迅速增加,应考虑继发性肥胖。男性脂肪分布以颈项部、躯干部和头部为主,而女性则以腹部、下腹部、胸部乳房及臀部为主。

肥胖者的特征是身材外形显得矮胖、浑圆,脸部上窄下宽,双下颏,颈粗短,向后仰头时枕部皮褶明显增厚;胸圆,肋间隙不显,双乳因皮下脂肪厚而增大;站立时腹部向前凸出而高于胸部平面,脐孔深凹。短时间明显肥胖者在下腹部两侧、双大腿和上臂内侧上部及臀部外侧可见细碎紫纹或白纹。儿童肥胖者外生殖器埋于会阴皮下脂肪中而使阴茎显得细小而短。指、趾粗短,手背因脂肪增厚而使掌指关节突出处皮肤凹陷,骨突不明显。

轻至中度原发性肥胖可无任何自觉症状,重度肥胖者则多有怕热、活动能力降低,甚至活动时有轻度气促、睡眠时打鼾,可有高血压病、糖尿病、痛风等临床表现。

2.其他表现

(1)肥胖症与心血管系统:肥胖症患者并发冠心病、高血压的概率明显高于非肥胖者,其发生率一般高于非肥胖者 5~10 倍,尤其腰围粗(男性>90 cm,女性>85 cm)的中心型肥胖患者。肥胖可致心脏肥大,后壁和室间隔增厚,心脏肥厚同时伴血容量、细胞内和细胞间液增加,心室舒张末压、肺动脉压和肺毛细血管楔压均增高,部分肥胖者存在左室功能受损和肥胖性心肌病变。肥胖患者猝死发生率明显升高,可能与心肌的肥厚、心脏传导系统的脂肪浸润造成的心律失常及心脏缺血有关。高血压在肥胖患者中非常常见,也是加重心、肾病变的主要危险因素,体重减轻后血压会有所恢复。

(2)肥胖症的呼吸功能改变:肥胖患者肺活量降低且肺的顺应性下降,可导致多种肺

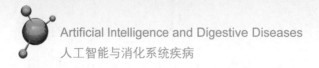

功能异常,如肥胖性低通气综合征,临床以嗜睡、肥胖、肺泡性低通气为特征,常伴有阻塞性睡眠呼吸困难,严重者可发生肺心综合征。由于腹腔和胸壁脂肪组织堆积增厚,膈肌升高而降低肺活量,肺通气不良,引起活动后呼吸困难,严重者可导致低氧、发绀、高碳酸血症,甚至出现肺动脉高压,导致心力衰竭,此种心衰往往对强心剂、利尿剂反应差。此外,重度肥胖者尚可引起睡眠窒息,偶见猝死。

(3)肥胖症的糖、脂代谢:进食过高的热量促进甘油三酯的合成和分解代谢,肥胖症的脂代谢表现得更加活跃,相对糖代谢受到抑制,这种代谢改变参与胰岛素抵抗的形成。肥胖症脂代谢活跃的同时多伴有代谢的紊乱,会出现高甘油三酯血症、高胆固醇血症和低高密度脂蛋白胆固醇血症等。糖代谢紊乱表现为糖耐量的异常和糖尿病,尤其是中心性肥胖者。体重超过正常范围 20% 者,糖尿病的发生率增加 1 倍以上。当 BMI 大于 35 kg/m² 时,死亡率约为正常体重者的 8 倍。

(4)肥胖与肌肉骨骼病变:①关节炎:最常见的是骨关节炎,由长期负重造成,使关节软骨面结构发生改变,膝关节的病变最多见。②痛风:肥胖患者中大约有 10% 合并高尿酸血症,容易发生痛风。③骨质疏松:以往的观点认为,肥胖者骨质疏松并不多见,但近年来的研究发现,肥胖者的脂肪细胞分泌多种脂肪因子和炎性因子,可能会加重肥胖者骨质疏松和骨折的发生。

(5)肥胖的内分泌系统改变:①生长激素:肥胖者的生长激素释放降低,特别是对刺激生长激素释放的因子不敏感。②垂体-肾上腺轴:肥胖者肾上腺皮质激素分泌增加,分泌节律正常,但峰值增高,促肾上腺皮质激素(ACTH)浓度也轻微增加。③下丘脑-垂体-性腺轴:肥胖者多伴性腺功能减退,垂体促性腺激素减少,睾酮对促性腺激素的反应降低。男性肥胖者,其血总睾酮(T)水平降低,但轻中度肥胖者,游离睾酮(FT)尚正常,可能是由于性激素结合球蛋白(SHBG)减少所致;而重度肥胖者 FT 也可下降。另外,脂肪组织可以促进雄激素向雌激素的转化,所以部分肥胖男性会出现乳腺发育,肥胖女性出现月经初潮提前。成年肥胖女性常有月经紊乱、无排卵性月经甚至闭经,多囊卵巢综合征发生率高。④下丘脑-垂体-甲状腺轴:肥胖者甲状腺对促甲状腺激素(TSH)的反应性降低,垂体对促甲状腺素释放激素(TRH)的反应性也降低。

## 二、疾病预防、诊断、治疗、康复

(一)预防
采取健康的生活方式、改变饮食习惯和加强锻炼是预防肥胖症的有效手段。

(二)诊断
肥胖症的诊断以 BMI 为标准,BMI 为 25~29.9 kg/m² 时为超重,BMI 在 30 kg/m² 以上为肥胖。

(三)治疗
治疗的两个主要环节是减少热量摄取及增加热量消耗。强调以行为、饮食、运动为主的综合治疗,必要时辅以药物或手术治疗。对于继发性肥胖症,应针对病因进行治疗;对于各种并发症及伴随病,应给予相应的处理。

1.行为治疗

通过宣传教育使患者及其家属对肥胖症及其危害性有正确的认识,从而配合治疗、采取健康的生活方式、改变饮食和运动习惯。自觉的长期坚持是肥胖症治疗首位及最重要的措施。

2.控制饮食及增加体力活动

对于轻度肥胖者,控制进食总量,采用低热量、低脂肪饮食,避免摄入高糖高脂类食物,使每日总热量低于消耗量。多做体力劳动和体育锻炼,如能使体重每月减轻 500～1000 g 而渐渐达到正常标准体重,则不必进行药物治疗。

中度以上肥胖者更应严格控制总热量,女性患者应将进食量限制在 5～6.3 MJ(1200～1500 kcal)/d,如超过 6.3 MJ/d,则无效。男性患者应将进食量控制在 6.3～7.6 MJ(1500～1800 kcal)/d,以此为标准,每周有望减重 0.45～0.9 kg。食物中宜保证有含适量必需氨基酸的动物性蛋白(占总蛋白量的三分之一较为合适),蛋白质摄入量每日、每千克体重不少于 1 g。应严格限制脂肪摄入量,同时应限制钠的摄入,以免体重减轻时发生水钠潴留,这对降低血压及减少食欲也有好处。此外,应限制甜食、啤酒等的摄入量。如经以上饮食控制数周,体重仍不能降低,可将每日总热量减至 3.4～5 MJ(800～1200 kcal),但热量过少,患者易感疲乏软弱、畏寒乏力、精神萎顿等,必须严密观察。据研究,饮食治疗早期蛋白质消耗较多,以致体重下降较快而呈负氮平衡,当持续行低热量饮食时,发生保护性氮质贮留反应,逐渐重建氮平衡,导致脂肪消耗逐渐增多。但脂肪产热量约为蛋白质产热量的 10 倍,故脂肪组织消失量明显少于蛋白质组织消失量,而蛋白质合成较多时,反可使体重回升,这是人体对限制热量后的调节过程。因此,饮食治疗往往效果不显著,在此情况下,宜鼓励行运动疗法以增加热量消耗。关于活动量或运动量的制定,应因人而异,原则上采取循序渐进的方式。

3.药物治疗

对于严重肥胖患者,可应用药物减轻体重,然后继续维持。但临床上如何更好地应用这类药物仍有待探讨。用药可能产生药物不良反应及耐药性,因而选择药物治疗的适应证必须十分慎重,根据患者的个体情况衡量可能的益处和潜在的危险,从而做出决定。

4.外科治疗

手术有效(指体重降低＞20％)率可达 95％,死亡率小于 1％。不少患者可获得长期疗效,术前并发症可不同程度得到改善或治愈。但手术可能并发吸收不良、贫血、管道狭窄等,有一定的危险性,仅用于重度肥胖、减肥失败又有严重并发症,而这些并发症有可能通过体重减轻得到改善者。术前要对患者的全身情况做出充分估计,特别是糖尿病、高血压和心肺功能等,应给予相应的监测和处理。

(四)康复

肥胖症的患者会出现关节、心肌、肝脏等的损伤,多数患者还伴有一定的心理问题,严重影响患者的生活质量。早期进行适当的个体化综合康复治疗能显著提高患者的生活质量。

肥胖症患者常伴有膝关节损伤,加上长期卧床缺乏锻炼,可能会出现肌肉萎缩等现象,进一步加重运动障碍。对于有运动功能障碍的患者,可以进行运动康复疗法,主要包括关节运动、肌力训练、耐力训练、平衡训练、步态训练等。如患者有肢体无力和平衡障碍,可以通过应用各种运动辅助器具改善患者的日常生活能力。

肥胖症患者常伴有抑郁情绪,可通过早期的心理干预来缓解和消除,对于中、重度焦虑或抑郁患者,可适当给予相应的药物治疗,同时需对患者家属进行心理支持和教育。

### 三、医工交叉应用的展望

#### (一)肥胖症内镜治疗医工交叉的现状

内镜治疗是肥胖症的基本治疗方案之一,它是药物干预与外科手术之间的桥梁,拥有创伤小、可逆、可重复、费用低的特点,常见的内镜治疗方式包括胃内球囊、胃肠袖网、内镜手术及其他,经美国食品药品管理局(Food and Drug Administration,FDA)批准的多种减重方式的横向对比如表 2-1 所示。

表 2-1　FDA 批准的多种减重方式的横向对比

| 处理 | 指征 | 时长 | 效果 | 优点 | 缺点 |
|---|---|---|---|---|---|
| 药物治疗 | BMI>27 kg/m$^2$ 且伴一项肥胖相关疾病/BMI>30 kg/m$^2$ | 取决于使用的药物 | 减重 2%～10%(各药物存在差异) | 轻中度肥胖有效;无创;可重复 | 不同药物不良反应各异;长期疗效不确切 |
| 胃内球囊 | BMI 30～40 kg/m$^2$ | 6 个月 | 总体重下降百分比(%TBWL)7%～15%多余体重减少百分比(%EWL)30%～47% | 可逆、可重复;可与其他措施并用 | 多见恶心、呕吐,有穿孔案例;长期疗效不确切 |
| 吸引疗法 | BMI 35～55 kg/m$^2$ | 长期 | %TBWL 14%～18%%EWL 37%～54% | 长期有效;不良反应少 | 要定期随访;腹痛、口周并发症 |
| 内镜下胃成形术 | BMI 30～40 kg/m$^2$ | 长期 | %TBWL 12%～19% | 应用高新技术,创伤小 | 技术难度大;有出血案例 |
| 胃束带 | BMI 35 kg/m$^2$ 且伴肥胖并发症/BMI 40 kg/m$^2$ | 可逆的 | 五年平均减重 15.9%±12.4% | 五年有效;改善糖化血红蛋白和胆固醇水平 | 恶心、呕吐、吞咽困难、GERD |
| 袖状胃切除 | BMI 35 kg/m$^2$ 且伴肥胖并发症/BMI 40 kg/m$^2$ | 永久性的 | 5 年%EWL 为 49% | 长期有效;改善心血管疾病、糖尿病等风险 | 不良反应;5 年术后并发症总发病率为 19% |
| Roux-en-Y 胃旁路术 | BMI 35 kg/m$^2$ 且伴肥胖并发症/BMI 40 kg/m$^2$ | 永久性的 | 5 年%EWL 为 57% | 长期有效;改善心血管疾病、糖尿病等风险 | 不良反应;5 年术后并发症总发病率 26% |

1.胃内球囊

胃内球囊创伤小、操作简单、可重复性高且费用较低,常用于 BMI 为 30～40 kg/m² 者,或与外科手术合用于 BMI 大于 50 kg/m² 者,但目前缺乏减重效果与肥胖相关疾病影响的长期随访,以及各球囊间横向对比的研究,常见的胃内球囊包括 Orbera balloon、Reshape duo-balloon、Obalon balloon、Spatz balloon、Elipse balloon。

（1）Orbera balloon(见图 2-2)：是由硅胶制成的单个球囊,内部填充 400～700 mL 生理盐水和 2～10 mL 甲基蓝(作为损坏标记物),后经内镜取出,已于 2015 年被 FDA 批准。在纳入 255 名实验对象的随机对照实验中(BMI 30～40 kg/m²),Orbera balloon 置入以及生活习惯管理的减重效果要显著优于只进行生活习惯管理者。一项随机对照试验研究显示,Orbera balloon 最常见的不良反应为恶心(41.3%)、呕吐(41.8%)、腹痛(30%),最严重的不良反应为球囊移位(1.4%)、胃穿孔(0.1%)。

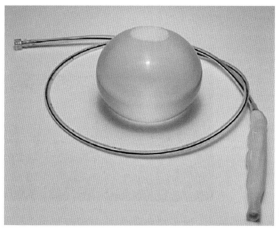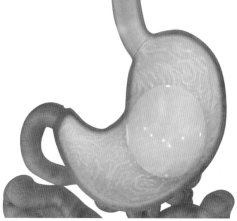

图 2-2　Orbera balloon 及其放置示意图(Apollo Endosurgery，Austin TX，United States)

（2）Reshape duo-balloon(见图 2-3)：由两个等体积硅胶球囊经软轴连接而成,球囊内部填充 375 mL 或 450 mL 生理盐水和少量甲基蓝(作为损坏标记物),经内镜置入及取出,于 2015 年被 FDA 批准。在一项随机对照实验中,Reshape duo-balloon 组的多余体重减少百分比(%EWL)要显著高于饮食控制组[Δ13.9% intention-to-treat (ITT 意向性分析),Δ15.6% completed cases(CC 完整数据)],血压、血糖、胆固醇等指标在 Reshape duo-balloon 组也有所降低,报道的不良反应虽较少,但胃窦处溃疡和糜烂的发生率高达 39%。

（3）Obalon balloon(见图 2-4)：是一种胶囊型球囊,在影像学定位辅助下吞服(确保在胃内合适位置充气),附有通气导管,在吞服后用于注射氢氮混合气(250 mL,最多可同时吞服 3 个),充气后,导管脱落并被移出,而球囊则需在 6 个月后使用内镜取出。在一项关于 Obalon balloon 的实验中,研究者发现,Obalon balloon 组 24 周的 %TBWL 为 7.1%,高于健康对照组的 3.6%($p=0.009$),不良反应较少,常见的不良反应为腹痛(中重)16.2%、恶心(中重)16.1%、呕吐(中重)21.1%。

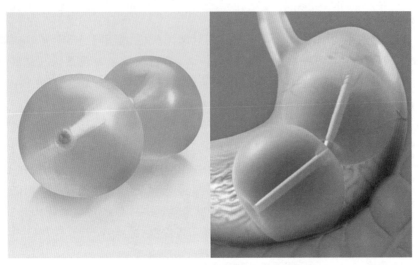

图 2-3　Reshape duo-balloon 与胃内放置示意图

（Reshape Medical，Scan clemente，CA）

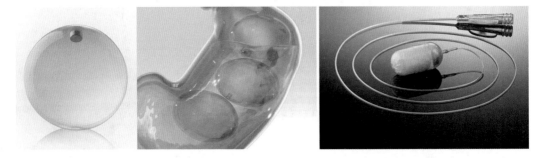

图 2-4　Obalon balloon 及其通气导管（Obalon Therapeutics Inc Carlsbad，CA，United States）

（4）Spatz balloon（见图 2-5）：是生理盐水填充的硅胶球囊，球囊附有导管，可在患者口内经导管调节球内水量，经内镜放置，并于治疗 6 个月后使用内镜取出。Spatz balloon 未经 FDA 批准，缺乏临床数据。

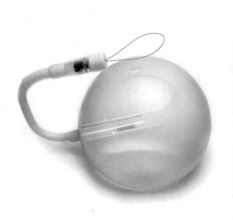
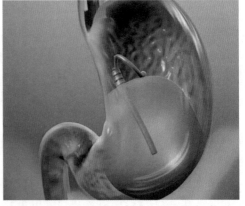

图 2-5　Spatz balloon 及其放置示意图（Spatz Medical，Great Neck，NY，United States）

（5）Elipse balloon（见图 2-6）：是附有导管的胶囊型球囊，在影像辅助下吞服，经导管注射生理盐水（550 mL）使球囊膨胀，球囊在体内 4 个月后自行降解。Elipse balloon 未经 FDA 批准，缺乏临床数据。

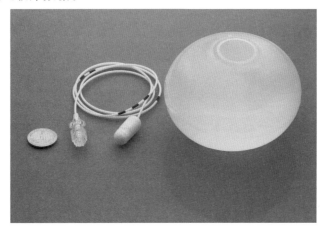

图 2-6　Elipse balloon 及其注水导管

（Allurion Technologies，Wellesley，MA，United States）

2.胃肠袖网

胃肠袖网利用袖网模拟外科胃肠道吻合手术，以减少食物与胃肠道的接触，从而达到减重效果，其减重效果优于胃内球囊，但固定方式并非无创，操作比胃内球囊复杂，需要特殊的器械辅助，存在肝脓肿、胰腺炎、梗阻等严重不良反应，原因不明。常见的胃肠袖网包括 Endobarrier 和胃十二指肠旁路袖网。

（1）Endobarrier（见图 2-7）：是由聚四氟乙烯材料制成的袖网，长 65 cm，前端有带刺镍钛合金环，可嵌入并固定于十二指肠球部，由内镜置入，并于 12 个月后经内镜取出。研究显示，12 个月的％EWL 为 35％±11％，且该装置能下调糖化血红蛋白（HbA1c）的水平，其主要不良反应为腹痛、恶心、呕吐，也有梗阻、胰腺炎、肝脓肿等严重不良反应的发生。

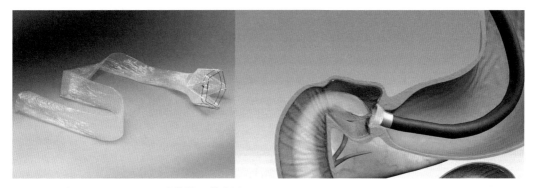

图 2-7　Endobarrier 及其放置模式图（GI dynamics，Lexington，MA，United States）

（2）胃十二指肠旁路袖网（见图 2-8）：是由氟聚物制成的袖网，长 120 cm，在内镜和腹腔镜协助下，将袖网前端缝合固定于食管-胃交界处，袖网经胃、十二指肠到达近端空肠，置入 12 个月后经内镜取出。该装置的使用处于早期临床试验阶段,数据较少。

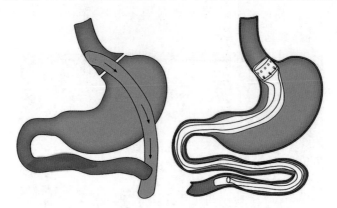

图 2-8　胃十二指肠旁路袖网的放置示意图(Valen TX)

3.内镜手术

内镜手术利用内镜高新技术对胃进行塑形手术,以减少胃的容积。与胃内球囊相比,内镜手术减重效果更好,且更长效,可用于有长期减重需求而不接受外科手术者。内镜手术依赖于高新技术的使用,且对术者能力要求较高。常见的内镜手术包括内镜下袖套胃成形术、原发肥胖内镜手术(POSE)。

(1)内镜下袖套胃成形术(见图 2-9):使用内镜缝合器从胃食管连接处到胃窦幽门前对胃壁进行缝合,将胃缩小至袖套样(约缩小 70%),该术式需要内镜缝合器(Apollo endo-surgery)、一个双通道胃镜,已获 FDA 批准。该术式 6 个月、24 个月的%WL 分别为 15.2%、18.6%,在 24 个月的随访中,受试者 HbA1c、收缩压、低密度脂蛋白胆固醇、丙氨酸转氨酶、血清甘油三酯也有较为显著的降低,腹痛、恶心、呕吐是其主要不良反应,112 名受试者中,有两名出现消化道出血(无须外科处理)。

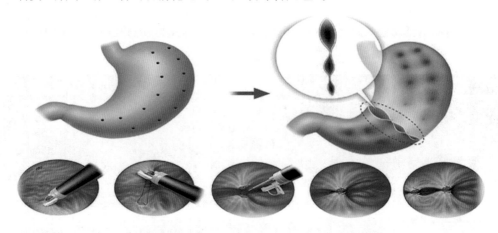

图 2-9　内镜下袖套胃成形术示意图(OverStitch;Apollo Endosurgery)

(2)原发肥胖内镜手术(见图 2-10):将胃底和远端胃体组织透壁折叠并锚定,以减少胃容量,延缓胃排空。同时,该术式能够提高胰岛素敏感性,减少餐后生长素的释放。该术式 12 个月的%WL 为 4.94%±7%,严重不良反应发生率为 4.7%。

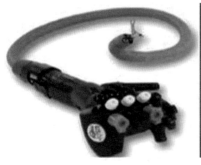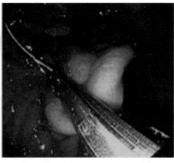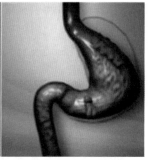

图 2-10　原发肥胖内镜手术器械及其示意（platform：USGI Medical，San Clemente，CA，United States）

4.其他

除了以上方式，临床中还有跨幽门梭子、抽吸疗法（aspirational therapy）、无切口吻合系统、十二指肠黏膜表面重建术（duodenal mucosal resurfacing，DMR）、氩等离子体凝固术（argon plasma coagulation，APC）等减重术式。

（1）跨幽门梭子（见图 2-11）：经 FDA 批准，由一大一小两个球形体组成，中间以柔软线性结构连接，经内镜置入后，大球形体留于胃窦，小球形体则跨入十二指肠，随着胃的蠕动间断性地阻塞幽门，以延缓胃排空，该装置 3 个月、6 个月的％EWL 分别为 25％和 41％，主要不良反应为窦体交接处的糜烂及溃疡（装置取出后能恢复）。

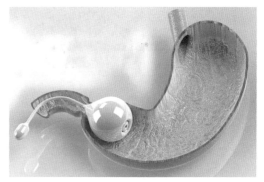

图 2-11　跨幽门梭子放置示意图
（BAROnova，Inc，Goleta，CA，United States）

（2）抽吸疗法（见图2-12）：经 FDA 批准，用于 BMI 为 $35\sim55$ kg/m² 者。该方法是在造口后放置经皮胃造口管（A-Tube），外接抽吸装置、引流管及引流袋，在进食 20 min 后，抽出 30％的胃内容物。该术式 52 周的％EWL 为 $31.5\%\pm26.7\%$，不良反应发生率小，且未见严重不良反应。

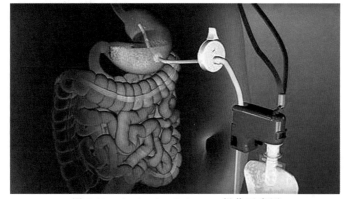

图 2-12　Aspirational therapy 操作示意图
（Aspire Bariatrics，King of Prussia，PA，United States）

（3）无切口吻合系统（见图 2-13）：是经内镜在毗邻的胃肠壁放置磁铁，在磁铁吸力的辅助下建立胃十二指肠、胃回肠等吻合，通过建立吻合、形成旁路，减少肠道对食物的吸收并调节血糖。欧洲已开展该系统的可行性研究，但具体实验数据尚未发表。

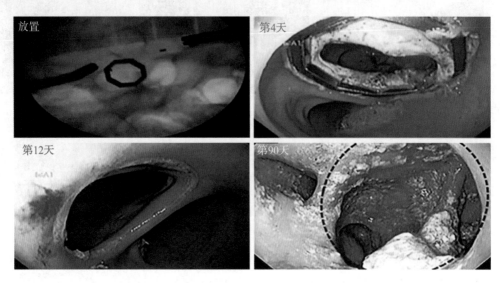

图 2-13　无切口吻合系统术后示意图（GI windows，Boston，MA，United States）

（4）DMR（见图 2-14）：是通过黏膜下注射生理盐水，使十二指肠黏膜隆起，对隆起的黏膜进行热凝，以重塑十二指肠黏膜，调整十二指肠内分泌细胞及其下游信号通路，从而改善血糖的调节，临床试验数据较少。

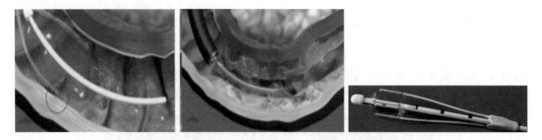

图 2-14　DMR 手术示意图（Fractyl Laboratories，Cambridge，MA，United States）

（5）氩等离子体凝固术（APC）：可作为胃空肠造口术后减肥效果欠佳的补救治疗。该手术是在内镜下行氩离子束凝固术，使胃空肠吻合口发生人工的纤维化，以减少吻合口直径，主要不良反应为过度狭窄。

（二）展望

1.现有内镜减重治疗方式存在的问题

（1）有创操作依然较多，常伴黏膜糜烂、溃疡等不良反应，甚至会出现胰腺炎等严重不良反应。

（2）操作较复杂，常需要特殊设备辅助，难以推广。

（3）减重效果仍有待提升。

2.未来的发展方向

（1）优化固定方式及材料选择，实现无创减重。

（2）改良操作设备与方案，降低操作难度。

（3）完成数据建模，对消化道进行体外实验模型的构建，以便研发减重设备。

---

### ※ 拓展阅读 ※

　　胶囊内镜是无痛无创消化道疾病诊治领域的新鲜血液。早在20世纪初，Paul Swain等研发了人类第一颗胶囊内镜。Appleyard等随后将其应用于4例不明原因消化道出血患者，实现了临床转化。在这之后，历经十余年的探索，新型的胶囊内镜也不断问世。为了满足观察食管黏膜的需求，Eliakim等人于2004年推出双镜头、高拍摄频率的食管胶囊内镜——PillCam ESO。为了实现胶囊内镜的主动运动，更好地观察胃黏膜，磁控胶囊胃镜系统随之问世。我国著名消化病学专家李兆申院士及其团队成功研制中国首台胶囊内镜和国际首台遥控胶囊胃镜机器人，解决了小肠疾病诊断难和胃镜检查痛苦的难题。经过20年来的不断发展，胶囊内镜也被赋予了更多的功能，而在减重领域，胶囊内镜也崭露头角，现已有胶囊型球囊问世，通过球囊膨胀的占位效应起到减重的效果。胶囊内镜凭借其无创、无痛的特点越来越受到重视，相信在不久的将来，胶囊内镜在内镜减重领域会有更深远的发展。

### 参考文献

[1]廖专,李兆申.胶囊内镜20年发展与展望[J].中国实用内科杂志,2022,42(1):1-7.

[2]RICAURTE E M, RIOS-TEJADA F, FLORES-ROJAS K. An endoscopically placed duodenal-jejunal bypass sleeve[J]. Aviat Space Environ Me, 2013, 84(6): 646-647.

[3]EZRA F. A novel endoscopic delivery system for placement of a duodenal-jejunal implant for the treatment of obesity and type 2 diabetes[J]. Annu Int Conf IEEE Eng Med Biol Soc,2008,2008:2501-2503.

[4]NITIN KUMAR. The role of endoscopic therapy in obesity management：Intragastric balloons and aspiration therapy[J]. Diabetes Metab Syndr Obes,2017,10:311-316.

[5]GREGORY P. Endoscopic treatments for obesity[J]. Curr Treat Options Gastroenterol,2017,15(4):660-675.

[6]FAIGEL D O. The difficult-to-place feeding tube：Successful endoscopic placement

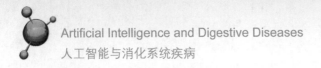
using a mucosal clip[J]. JPEN J Parenter Enteral Nutr,1996,20(4):306-308.

[7]MARINOS G, ELIADES C, RAMAN MUTHUSAMY V, et al. Weight loss and improved quality of life with a nonsurgical endoscopic treatment for obesity: Clinical results from a 3-and 6-month study[J]. Surg Obes Relat Dis,2014,10(5):929-934.

[8]TURKELTAUB J A, EDMUNDOWICZ S A. Endoscopic bariatric therapies: Intragastric balloons, tissue apposition, and aspiration therapy[J]. Curr Treat Options Gastroenterol,2019,17(2):187-201.

[9]GLASS J, CHAUDHRY A, ZEESHAN MS,et al. New era: Endoscopic treatment options in obesity-a paradigm shift[J]. World J Gastroenterol,2019,25(32):4567-4579.

（付士宸）

# 第三章 消化内镜的质量控制

## 学习目的

1.了解消化内镜发展的现状及面临的问题。

2.掌握消化内镜质量控制的定义及主要指标。

3.了解消化内镜质量控制医工结合的进展。

4.掌握提高消化内镜质量控制水平的方法。

## 案例

患者男性,63岁,年轻时是企业干部,平时应酬比较多,退休后喜欢自酌小酒,近期出现了夜间腹痛、上腹部饱胀不适症状,因"腹痛伴腹胀2周余"来到医院消化内科就诊。

目前情况:2周余前无明显诱因出现腹痛,饭后减轻,夜间加重,呈隐痛,无放射痛,伴上腹部饱胀感,伴反酸、烧心,无恶心呕吐,无呕血、黑便,无黄疸、发热等不适。患者就诊于当地医院,行电子胃镜检查,提示慢性萎缩性胃炎,十二指肠糜烂;胃窦活检显示(胃窦大弯侧)黏膜组织重度慢性炎,局灶上皮细胞轻度异型,考虑为低级别上皮内瘤变。慢性炎症(＋＋),活动性(＋＋),萎缩(＋＋),肠化(＋),异型增生(＋),Hp(－)。给予"奥美拉唑、铝镁加"治疗,效果一般。患者为行内镜治疗,来诊。

查体:老年男性,神志清,精神可,自主体位,查体合作。全身皮肤黏膜无黄染、皮疹及出血点,未见肝掌、蜘蛛痣,浅表淋巴结未触及肿大。双肺呼吸音粗,未闻及明显干湿性啰音。心率72次/分,律齐规整,心音可,各瓣膜听诊区未闻及病理性杂音。腹平软,未见胃肠型及蠕动波,无压痛及反跳痛,肝脾肋下未触及肿大,肝肾区无叩击痛,移动性浊音阴性,肠鸣音4~6次/分。脊柱四肢无畸形,双下肢无水肿。

胸腹部CT检查:双肺少许纤维灶,右肺微小结节,建议随诊;胃壁增厚。

患者住院后,拟行内镜下超级微创治疗,切除胃窦病变,常规麻醉插管镇静下,取左侧卧位。电子胃镜进镜胃体,见胃黏膜清洁度欠佳,有少量黏液附着(见图3-1)。

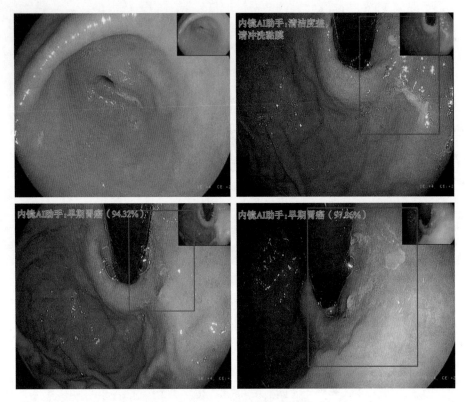

图 3-1 电子胃镜诊疗操作图片（胃底近贲门）

内镜 AI 助手智能报警，冲洗黏膜；内镜医师清洗胃体皱襞后进镜至胃窦，观察其黏膜充血水肿，胃窦大弯侧黏膜略粗糙，未见明显病灶边界，黏膜呈花斑样改变，红白相间，充血水肿。随后倒镜观察胃底，发现胃底黏膜附着少量黏液，可视度较差。

内镜 AI 助手再次报警，冲洗黏膜；内镜医师再次清洗黏膜后，内镜 AI 助手突然报警，提示"早期胃癌，诊断可信度 94.32％"；内镜医师在胃底前壁近贲门处发现一个 0-Ⅱc（平坦凹陷）型病灶，环贲门约 1/3 周，进一步靠近病灶观察，发现病灶边界清晰，黏膜呈白色相，充血水肿明显，吸气相皱襞蠕动欠佳，考虑为胃早癌。而此时内镜 AI 助手同样给出诊断——早期胃癌，诊断可信度 97.86％。

鉴于当地医院内镜报告没有描述该病灶，可能存在漏诊可能。由于镜下观察该病灶边缘断崖征明显，吸气相皱襞蠕动差，提示病变有黏膜下层（Sm）浸润可能，且病变范围较大，内镜手术存在非治愈性切除可能，医师暂停内镜手术，与患者家属沟通病情，建议重新取组织活检明确病理，待得到结果后决定下一步治疗。

内镜检查术后第三天，病理结果回示：（胃底近贲门）印戒细胞癌，（胃窦大弯侧）黏膜组织慢性炎，慢性炎症（＋），活动性（＋），萎缩（＋），肠化（＋＋），异型增生（－），Hp（－）。

后将患者转入普外科，行近端胃切除术治疗，术后患者恢复尚可。

一周后，手术大病理回示，提示（近端胃切除标本）印戒细胞癌，未见周围淋巴结转移，脉管内未见癌栓。

**思考题**

除了上述人工智能辅助消化内镜在早期胃癌识别中的应用,还有哪些医工结合的消化内镜质量控制技术给消化道肿瘤患者带来了福音?

## 案例解析

### 一、概述

#### (一)消化内镜的发展现状

我国消化内镜经过了 70 余年的发展历程,从无到有,从简单到复杂,从诊断到治疗,从单一治疗到多样化内镜手术,从传统胃镜、肠镜、十二指肠镜等到超声内镜、放大内镜、共聚焦内镜、胶囊内镜、小肠镜等,新的消化内镜技术如雨后春笋般涌现,已然成为消化道疾病的重要诊疗措施。《2020 中国消化内镜技术普查》显示,2012 年至 2019 年,我国消化内镜诊疗机构从 6128 家增长至 7470 家,增长率为 21.9%;从业医师由 26203 人增长至 39639 人,增长率为 51.27%;我国消化内镜技术发展迅速,硬件资源、人力资源与发达国家的差距逐渐缩小。然而,由于我国人口基数较大,每 100 万人对应开展消化内镜的医疗机构有 5.29 家,内镜医师 28.12 人,而日本分别为 164.7 家,191.2 人。相比于发达国家,我国内镜医师负担较重,消化道肿瘤的早期诊断能力仍需进一步提升。我国消化内镜技术发展的地区差异性较大,东部沿海地区内镜设备和技术优于西部地区,同一地区不同层级的医院之间内镜诊疗技术水平也存在明显差异,三级甲等医院的内镜诊疗水平明显优于基层医院。《2021 中国县域医院消化内镜基本情况调查》显示,在参加调查的 5469 家县域医院中,开展消化内镜的有 4730 家,占比为 86.5%,其中主要集中于上海、北京、浙江等地。消化内镜技术发展不均衡,势必导致消化内镜诊疗质量参差不齐。对消化内镜进行严格的质量控制,建立健全消化内镜医师准入、培训、考核制度体系,规范内镜洗消、操作、诊疗行为,对保障医疗质量安全至关重要。

#### (二)消化内镜面临的问题

消化道肿瘤发病率居我国各项恶性肿瘤前列,其中,胃癌、食管癌、结直肠癌死亡率分别居第三、第四、第五位。以胃癌为例,数据统计显示,2018 年全球新发胃癌约 103.3 万例,死亡约 78.3 万例,超过 85% 的患者在确诊时已为中晚期,晚期胃癌 5 年生存率为 5%～25%。目前,我国消化道早癌的内镜检出率仍不容乐观。2005 年,日本早期胃癌检出率已达 70%,而我国多数地区仅为 5%～20%。一项荟萃(Meta)分析研究显示,1 年内上消化道肿瘤的漏诊率为 6.4%,3 年漏诊率为 11.3%,其中漏诊胃癌占比 51%,漏诊食管癌占比 44%。下消化道早癌漏检率亦如此,在一项多中心大数据研究中,结肠腺瘤漏检率为 26%,其中晚期腺瘤为 9%,锯齿状息肉为 27%。提高消化道早癌检出率,减少内镜漏诊,是消化内镜质量控制的重点,是改善患者预后、保证患者健康的关键。

消化内镜的质量控制在临床诊疗工作中至关重要,而复杂的质控数据与繁重的质控工作无疑消耗了内镜工作者大量的时间和精力。如何控制时间和经济成本,提高消化内镜质控质量、保证质控效率是临床医生面临的问题。早在1999年,美国就开始了消化内镜质量控制等方面的研究,并形成了较为完整的消化内镜质控体系。对于消化内镜医师的准入、培训内容及考核要求做了明确的规定。英国成立了消化内镜专家委员会,作为消化内镜培训和资质认证机构。日本从研修生开始,需要经历长达10年的培训,才可以参加消化内镜医师的考核。我国对消化内镜质量控制的研究和管理紧随其后,2014年成立了国家消化内镜质量控制专家组,着手进行消化内镜质量控制的管理和研究,2017年建立了国家—省—地市区三级质量控制体系网络,向着消化内镜同质化诊疗操作不停努力。但随着消化内镜的迭代发展,同时我国人口基数较大,内镜医师数量相对不足,消化内镜质量控制要求更高、更精、更细,如何高质量、高效率地进行消化内镜质量控制任务,是目前亟待解决的问题。

随着深度学习(deep learning,DL)、卷积神经网络(convolutional neural network,CNN)等人工智能(artificial intelligence,AI)技术的发展,医工结合研发的计算机辅助诊断系统(computer aided diagnosis system,CADS)在早期消化道肿瘤的识别和诊断方面取得了不错的成绩,以结直肠息肉为例,在结肠镜检查中,CADS检出和识别结直肠息肉的灵敏度均大于95%。在小肠胶囊内镜病变识别中,CADS能明显缩短阅片时间,在辅助诊断早期食管癌、胃癌等方面均有不错的应用。在内镜新技术不断发展的今天,AI能否辅助消化内镜完成高质高效质控任务,我们翘首以盼。

## 二、消化内镜质量控制的定义及主要指标

### (一)定义

消化内镜质量控制是提高消化道早癌检出率,减少消化道肿瘤漏诊的重要方法,是规范内镜诊疗过程,改善患者预后的重要措施。2015年,国家消化内镜质控专家组制定了《消化内镜医疗质量控制指标(草案)》,提出了12个内镜质控指标,可分为以下3类:①结构性指标:消化内镜中心医患比、洗消记录可追溯率、图文报告合格率。②过程指标:消化内镜适应证符合率、结肠镜盲肠插管率、内镜逆行胰胆管造影术(endoscopic retrograde cholangiopancreatography,ERCP)选择性深插管成功率、小肠胶囊内镜全小肠检查率。③结果指标:消化内镜并发症发生率、胃肠道早癌检出率、结直肠腺瘤检出率、内镜下切除术后完整切除率、超声内镜引导下细针穿抽吸(EUS-FNA)标本阳性率。在此基础上,2021年国家卫生健康委医政医管局制定了《消化内镜技术医疗质量控制指标(2021年版)(征求意见稿)》,将消化内镜结构、过程和结果指标进行了细分,共纳入了18个质量控制指标,反映消化内镜诊疗的规范性。随着时代的发展,人工智能技术在各领域得到应用。未来,消化内镜质量控制指标还会根据我国内镜质控数据不断完善,智能化质量控制方式在消化内镜质控效率和镜检质量方面将会受到越来越多的关注。

### (二)结构性指标
#### 1.消化内镜中心医师年均工作量
消化内镜中心医师年均工作量的定义为消化内镜中心医师每年平均承担的工作量,

计算方式为消化内镜中心年诊疗例次数与本机构注册的从事消化内镜诊疗医师数量的比值。其反映了医疗机构消化内镜中心医师的工作负担。

2.四级消化内镜诊疗技术占比

四级消化内镜诊疗技术占比的定义为单位时间内消化内镜中心开展四级消化内镜诊疗技术例次数占同期消化内镜诊疗总例次数的比例。其中,四级消化内镜诊疗技术参考了《消化内镜诊疗技术临床应用管理规范(2019年版)》列出的消化内镜诊疗技术目录,反映了医疗机构消化内镜诊疗技术质量的情况。

3.三级消化内镜诊疗技术占比

三级消化内镜诊疗技术占比的定义为单位时间内,消化内镜中心开展三级消化内镜诊疗技术例次数占同期消化内镜诊疗总例次数的比例。其中,三级消化内镜诊疗技术参考了《消化内镜诊疗技术临床应用管理规范(2019年版)》列出的消化内镜诊疗技术目录,反映了医疗机构消化内镜诊疗技术质量。

(三)过程指标

1.上消化道内镜检查完整率

上消化道内镜检查完整率的定义为单位时间内上消化道内镜检查完整的例次数占同期上消化道内镜检查总例次数的比例。其中,上消化道内镜检查完整是指对食管上、中、下段,贲门,胃底,胃体,胃角,胃窦,幽门,十二指肠球部、降段等部位进行完整观察并留图,反映了医疗机构上消化道内镜技术的临床应用质量。

2.结肠镜检查肠道准备优良率

结肠镜检查肠道准备优良率的定义为单位时间内肠道准备优良的结肠镜检查例次数占同期结肠镜检查总例次数的比例。按照波士顿评分量表,肠道准备优良是指每段肠道(右半结肠、横结肠、左半结肠)评分大于等于2分,反映了医疗机构结肠镜技术临床应用质量。

3.结肠镜盲肠插管成功率

结肠镜盲肠插管成功率的定义为单位时间内结肠镜盲肠插管成功的例次数占同期结肠镜检查总例次数的比例。其中,结肠镜盲肠插管成功是指内镜到达盲肠并摄图,本指标需排除因外科手术、梗阻、内镜手术治疗、解剖学变异等内镜没有到达回盲部的受检者。结肠镜盲肠插管成功率反映了医疗机构结肠镜技术临床应用质量。

4.结肠镜退镜检查时间大于等于6分钟率

结肠镜退镜检查时间大于等于6分钟率的定义为单位时间内结肠镜检查退镜观察时间大于等于6分钟的例次数占同期结肠镜检查总例次数的比例,反映了医疗机构结肠镜技术的临床应用质量。

5.内镜逆行胰胆管造影术(ERCP)选择性深插管成功率

ERCP选择性深插管成功率的定义为单位时间内ERCP选择性深插管成功的例次数占同期ERCP总例次数的比例。其中,ERCP选择性深插管成功是指ERCP术中对目标胆管或胰管选择性深插管成功,需排除十二指肠乳头术后、胃肠道解剖结构异常等受检者。ERCP选择性深插管成功率反映了医疗机构ERCP技术临床应用质量。

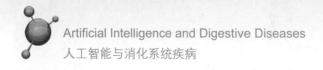

6.超声内镜(endoscopic ultrasound,EUS)检查完整率

EUS检查完整率的定义为单位时间内EUS检查完整的例次数占同期EUS检查总例次数的比例。EUS检查完整是指对消化道或者胆胰相关结构完整观察、留图清晰(包括消化道各层次及病变的起源、结构,胆胰管解剖结构等),并详细描述病变大小、与血管毗邻关系等内容。EUS检查完整率反映了医疗机构超声内镜技术临床应用质量。

7.磁控胶囊胃镜检查完整率

磁控胶囊胃镜检查完整率的定义为单位时间内磁控胶囊胃镜检查完整例次数占同期磁控胶囊胃镜检查总例次数的比例。其中,磁控胶囊胃镜检查完整是指检查中对贲门、胃底、胃体、胃角、胃窦、幽门各部位完整观察并留图记录。磁控胶囊胃镜检查完整率反映了医疗机构磁控胶囊胃镜的临床应用质量。

(四)结果指标

1.消化内镜相关严重并发症发生率

消化内镜相关严重并发症发生率的定义为单位时间内发生消化内镜相关严重并发症的诊疗例次数占同期消化内镜诊疗总例次数的比例。其中,消化内镜相关严重并发症包括严重出血(术后3天内血红蛋白降低30 g/L以上,或需输血、外科手术或介入止血)、术后重症胰腺炎(术后伴有局部或全身并发症、器官功能衰竭的胰腺炎)、全身感染(术后具有两项或以上下述临床表现:①体温$>$38 ℃或$<$36 ℃;②心率$>$90 次/分;③呼吸频率$>$20 次/分或$PaCO_2<$32 mmHg;④外周血白细胞$>12\times10^9$/L或$<4\times10^9$/L)、穿孔转外科手术修补、致残、致死或其他需外科手术干预的情况。消化内镜相关严重并发症发生率反映了医疗机构消化内镜技术临床应用质量。

2.食管癌早期诊断率

食管癌早期诊断率的定义为单位时间内上消化道内镜检查发现早期食管癌患者数占同期上消化道内镜检查发现食管癌患者总数的比例。食管癌早期诊断率反映了医疗机构胃镜技术临床应用质量。

3.胃癌早期诊断率

胃癌早期诊断率的定义为单位时间内上消化道内镜检查发现早期胃癌患者数占同期上消化道内镜检查发现胃癌患者总数的比例,反映了医疗机构胃镜内镜技术临床应用质量。

4.结直肠腺瘤检出率

结直肠腺瘤检出率的定义为单位时间内至少检出一枚结直肠腺瘤的结肠镜检查患者数占同期结肠镜检查患者总数的比例。结直肠腺瘤是结直肠癌的高危因素,提高其检出率有助于早期预防结直肠癌。结直肠腺瘤检出率反映了医疗机构结肠镜技术的临床应用质量。

5.结直肠癌早期诊断率

结直肠癌早期诊断率的定义为单位时间内结肠镜检查发现早期结直肠癌患者数占同期结肠镜检查发现结直肠癌患者总数的比例,反映了医疗机构结肠镜技术临床应用质量。

6.消化道早癌内镜黏膜下剥离术（endoscopic submucosal dissection，ESD）完整切除率

消化道早癌 ESD 完整切除率的定义为单位时间内消化道早癌 ESD 完整切除的例次数占同期消化道早癌 ESD 总例次数的比例。消化道早癌 ESD 完整切除率是指达到 R0 切除，即整块切除标本术后病理性诊断达到水平切缘和垂直切缘均阴性。消化道早癌 ESD 完整切除率反映了医疗机构 ESD 技术的临床应用质量。

7.ERCP 胆总管取石成功率

ERCP 胆总管取石成功率的定义为单位时间内 ERCP 胆总管取石成功例次数占同期 ERCP 胆总管取石总例次数的比例，反映了医疗机构 ERCP 临床应用质量。

8.超声内镜引导细针穿刺抽吸术（EUS-FNA）标本病理阳性率

EUS-FNA 标本病理阳性率的定义为单位时间内 EUS-FNA 标本病理阳性的例次数占同期临床诊断为胰腺恶性肿瘤的患者行 EUS-FNA 的总例次数的比例，其中 EUS-FNA 标本病理阳性是指找到异型细胞或癌细胞。EUS-FNA 反映了医疗机构超声内镜技术临床应用质量。

### 三、消化内镜质量控制医工结合进展

随着消化内镜技术的发展与消化道肿瘤早诊早治理念的不断深入，我国消化内镜诊疗数量飞速发展。在诊疗数量快速增长的同时，保证诊疗质量是目前我国消化内镜技术面临的巨大挑战。发达国家纷纷建立完善的消化内镜质量控制体系，实现消化内镜均质化诊疗。近些年，我国也先后成立了国家和区域性消化内镜质控中心，初步构建了质量控制体系网络，但庞大的质控体系、复杂的质控数据等导致我国消化内镜医师工作负担加重。随着 AI 技术不断发展与深度学习、卷积神经网络等技术的崛起，消化内镜质量控制走入智能化新时代。

（一）消化内镜 AI 质量控制现状

在消化内镜质控结构性指标中，借助 AI 技术，我国构建了规范的消化内镜结构化模板系统，对患者基本信息、高危因素、适应证、并发症等进行实时记录，对医疗机构消化内镜医师年平均工作量，三、四级内镜手术占比进行均质化上报。基于 AI 大数据前期研究，部分指标已经实现自动采集、自动分析、自动上报等功能。针对质控过程指标，国内专家开发了胃镜检查实时质量改进系统（WISENSE），进行监测胃镜检查盲点，减少消化内镜因"看不全"而出现病变漏诊的可能；国内医疗中心还研发了胶囊内镜图像辅助识别系统，缩短了胶囊内镜阅片时间，辅助提高了诊断效能。在质控结果指标部分，我国先后在食管早癌、胃早癌、结直肠息肉等方面开发了消化内镜 AI 辅助诊断系统，其诊断灵敏度、特异度均达到了令人较为满意的水平，对消化道疾病进行辅助识别诊断，对消化内镜质控结果指标进行有效监测，节省了时间与经济成本，提高了质控效率。随着消化内镜 AI 和互联网、大数据技术的不断发展，能否抓住这个契机，打造智能化、信息化、自动化消化内镜质量质控体系是研究人员工作的重点。

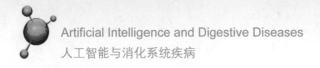
**(二)消化内镜 AI 质量控制临床应用**

**1.消化内镜智能化洗消检测系统**

消化内镜诊疗操作的安全进行与内镜及诊疗附件严格清洗、消毒密不可分,我国部分地区消化内镜洗消流程、监测手段、反馈机制,洗消人员的准入、培训等仍存在一定问题,现有的监测手段需要多个部门共同完成,耗费大量医疗资源,且质控质量不易监控和管理。AI 辅助消化内镜智能化洗消检测系统可以实现对内镜洗消流程的实时监控,在保证消化内镜洗消质量的同时,提高了整体质控效率。消化内镜 AI 全自动设备清洗、消毒、记录、反馈等实时质控时代即将到来,未来可期。

**2.消化内镜设备运行智能监控、报警**

消化内镜是易损耗医疗设备,确保消化内镜设备正常运行且易损件在有效期内是保证消化内镜诊疗质量的基础。AI 的应用可以对医疗中心消化内镜信息进行统一记录,对关键参数进行实时监测,对易损耗材进行远程预警,甚至构建智能评估模型对内镜设备成像质量进行校准,提高检查和操作质量。

**3.自动体位识别智能引导**

在消化内镜诊疗操作过程中,患者的体位摆放至关重要,通过 AI 进行自动体位识别并评估患者状态,进行自动体位引导,可以让患者处于最有利的检查和治疗体位,对于提高检查质量和治疗效果,提高患者诊疗舒适度有重要意义。

**4.消化内镜智能参数设定**

消化内镜设备参数的设定对于内镜图像数据的采集和识别非常重要,对于消化道早癌的检出影响巨大。内镜图像亮度过亮或者过暗均会影响内镜医师的视觉感受,冻结采集图像的颜色、像素、帧数、大小亦会影响内镜医师的诊疗效能。通过 AI 对患者的信息进行提取、分析、训练和处理,根据每位患者消化道情况设置最优参数,实现精准医疗,对于内镜诊疗质量控制至关重要。

**5.胃黏膜可视度、胃黏膜观察完整度等智能化识别监测**

国内专家通过 AI 深度学习和卷积神经网络构建了胃镜智能智控系统,对胃镜扫查各部位进行实时识别和诊断,对胃黏膜清洁度进行实时监测,其诊断准确率、灵敏度、特异度在 90% 以上,使得胃镜诊疗操作精准、高效智能质控成为可能。

**6.早期食管癌、胃癌、结直肠癌 AI 辅助识别系统**

国内多家医疗中心利用 AI 技术,在白光内镜下辅助识别早期食管癌、胃癌、结直肠癌,并对病灶进行分型,赋予其临床诊断效能,准确率达 90% 以上。精准确定早癌边缘、浸润深度、分化类型是消化道早癌 ESD 治疗完整切除的关键,国内专家借助 AI 技术研发了早期胃癌边缘绘制的 AI 模型,准确率达 83%;构建确定早期胃癌浸润深度的 AI 模型,其诊断准确率和特异度为 89% 和 95%。早期食管癌、胃癌、结直肠癌 AI 辅助识别系统保证了消化内镜质量控制结果指标的可靠性和规范性。

**7.消化内镜检查盲区智能化监测**

消化内镜检查漏诊的一个主要原因是"看不全",即在检查过程中存在视野盲区,我国人口基数较大,消化内镜医师工作负担重,操作水平参差不齐,如何在繁重的工作中保证尽可能完整地观察到每位患者的整个消化道黏膜,避免病灶漏诊是内镜质控的关键。国内研究者基于 AI 深度学习技术,构建了一套实时监测胃镜检查过程中盲区的 WISENSE 胃镜检查盲点监测系统,并在随机对照试验中测试,有 AI 辅助的实验组盲区为 5.86%,远低于对照组(22.46%)。消化内镜检查盲区智能化监测可以作为监测和提高胃镜检查质量的辅助工具。

8.肠道准备清洁度智能化监测

肠道准备清洁度是影响镜下腺瘤检出率的重要因素之一,良好的肠道准备不仅可以保证肠道黏膜的高度可视化,也有利于肠镜诊疗操作的顺利完成。借助 AI 技术研发的肠道准备清洁度智能评分模型,对肠道准备情况进行实时监测评分,提高结肠镜过程指标的质控效率。

9.结肠镜盲肠插管、退镜时间智能监测

结肠镜检查病灶筛查有两个重要影响因素,一是完成全结肠检查,即结肠镜到达盲插,二是缓慢且稳定退镜观察黏膜病灶。针对以上两点,结肠镜检查质量控制设置了两项重要的过程指标,即结肠镜盲肠插管率和结肠镜退镜时间大于等于 6 分钟率。借助 AI 技术,我国专家构建了 AI 辅助结肠镜回盲部识别模型和结肠镜退镜时间智能监测模型,对结肠镜盲肠插管率,结肠镜退镜时间、退镜稳定性进行智能监测,其识别准确率在 94% 以上,保证了质控质量。

10.AI 胶囊内镜辅助诊断系统

胶囊内镜作为一种无创的检查,其舒适性远优于传统内镜,越来越多地用于胃肠道疾病的筛查,尤其是小肠疾病的诊断。然而,胶囊内镜拍摄的照片数量庞大,传输到系统后需由内镜医师逐一回顾性查看,耗时较长,容易造成视觉疲劳。研发 AI 胶囊内镜辅助诊断模型进行图片识别诊断,区分异常和正常小肠图像的敏感度达 99.88%,极大程度地减少了阅片时间,提高了诊疗效率和质控效能。

11.超声内镜 AI 辅助质量检测与培训系统

超声内镜检查主观性较强,较为依赖内镜医师的操作技术水平,借助 AI 技术研发的超声内镜三站式扫查质量检测模型,对超声内镜扫查的区域解剖结构进行标注提示,实现了检查过程中的实时质量监控,同时可以辅助培训初学者完成多站式超声内镜扫查操作,提高了超声内镜检查过程中的指标质控效率。

12.AI 辅助 ERCP 识别乳头及困难插管

ERCP 是胆胰疾病患者的重要诊疗手段,相比于常规内镜检查,ERCP 诊疗操作门槛较高,对内镜医师、诊疗技术规范、临床决策能力等有较高的要求。通常,ERCP 的诊疗步骤为:将十二指肠镜进镜至十二指肠降段,找到十二指肠乳头开口,调整好内镜轴向,将导丝或导管逆行插入胆总管,造影或进行其他诊疗操作。在以上步骤中,选择性深插管进入胆总管是最重要的一步,也是减少 ERCP 术后并发症的关键。然而,每位患者的十二指肠乳头千差万别,识别困难插管并提示内镜操作者提前做好操作预案尤为重要。国外研究团队借助 AI 技术纳入了 531 位患者,构建了十二指肠乳头识别模型,并评估了 ERCP 插管的困难程度,取得了不错的成绩,辅助 ERCP 医师提高了内镜

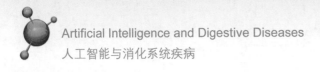

诊疗质量。

### (三)消化内镜 AI 质量控制面临的问题

随着近几年 AI 在消化内镜领域的不断发展,消化内镜 AI 辅助质量控制在过程指标、结果指标等方面取得了不错的成果。然而,研发 AI 辅助质量控制模型仅为构建消化内镜智能化质量控制体系的第一步,如何将模型应用到复杂多样的临床工作中并取得不错的质控结果仍是消化内镜质控新时代面临的重大难题。目前,国内多家医疗中心 AI 辅助消化内镜质控模型多局限于单中心、小样本数据,如何充分利用国家消化内镜质控平台,构建大数据模式下 AI 质控体系是我国消化内镜质控发展道路上的重要关卡,而如果缺乏大数据训练和测试的模型,其诊断效能和质控效能往往会面临瓶颈。尽管国家层面已经在推动数据共享工作,但在消化内镜 AI 质控方面,数据共享仍处于起步状态。大数据库的构建需耗费巨大人力、物力、财力,而且消化内镜数据的隐私性、安全性、公开性、重复使用性也是阻碍构建 AI 质控体系的障碍。

消化内镜 AI 质控模型的数据专业性、规范性、科学性、多样性等仍需进一步探讨,需制定相关指南或专家共识以确保 AI 数据的均质性。如果各医疗中心用于构建 AI 模型的数据没有统一的标准、均质的采集与标注方式、科学有效的人工智能学习训练方法、资质合格的内镜医师,得出的 AI 质控模型势必存在较大偏倚,缺乏第三方科学、规范、公共、安全、封闭的数据监管系统和督查机制,AI 质控模型在临床应用中必将遭遇巨大挑战。目前,我国仍处于消化内镜 AI 质控探索的初期,AI 带来的潜在弊端仍未见端倪,制定统一的 AI 模型评价标准是衡量业内 AI 质控模型优劣的关键措施。此外,AI 辅助质控仍存在一系列问题,例如,AI 辅助质控在临床应用中的伦理问题尚需进一步讨论,AI 质控模型收益效益比仍需临床进一步验证,AI 带来的临床医疗事故需进一步斟酌处理,AI 引发的医患问题或许需要追究第三方产品方责任与过失。AI 毕竟无法取代内镜医师,对于如何认定过度依赖 AI 质控模型而引起的病变漏诊、操作失误、医疗事故等的责任落实需进一步制定相关文件,在约束 AI 质控模型泛滥发展的同时,也能保证行业的制度性和纪律性。

## 四、提高消化内镜质量控制水平的方法

### (一)加强消化内镜医师规范化培训

发达国家 20 余年前即开始对消化内镜质量控制进行相关研究,后纷纷建立了内镜医师培训机制和消化内镜质控体系,从事消化内镜诊疗操作的医师需经过严格的研修学习才可以参加消化内镜资质认证机构的考试,通过后方可从事内镜操作,整个培训过程长达 10 年之久。我国消化内镜质控体系的构建和培训机构的设置相对较晚,应设置统一完善的消化内镜医师培训课程,制定合理的消化内镜医师学习内容,严格考核内镜医师的诊疗质量,从医师的基础知识、操作技能、临床判断、并发症处理、病例经验等多个方面对内镜医师进行综合评估,而不是单靠操作数量作为其资质合格指标。对高级内镜诊疗操作,包括超声内镜、共聚焦内镜、ERCP、小肠镜以及内镜下超级微创手术治疗(ESD、隧道技术、NOTES 等)进行亚专科高级培训,并设置不同质控指标作为考核内容。开展

AI 辅助下消化内镜医师规范化培训课程及执业考核,对于培养均质化内镜医师,提高我国消化内镜诊疗质量,保证质控效率至关重要,也是保证我国居民消化内镜诊疗安全性的重要基石。

（二）扩大消化内镜从业医师数量

随着我国内镜诊疗技术的飞速发展,人们的内镜诊疗意识加强,我国消化内镜诊疗需求越来越大。然而我国内镜医师数量短缺,相比于发达国家,我国每 100 万人对应的消化内镜医师数量仅为 28.12 名。数据显示,一名内镜医师完成 20 例内镜操作,每半日就可能会出现漏诊的情况,较大的工作负担是影响我国消化内镜质量控制的重要因素。扩大消化内镜从业医师数量,开展 AI 辅助下内镜诊疗,降低工作负担,尤其是三级甲等医院内镜医师的从业负担,对于提高消化内镜质量控制至关重要。

（三）提高内镜医师质控理念

消化内镜诊疗操作对象是患者,诊疗操作过程中的任何疏漏都将直接对患者造成不可弥补的创伤,不规范的操作不但无法对患者进行有效诊治,反而会延误患者病情,甚至危及生命。提高内镜医师质控标准对于保证内镜质控效能非常重要,按照内镜质控指标,不断强化内镜医师质控理念,开展 AI 辅助智能质控监管方式,定期对内镜医师进行质控考核,维持较好的诊疗水平,认真完成每一例诊疗工作。

（四）充分拓展 AI 辅助消化内镜质控方式

复杂多样的质控指标需耗费巨大人力、物力去记录,统计,分析,反馈等,在消化内镜 AI 质控新时代,充分利用目前研发的科学规范的 AI 辅助质控模型,对消化内镜结构性指标、过程指标和结果指标辅助质控,参考相关数据,将质控结果反馈于内镜医师,通过 PDCA（Plan-Do-Check-Act）循环,能提高消化内镜质量控制水平。但目前 AI 诊疗质控仅仅应用于简单的图像识别,数据记录,影响分析等方面,想达到更高层次、更精细、更准确的内镜质控仍面临着严峻的考验。拓展 AI 辅助质控方式,开展更深层的 AI 辅助模型是未来消化内镜医工结合发展的重点。目前著名的达芬奇手术机器人已经成功应用于临床,并取得了优秀的成果,其操作精确,视野清晰,创伤更小,让患者受益颇多,同时也减轻了医生的工作负担。而消化内镜机器人也在不断探索和研发之中,相信不久的未来,消化内镜机器人也能普及临床,造福于人类。

（五）探索研发大数据消化内镜 AI 辅助质控体系

建立健全消化内镜 AI 辅助质控体系是消化内镜 AI 质控新时代面临的问题,实现对内镜质控指标自动智能化 AI 监测是我国消化内镜 AI 质控发展的终极目标。国内专家研发了人工智能辅助图文识别报告自动生成系统模型,对于大部分内镜质控数据进行自动识别上报,节省了大量人力物力。进一步探讨消化内镜 AI 辅助质控体系在临床中的应用,是每位内镜医师的责任和义务。

※ 拓展阅读 ※

# 小肠疾病胶囊内镜人工智能辅助识别模型介绍

## 一、胶囊内镜发展史

1981 年,以色列光电工程师 Gavriel J. Iddan 教授首次提出"可吞服型小肠内镜"。1994 年,伦敦帝国理工学院 Paul Swain 教授在洛杉矶世界胃肠病大会上首次提出"胶囊相机机器人"的概念。两位教授的想法不谋而合,共同成立了 Give Imaging 公司,并于 1998 年试验制作出第一个胶囊内镜,随后进行了动物实验。1999 年,Paul Swain 教授吞下了人类历史上第一个胶囊内镜;2000 年,首张胶囊内镜的消化道图像发表于《自然》(Nature)杂志,同年 8 月,胶囊内镜获得 FDA 批准,并应用于临床,成为消化内镜医工结合的典范,是胶囊内镜作为消化道疾病诊疗工具的正式开端。

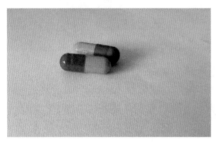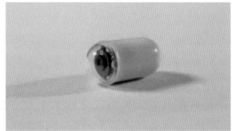

图 3-2　药物胶囊与胶囊内镜

自胶囊内镜问世以来,经历了 20 余年的发展历程,国内外专家为探索小肠胶囊内镜的适应证做了大量的研究。2003 年,Fireman 首次提出胶囊内镜在诊断克罗恩病诊疗方面有不错的效果,Pennazio 报道,胶囊内镜可以明确不明原因消化道出血(OGIB)的病因,胶囊内镜对于乳糜泻、非甾体类抗炎药(NSAIDs)相关小肠炎、小肠肿物、家族遗传性息肉病等方面均具有重要的临床价值,也使得 4～6 米的小肠疾病更容易被人类发现。

胶囊内镜发展至今,其性能、视野清晰度以及阅片软件等方面取得了重大进步,包括胶囊内镜的拍摄频率、续航时间、亮度调节方式、成像质量等都有了极大改良。后来,食管胶囊内镜、结肠胶囊内镜以及磁控胶囊内镜相继问世,使得胶囊内镜的临床应用愈来愈广,已经成为许多消化道疾病患者内镜筛查的重要方式。

## 二、人工智能辅助胶囊内镜图像识别模型

小肠胶囊内镜无疑为广大消化道疾病患者带来了福音,但胶囊内镜检查同样存在着许多局限性。胶囊内镜在小肠中前行借助于消化道黏膜的蠕动功能,因此,每次

检查完,传输出视频图像足足要 8～10 小时之久,而观察分析这些视频图像无疑大大增加了内镜医师的负担。基于此问题,侯晓华教授团队借助 AI 卷积神经网络技术,开展了一项涉及 77 个医疗中心,6970 位患者的临床研究,共收集了 113426569 张胶囊内镜图像。通过深度学习 CNN 模型,利用 1970 位患者的 158235 张内镜图像进行训练建模,将内镜图像分为正常黏膜、炎症、溃疡、息肉、淋巴管囊样扩张、出血、血管畸形、黏膜隆起型病变、淋巴滤泡增生、憩室、寄生虫等,并利用 5000 位胶囊内镜检查患者对该模型进行测试,取得了比内镜医师更好的诊断效能。小肠胶囊内镜对患者的疾病诊断敏感性达 99.88%,对每个病变的诊断敏感性为 99.90%,而传统的内镜医师对于病变识别的敏感性为 74.57%,对每个病灶识别的敏感性为 76.89%。而且,该模型诊断时间为(5.9±2.23)分钟,传统内镜医师阅片时间为(96.6±22.53)分钟,明显缩短了内镜诊疗时间,且获得优秀的诊断效能,该研究发表在《胃肠病学》(Gastroenterology)上。图 3-3 所示为胶囊内镜图像与人工智能 CNN 辅助识别模型对比。

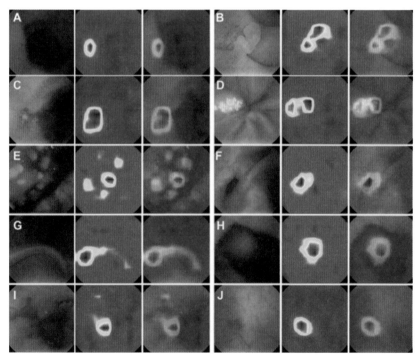

A:炎症;B:息肉;C:溃疡;D:淋巴管囊肿;E:淋巴滤泡增生;
F:憩室;G:寄生虫;H:黏膜凸起型病变;I:出现;J:血管畸形

图 3-3　胶囊内镜图像与人工智能 CNN 辅助识别模型对比

## 三、人工智能辅助胶囊内镜展望

除上述局限性之外,胶囊内镜还有其无法避免的弊端。发展至今,胶囊内镜多角度、低频率拍摄消化道可疑病灶对疾病诊断固然重要,但无法获取活组织病理,对于拍摄到的小肠息肉、出血点等也只是局限于观察,这也使得胶囊内镜在治疗方面屡屡碰壁。而且,对于小肠准备清洁度欠佳的患者,胶囊内镜观察黏膜病变无法进行冲洗和清洁,也容易遗漏重要的病灶信息。相信很多读者都玩过遥控汽车、遥控飞机等玩具,在磁控胶囊日新月异发展的今天,我们能否像控制微型机器人一样,让胶囊内镜在胃肠道里面伸出微型机械臂,对发现的可疑病灶钳除送检,对不清洁的黏膜做适当清理,对点状出血点进行止血夹夹毕,实现消化内镜医工完美结合,为人类服务呢?科学是为了造福人类,技术是为了改善生活,期待医疗机器人内镜质控的未来,能让患者在检查和治疗过程中痛苦更小,创伤更小,生活质量更高!

## 参考文献

[1]李兆申,张筠.消化内镜进入新时代[J].中华消化杂志,2021,41(6):361-365.

[2]程志远,张子凡,王洛伟,等.人工智能在消化内镜质量控制中的应用与发展[J].中华消化内镜杂志,2019,36(4):236-239.

[3]戚庆庆,李真,季锐,等.人工智能在规范消化内镜质量控制中的应用[J].中华消化内镜杂志,2021,38(10):774-777.

[4]于红刚,中华医学会消化内镜分会大数据协作组.人工智能在我国消化内镜领域的研究现状与展望[J].中华消化内镜杂志,2021,38(10):765-773.

[5]DING Z, SHI H, ZHANG H, et al. Gastroenterologist-level identification of small-bowel diseases and normal variants by capsule endoscopy using a deep-learning model[J]. Gastroenterology,2019,157(4):1044-1054.e5.

(李广超)

# 第四章　胃食管反流病

## 学习目的

1.了解胃食管反流病的定义、病因及发病机制。

2.熟悉胃食管反流病的辅助检查及诊断方法。

3.掌握胃食管反流病内镜及手术治疗的方法及进展。

## 案例

患者男性,45岁,工人,因"反复反酸、胸骨后灼痛8年,加重半年"入院。8年前无明显诱因出现反酸、胸骨后灼痛,伴有轻度上腹胀、烧灼感和嗳气,进食后症状明显,无放射痛,无胸闷、心前区压榨感。患者于当地医院就诊,给予其奥美拉唑20 mg,每日口服一次,起初症状好转,后症状反复出现。半年前患者自觉反酸加重,伴有胸骨后烧灼感,夜间休息时明显,奥美拉唑加量到20 mg,每日口服2次,治疗数周后症状缓解不明显。为求进一步诊治来院就诊。

初步诊断:胃食管反流病?

入院后积极行各项辅助检查,血常规、肝肾功能检查、心肌酶谱正常,心电图正常。肝、胆、脾和胰腺超声未见异常。胃镜检查:食管下段齿状线不规则,见数条长纵行糜烂充血带,糜烂带基底部有融合,胃窦稍充血水肿。诊断:反流性食管炎(D级),慢性非萎缩性胃炎。

应用埃索美拉唑40 mg,每日口服2次,加用莫沙必利5 mg,每日口服3次,铝碳酸镁1 g,每日3次,嚼服,治疗8周症状仍不缓解。

患者再次就诊,行内镜下抗反流黏膜切除术,术后症状较前明显改善。

手术器械:Olympus GIF-H290胃镜及主机(见

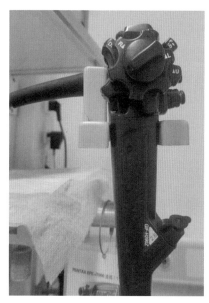

图4-1　Olympus GIF-H290胃镜

图 4-1）；Olympus KD-650L Dual 刀（见图 4-2）；MTW 0910518211 一次性黏膜下注射针。

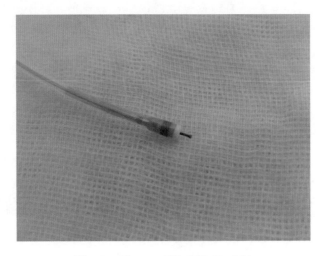

图 4-2　Olympus KD-650L Dual 刀

注：Olympus KD-650L Dual 刀由一个长度可调节的刀以及远端圆帽形的可切割部分组成，圆帽形部分可以用来做点状标记，可调节刀在任意方向都可切割。鞘层有明显标记，可以帮助操作者判断切割的深度。产品优势：①刀长可调节：刀长可精确固定在缩回或伸出两个位置中的任何一个位置，无需在操作过程中保持切割线长度。②旋钮状针刀头：有助于减少针刀的滑动，简化标记，并增加可操作范围，允许广泛的切割。③鞘层标记：根鞘层上的明显标记可判断切割的深度。从切割丝上看，白色和灰色标记的尺寸为 1.5 mm，蓝色标记的尺寸为 1.0 mm。

手术过程：①术前准备：禁饮食 6 h，全身麻醉。②标记：内镜下观察，确定并标记黏膜切除的范围。切除的长度为齿状线上下共 3 cm，其中食管侧切除约 1 cm，胃侧切除约 2 cm，周径为 2/3 周的黏膜。③注射：将生理盐水、亚甲蓝（10 mg/mL）、肾上腺素（1 mg/mL）溶液注射于标记的黏膜内，以使黏膜充分抬高。④黏膜剥离用 Dual 刀环周切开黏膜层，黏膜下剥离黏膜。术中未出现出血。⑤术后治疗及护理术后禁食禁饮 3 d，并给予抑酸、补液和营养支持治疗。恢复饮食后，继续口服质子泵抑制剂（PPIs）至第 8 周。

**思考题**

1.案例中所用到的“内镜下抗反流黏膜切除术”与传统药物治疗相比有什么优势？

2.还有哪些医工交叉的进展明显改善了胃食管反流病患者的预后？

## 案例解析

### 一、疾病概述

#### （一）定义

胃食管反流病（gastroesophageal reflux disease，GERD）指胃十二指肠内容物反流至食管、口咽或呼吸道引起的不适症状和（或）并发症，典型临床表现是反流和烧心。根据是否导致食管黏膜糜烂、溃疡,GERD 分为反流性食管炎(reflux esophagitis,RE)和非糜烂性反流病(non-erosive reflux disease,NERD)。反流也可引起口腔、咽喉、气道等食管邻近组织的损害,出现食管外表现,如哮喘、慢性咳嗽、特发性肺纤维化、声嘶、咽喉炎和牙蚀症等。

（二）发病率

GERD 的发病率很高,且呈上升趋势。GERD 在成人中的总患病率为 13.3%,高于平均患病率的地区有南亚(22.1%)、中美(19.6%)、南美(17.6%)、欧洲(17.1%)及北美(15.4%)。

胃食管反流病导致患者的生活质量下降,这一疾病的广泛发生及长期治疗需要消耗大量的卫生保健资源,产生很高的社会成本。

（三）病因和发病机制

胃食管反流病是胃食管动力障碍性疾病,直接损伤因素为反流物(包括胃酸、胃蛋白酶、非结合胆盐、胰酶等)对食管黏膜的损伤。反流发生时,胃酸、胃蛋白酶、胆汁等反流物可直接刺激食管黏膜造成损伤,抗反流防御机制减弱可导致胃食管反流事件增多,而食管清除能力下降使反流物接触食管黏膜的时间延长,易导致攻击和损伤。多种病理生理改变造成食管的防御能力下降、损害因素增加,反流至食管的胃十二指肠内容物(胃酸、胃蛋白酶、胆盐、胰酶等)损伤食管黏膜。

1.诱因及危险因素

流行病学资料显示,GERD 发病与年龄、性别、肥胖、生活方式等因素有关。近 50% 的新生儿每天出现反胃或呕吐症状,但 90% 的儿童在 1 岁时症状可自行消失。1 岁之后,GERD 的患病率随年龄的增加而增加,青春期时的患病率接近于成人,且成人的患病率随年龄增长而进一步增加。女性的发生率(16.7%)略高于男性(15.4%)。肥胖人群的患病率(22.1%)高于正常人群(14.2%)。腹压增高、食管裂孔疝发生率增高、胸腹压力差增加、雌激素水平增加、胆汁及胰酶分泌增加可能是肥胖人群患病率高的原因。吸烟、饮酒、喝浓茶、喝咖啡等因素与 GERD 的发生呈正相关,而体育锻炼和高纤维饮食可能为 GERD 的保护因素。

2.发病机制

（1）抗反流功能下降

1）食管下端括约肌(LES)压力降低:正常情况下,大部分食道位于负压的胸腔内,胃位于正压的腹腔内,这种压力差会导致胃内容物反流。LES 是食管下端 2~4 cm 的环形肌肉层,其静息压力大于腹腔压力,可避免回流。当 LES 压力降低或腹内压力增加时,胃内容物易反流到食管。引起 LES 压力降低的因素有食物(如高脂肪食物、巧克力、咖啡、酒精、碳酸饮料、薄荷)、药物(如钙离子拮抗剂、安定、β 肾上腺素能受体激动剂、α 肾上腺素能受体拮抗剂、抗胆碱能药、茶碱、三环类抗抑郁剂、多巴胺受体激动剂)、某些激素(如胆囊收缩素、促胰液素、胰高血糖素、血管活性肠肽)等。

2）一过性食管下括约肌松弛(transient lower esophageal sphincter relaxation,TLESR)增多:TLESR 是与吞咽无关的 LES 松弛,正常人也存在 TLESR,这是打嗝的生

理机制。大多数反流事件发生在 LES 舒张期间,因此,频繁及长时间的舒张是 GERD 的机制之一。对于 LES 压力正常的患者,TLESR 是发生反流的最常见机制。健康人发生 TLESR 多为气体反流,而 GERD 患者多为酸反流,且反流后继发性蠕动减少,LES 开放。胃扩张、腹内压增加可通过迷走神经诱发 TLESR 的发生。

3)胃食管交界处结构改变:胃食管交界处的膈肌脚、膈食管韧带、食管和胃之间的 His 角等是抗反流的重要保证。①膈肌脚起源于腰椎前,沿腰椎上行,到达食管时分成两部分,背侧部分形成膈肌脚左翼,腹侧部分形成膈肌脚右翼,在食管裂孔处,二者分开并于食管前方交叉汇合,形成直径约 2.5 cm 的三角形裂隙,即食管裂孔。食管穿过右横隔膜进入腹腔后与胃连接,膈肌收缩可起到"弹簧夹"般的作用,防止胃液反流。②自纵隔至腹腔,在食管周围包绕着一层疏松结缔组织,支配食管的迷走神经及血管就走行于该层组织中。至膈肌处,该层组织向周围发散,形成膈食管韧带。由于该处韧带较为疏松,正常情况下食管可在食管裂孔内有少许上下滑动,但是胃不能进入胸腔。若滑动过多,则形成食管裂孔疝。膈肌通过食管韧带在食管外壁给予食管额外压力,同时,加上 LES 的收缩,在食管下端产生高压带,构成 LES 的功能。③His 角是指食管从胃小弯侧斜行入胃的角度。当胃内压力增高时,His 角变锐角,胃囊向上、右抬高,可压迫和关闭食管下端,腹腔段食管甚至被压扁,从而阻止了胃内容物反流入食管。该角度的异常可能参与了胃食管反流。当进行食管手术、发生食管裂孔疝时,上述解剖结构发生变化,抗反流作用消失或减弱。最常见的结构异常为食管裂孔疝(hiatus hernia),它是指部分胃经过膈肌的食管裂孔进入胸腔,相当多的食管裂孔疝患者有 RE。

(2)食管清除能力降低:推进性蠕动、唾液的中和及食团的重力决定食管的清除能力。正常情况下,反流物进入食管可引起继发性蠕动收缩,从而将反流物重新排入胃内。食管酸清除作用分为两个步骤:①容量清除,由 1～2 个蠕动性收缩完成,容量清除使食管排空,但黏膜仍为酸性;②通过唾液缓冲作用中和残留胃酸。推进性蠕动最为重要,食管蠕动异常(包括不完全蠕动、无效蠕动、收缩力不足等)将无法清除反流物。当食管蠕动力减弱时,不能及时清除反流物,易发生食管炎。吸烟可降低唾液腺功能,使食管酸清除时间延长。食管裂孔疝患者因 LES 在横隔上,膈肌松弛时发生反流,膈肌收缩时反流物储存在疝囊内不易被清除。

(3)食管黏膜防御屏障作用减弱:食管黏膜上皮具有一定的抗酸能力,黏膜表面有一层包括中性及酸性黏液质的细胞外层,这种表面黏液蛋白被认为可保护食管而不被胃反流物化学性消化。食管黏膜下腺体有分泌碳酸氢盐的能力,是清除食管腔内酸的有效手段。一般认为,在黏膜上皮与反流物接触时提供保护作用的"组织抵抗力"包括:①上皮前防御:表面黏液、不移动水和表面碳酸氢根。②上皮防御:食管上皮为有分泌能力的复层鳞状上皮,在结构上提供保护作用的是表面的细胞角质层,此角质层借腔面细胞膜的双层脂质及其细胞间的连接结构组成一个防止氢离子及其他分子自由穿透组织的渗透性屏障。但角质层的结构式屏障功能本身并不能完全防止氢离子逆扩散,尚需其他功能因素,如食管黏膜上皮细胞的缓冲作用,主要是细胞内蛋白、磷酸盐及碳酸氢根。此外,通过钠钾交换等将细胞内氢离子排出,直至上皮细胞 pH 值恢复正常。③上皮后防御:主要是血液供应,血液能调节组织的酸碱平衡,为正常细胞提供营养及氧,排除有毒的代谢产物,包括 $CO_2$ 及酸,给细胞间质提供碳酸氢根。食管的血供不是固定的,如在酸应激应答时,血流量可增加。当黏膜防御屏障受损时,即使正常反流也可导致 RE。有些药物可损伤食管黏膜,常见的有 NSAIDs、铁剂等。

(4)胃排空延迟:胃排空功能障碍时可发生胃内压升高,当超过食管抗反流屏障的压力时,就可导致胃食管反流。胃排空功能障碍还使 TLESR 增加、胃内容量增加、胃分泌增加,从而增加胃食管反流发生的机会。当胃内容物流入食管后,胃酸和胃蛋白酶损害食管黏膜,在反流性食管炎的发生发展过程中起主要作用。胆汁可增加食管黏膜对氢离子的通透性,胆汁中的卵磷脂被胰液中的卵磷脂 A 转变为溶血卵磷脂,也可损伤食管黏膜,引起食管炎。在反流物引起的食管炎症的发生过程中,反流液在食管内的停留时间起重要作用,少数几次长时间的接触比反复多次短时间接触的损伤大。食管的清除功能减退,使内容物接触食管黏膜的时间延长,容易引起食管炎症。

(5)食管感觉异常:部分患者有食管感觉增强,特别是 NERD 患者食管对球囊扩张的感知阈和痛阈降低,对酸敏感性增加。

(6)其他因素:婴儿、妊娠者、肥胖者易发生胃食管反流,而硬皮病、糖尿病、腹水、高胃酸分泌状态也常有胃食管反流。十二指肠胃食管反流也是 GERD 发病的重要因素之一。

(四)病理

GERD 的病理主要包括:①基底细胞层增生大于黏膜全层的 15%;②乳头突起数量增多,超过黏膜全层的 2/3,有丝分裂细胞增多;③黏膜上皮血管化,血管扩张或在乳头状突起顶部形成血管湖;④上皮层表面见卵圆形的未成熟细胞或气球状细胞;⑤炎性细胞浸润,特别是中性粒细胞或嗜酸粒细胞与炎症的严重程度相关;⑥黏膜糜烂,溃疡,肉芽组织形成、纤维化;⑦鳞状上皮细胞间隙增宽;⑧Barrett 食管,指变异的柱状上皮替代食管鳞状上皮,以前,研究者认为 Barrett 细胞包括胃型和肠型上皮,但有些研究者认为柱状上皮发生肠化生才是 Barrett 食管。

(五)临床表现

70% 的 GERD 患者有典型症状,如胃灼热、反流,不典型症状有咽喉炎、哮喘、咳嗽、胸痛等。

1.反流症状

反流为胃或食管内容物不费力地反流到口咽部,无恶心、干呕和腹肌收缩等先兆。如反流物为未消化食物,则称为反食,如为酸味液体则为反酸,少数情况下可有苦味的胆汁或肠液,提示为十二指肠胃食管反流。

2.反流物刺激食管引起的症状

反流物刺激食管引起的症状主要有胃灼热、吞咽困难、胸痛。反流物刺激食管上皮深层感觉神经末梢后产生胃灼热,胃灼热是指胸骨后烧灼感,多由胸骨下段或上腹部向上延伸,甚至到达咽喉部,是 GERD 的特征性表现,常在餐后 60 分钟出现,屈曲、弯腰、平卧时发生较多,咳嗽、妊娠、用力排便、腹水可诱发或加重。吞咽困难或吞咽疼痛可见于

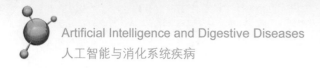
食管黏膜炎症、食管狭窄、食管运动功能障碍。反流物刺激食管可引起食管痉挛,造成胸骨后疼痛,酷似心绞痛。

**3.食管外症状**

食管外症状包括无季节性发作的夜间哮喘、咳嗽、睡醒后声嘶、中耳炎等。应注意,近50%与反流有关的哮喘患者无胃灼热症状。

**4.并发症**

(1)食管狭窄:酸暴露导致食管产生纤维组织增生,发生食管狭窄。未经治疗的反流性食管炎患者,食管狭窄的发生率为7%～23%,可引起吞咽困难、梗噎、呕吐、胸痛等。治疗方式包括长期的PPI治疗和内镜下球囊扩张。

(2)Barrett食管:有恶变倾向,每年癌变率仅约0.5%,国外85%的食管腺癌发生于Barrett食管。指南建议,对已知Barrett食管的患者进行监测,以在早期发现食管腺癌。对于无异型增生的患者,建议每3～5年进行一次内镜检查;对于存在低级别异型增生的患者,应在6个月内行内镜检查反复监测;对于高级别异型增生和某些低级别异型增生的患者,推荐在内镜下切除Barrett黏膜进行治疗。

(3)出血:少见因食管黏膜糜烂或溃疡发生的出血。

**(六)辅助检查**

**1.内镜检查**

内镜检查除可发现黏膜破损外,重要的是可以排除其他器质性疾病,由于我国上消化道肿瘤的发生率较高,我国指南将内镜作为初诊患者的首选。内镜发现食管糜烂性病灶,结合典型症状确诊GERD的特异性较高,而仅有充血、黏膜易脆、齿状线不齐不能诊断为GERD。根据洛杉矶分型标准,依据内镜下食管黏膜损伤的程度,可将反流性食管炎分为A、B、C、D四级:①A级:黏膜破损长径小于5 mm。②B级:黏膜破损长径大于5 mm,但病灶间无融合。③C级:黏膜破损融合小于75%食管周径。④D级:黏膜破损融合大于等于75%食管周径(见图4-3)。另外,内镜下发现桔红色黏膜上移超过胃食管交接线,活检确认有肠化生者即可诊断Barrett食管,Barrett内镜下表现为岛状、舌状、环状分布,内镜下染色放大有助于诊断。此外,共聚焦内镜(confocal endoscope)和内镜光相干成像技术(optical coherence tomography, OCT)也可用于Barrett食管的辅助诊断。共聚焦内镜是将激光扫描共聚焦显

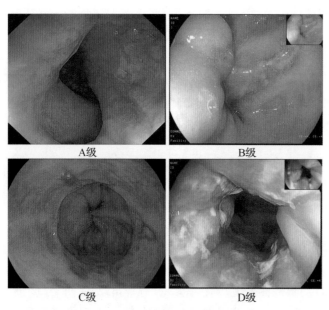

A级 B级

C级 D级

图4-3 反流性食管炎

微镜整合于传统电子内镜的头端生成共聚焦显微图像。每一个合成图像大致可以代表组织标本的一个光学切面,可获得消化道实时组织病理学图像。在诊断 Barrett 食管时,共聚焦内镜可以对可疑病变进行靶向活检,提高病变检出率。OCT 是一种对消化道腔内深层显微结构进行快速实时显影的无创成像术。发射光波照射到组织表面,通过收集反射回来的光线测量其延迟时间成像,分辨率极高。OCT 成像又称为光学活检,可提高 Barrett 食管的检出率。

2.食管 24 小时 pH 监测

食管 24 小时 pH 监测是确诊酸反流的重要手段,能反映昼夜酸反流的情况(见图 4-4)。适应证包括典型症状治疗无效、症状不典型、质子泵抑制剂试验性治疗无效、外科手术前评估。Bravo 无线便携式 pH 监测能在更接近生理条件的情况下记录 48～96 小时,增加诊断的阳性率。Bravo 无线 pH 胶囊监测是用 pH 胶囊进行胃食管反流监测的独特系统,使用一粒微型 pH 胶囊,暂时粘连在食道壁上,可以一次性连续记录长达 4 天的食道pH 值。一般通过内镜经口置入 Bravo 胶囊。以齿状线为定位标志,将齿状线上方 6 cm作为胶囊置入的部位。Bravo 胶囊配备专用传送装置,装置长 80 cm、直径为 6 F,在胶囊到位后可以开启真空泵,提供大约 600 mmHg(1 mmHg=0.133 kPa)的吸力。吸力持续30 s 后胶囊即可黏附于食管黏膜并开始监测 pH 值。检测期间患者可以正常活动,当检测完成后,将数据上传到计算机中,进行数据分析,体内的胶囊几天后可以自动脱落,随粪便排出。反流事件发生时,食管远端的 pH 值出现明显下降,当 pH 值小于 4 时定义为食管胃酸反流。以此为基础,目前应用最广泛的是 Demeester 评分,Demeester 评分是由6 个食管酸暴露参数组成的综合评分:①pH 值小于 4 占总时间的百分比;②pH 值小于4 占立位时间的百分比;③pH 值小于 4 占卧位时间的百分比;④pH 值小于 4 的发生次数;⑤pH 值小于 4 超过 5 min 的次数;⑥最长反流时间。评分小于 14.72 分为正常,评分大于等于 14.72 分提示食管存在病理性酸暴露。Weusten 等提出了症状相关概率(symptom association probability,SAP)的概念,把所有酸反流事件和所有相关症状放在一起计算 GERD 的可能性,SAP 大于 75% 有临床意义。食管 pH 监测结合 SAP 分析是目前诊断 GERD 尤其是非典型 GERD 的重要方法。

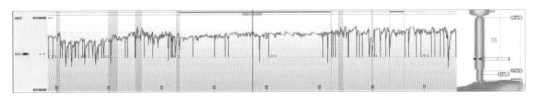

图 4-4　pH 监测

3.食管 24 小时阻抗测定

食管阻抗监测是一种动态监测消化道内液流及气流的技术,多通道食管阻抗监测联合 pH 监测用于胃食管反流监测,不仅可得到传统 pH 监测的酸反流各项信息,而且可明确反流物的性质(气体、液体或气体液体混合物)、反流物为酸性或非酸性以及反流物与反流症状的关系,还可鉴别吞咽或反流及监测反流的高度(见图 4-5)。

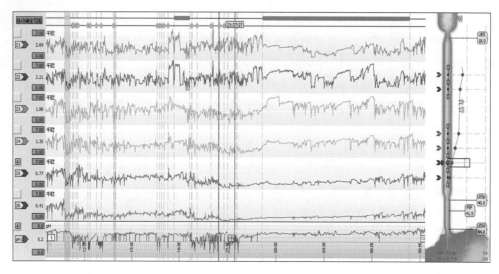

图 4-5　阻抗值变化示意图

（1）检测原理：食管 24 小时阻抗测定，其阻抗监测探头使用电子环，通过监测反流物的电阻值来确定反流物性质。在食管腔内，气体、食管壁、饮用水、唾液、胆汁、胃内容物的阻抗值依次降低。同时，食团通过引起的食管扩张也可引起阻抗值下降。就单个阻抗通道而言，食管壁与阻抗通道的接触构成静息状态下的阻抗基线。吞咽时，首先通过阻抗通道的是食团前方的小团空气，引起阻抗曲线短暂升高，随后，通过的食团使阻抗曲线下降，紧随的食管蠕动波对阻抗通道产生的压力又引起阻抗曲线小幅上升。最后，食管壁恢复静息状态，阻抗曲线回复至基线水平。动态阻抗监测探头使用电子环，通过监测反流物的电阻值来确定反流物的性质，联合 pH 监测探头，可有效判断反流物为酸反流（pH＜4）、弱酸反流（pH＝4～7）或非酸反流（pH＞7），并可鉴别是液体（低阻抗）、气体（高阻抗）或混合反流。

（2）监测设备：目前的设备多将食管阻抗与 pH 监测联合，即食管阻抗-pH 监测，主要包括一根经鼻置于食管的绝缘软管以及一个便携式体外记录设备，每两个电极环代表 1 个阻抗通道，其间隔可以为 0.5～5 cm 不等，当一定长度的食团同时搭在相邻的 2 个金属环上时，构成 1 个闭合回路检测阻抗值。金属环通过与体外的记录设备连接，可记录并保存 24 h 监测的数据。软管上固定有若干个金属电极环，阻抗导管上还固定有 pH 电极，可同时监测食管内 pH 值的变化。

（3）操作方法：食管阻抗 pH 监测的操作方法与 24 h 食管 pH 监测相同。先利用食管测压的方法确定 LES 的位置，将阻抗-pH 导管经鼻置于食管内，pH 电极位于 LES 上方 5 cm 处，阻抗通道则根据不同的导管位于监测所需要的位置，导管另一端与便携式记录设备连接。受试者应尽可能保持平时的作息和饮食，记录进食和横卧位的时间，受试者避免摄入影响监测数据的低 pH 值食物、碳酸饮料和口香糖等。监测结束后，将便携式记录设备数据传输入计算机，通过专业分析软件进行数据统计和分析。

（4）监测指标：24 h 食管阻抗监测指标包括酸反流（pH＜4）、弱酸反流（pH 4～7）、弱碱反流(pH 值＞7)、液体反流、混合反流、气体反流、食团清除时间(min)、24 h 食团暴露时间(min)、近段反流事件次数以及近段反流事件百分比。

4.食管测压

食管动力功能检测对诊断 GERD 无意义,多用于 pH-阻抗导管定位、外科抗反流手术前食管功能评估、食管裂孔疝诊断、排除食管动力障碍性疾病(硬皮病、贲门失弛缓症)。食管测压指在食管腔内放置测压导管并通过压力感受装置监测食管在静息及运动(吞咽)状态下的压力变化,并把信号传送至体外记录仪,进行分析及显示,以了解食管的运动功能,包括食管的收缩蠕动及其协调性能,以及食管上、下括约肌的紧张、松弛及其协调性能。可发现 GERD 患者 LES 压力降低、食管体部动力减弱、膈肌与 LES 分离,若分离大于 2 cm 即可诊断为食管裂孔疝。食管测压包括静态测压和动态压力监测:①静态食管测压在床边进行,由于监测时间有限,其所取得的信息有一定的局限性;②食管动态压力监测通过使用便携式记录仪动态记录食管压力变化,可获取较全面的食管运动功能信息。高分辨率食管测压(high-resolution manometry,HRM)系统是由 Clouse RE 和 Staiano A 以传统食管测压为基础,于 20 世纪 90 年代发展而来的一种新型测压技术。HRM 系统的原理是利用包含更加密集的压力感受器的测压导管,采集患者吞咽后的波形,得到从咽喉部到胃部的连续高保真数据,不但能准确显示传统食管测压得出的信息(包括上食管括约肌、食管体部及下食管括约肌),同时还能准确描述上述解剖结构及胃食管连接处的动态运动过程。此外,HRM 系统还可区分食管横纹肌及平滑肌的功能部位,显示胃内压力,判断食管蠕动及传导功能等,再应用计算机软件对上述数据进行转换,得到三维空间图像;并结合患者整体情况,进行全方位分析,进一步判断是否存在动力学改变。高分辨率食管测压系统可观察到食管上、下括约肌的收缩及舒张,各部位动态变化和蠕动波持续的时间,可显示食管收缩力、廓清能力与抗返流之间的关系,监测是否存在胃食管反流,并可协助 24 h 食管 pH 监测探头的定位,判断治疗的疗效(见图 4-6)。

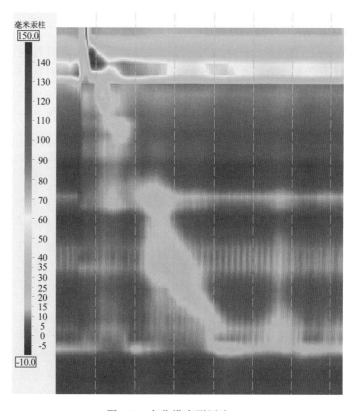

图 4-6　高分辨率测压法

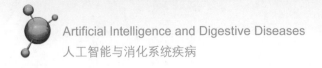

**5.核素检查**

与上消化道内镜检查、24 h 食管 pH 监测、食管测压等相比,放射性核素检查具有更符合生理情况且为非侵入性的优势。由于其在生理条件下进行,以及其具有非创伤性的特点(口服核素示踪剂)。凡能进餐者均可做核素检查,无明显并发症及不良反应,因而临床上具有独特价值。患者口服核素标记液体 300 mL 后取平卧位,行核素扫描,10 分钟后食管出现放射性活性,提示存在胃食管反流,如肺内显示核素增强,表明反流物进入肺部。

**6.食管滴酸试验**

标准食管滴酸试验是测定食管黏膜对酸敏感的一种方法。通过使食管黏膜酸化来诱发患者的胃灼热、胸痛症状,以确定症状是否与酸敏感有关。患者取坐位、空腹,于鼻腔插入双腔胃管到 30 cm 处固定。在未预先告知患者使用何种溶液的情况下,先以每分钟 100～200 滴(6～7.5 mL)的速度滴注生理盐水 10～15 分钟作为对照,如果患者无特殊不适,则换注 0.1 mol/L 盐酸共 10～15 分钟,滴速同前;如在滴酸过程中患者出现胸骨后疼痛、烧灼感,则予停注,再换滴生理盐水,症状消失,如此可重复两次。如滴酸后不引起症状为阴性;滴酸后若患者诉胸骨后有烧灼感及疼痛,提示食管炎;如盐水和盐酸滴入均为阳性,则可能是高度敏感者。文献报告,试验有 15% 的假阳性和 15% 的假阴性,阳性与食管炎程度不成正比,可能与患者对酸的敏感性有关。本试验对确诊食管源性胸痛有一定帮助。

**7.食管 24 h 胆汁监测**

对于抑酸治疗无效、疑有胆汁反流的 GERD 患者,可通过特制光纤探头连续动态监测食管胆红素浓度的变化。胃酸反流并不是 GERD 的唯一因素,胃酸以外的因素在食管炎的发病中起重要作用。不论完整胃还是术后胃,病理状态下十二指肠内容物反流入胃内不但可损害胃黏膜,还可与胃液一起反流到食管并导致食管黏膜损害。食管和胃内 pH 监测时,即使 pH 值小于 4,也无法排除胆汁成分的存在,当 pH 值大于 7 时(所谓碱反流),也有可能是食管分泌碳酸氢盐或碱性唾液所致。Bilitec2000 能 24 h 连续监测、反映胃内胆汁浓度,其准确性及稳定性已得到证实。但使用 Bilitec2000 仍需注意,Bilitec2000 在 pH 值为3.5～7.5 的环境下,能稳定而准确地测出胆红素浓度,但当 pH 值小于 3.5 时,胆红素单体变为异构二聚体,其吸收光谱也由 453 nm 变为 400 nm,此时记录仪会低估实际胆汁反流量。有些食物的吸收光波长在 453 nm 左右,如患者未能依从医嘱而进食这些食物,必然造成结果假阳性,食物的颗粒残渣可堵塞光纤探头及阻挡光反射,也影响检查的结果,这些都必须在检测过程中予以高度重视。

**8.食管吞钡检查**

常规食管钡餐检查主要用于观察有反流症状患者是否存在食管裂孔疝、GERD,以及相关并发症如深部溃疡和狭窄,排除器质性和功能性异常。食管钡餐诊断 GERD 的敏感性仅为 35%,大部分患者在食管钡餐检查中观察不到胃食管反流。因此,常规食管钡餐诊断 GERD 的价值相对有限。喝 10～15 mL 冰水有助于提高检查胃食管反流的敏感性和特异性,在双对比造影上可测量食管与胃黏膜交界处已松弛扩展的食管内径。食管钡餐检查过程中,首先在站立位服高浓度的钡剂,再采取食管双对比法检查,结合右前斜位和俯卧位检查观察胃食管反流。单对比食管钡餐对狭窄和食管裂孔疝敏感,双对比食管造影对食管黏膜改变敏感。轻度的胃食管反流可见食管下段痉挛性改变,包括食管下段轻度缩窄,食管边缘光滑、黏膜皱襞浅平、蠕动表浅、钡剂通过延迟,出现第 3 收缩波。卧位食管钡餐检查可见钡剂通过贲门进入食管内,如果仰卧位未见钡剂反流,可采取右前斜位,使钡剂聚集在胃底后,再向右翻至左前斜位,可观察到钡剂经贲门向食管内反流。采用腹部加压、头低足高位有助于显示反流。因此,若在俯卧位食管钡餐检查时观察到钡剂反流,提示可能存在病理性胃酸反流。

## 二、疾病预防、诊断、治疗、康复

### (一)预防

建议通过改变生活方式来预防胃食管反流病:①控制体重:肥胖和非肥胖人群的GERD 患病率有较大差异,BMI 从正常水平增加到肥胖水平会增加胃食管反流的风险,相关的可能原因包括腹内压增高、裂孔疝患病率增加、腹胸压梯度增加、雌激素水平升高、胆汁和胰酶分泌增多。②戒烟:烟草可延长食管的清酸时间,降低食管下括约肌的压力,吸烟和非吸烟人群的 GERD 患病率也存在较大差异。③控制咖啡、茶的摄入量,建议每天不超过两杯。④坚持体育锻炼:每天进行 30 分钟中等强度运动,如快走。

### (二)诊断

(1)有典型症状胃灼热、反流,内镜发现食管炎,排除其他原因食管炎后可确诊。

(2)内镜下无食管炎,而反流检测阳性也可确诊;质子泵抑制剂试验性治疗(proton pump inhibitor test,PPI test)对于内镜下没有食管炎或不行内镜检查的患者有相当的临床价值,给予标准剂量 PPI,每天 2 次,持续 1～2 周,GERD 患者服药后症状缓解,即PPI 试验阳性,诊断 GERD 的敏感性为 78%,特异性为 54%。

(3)不典型症状:咽喉炎、哮喘、咳嗽、胸痛的患者应结合内镜、食管反流检测、PPI 试验性治疗结果综合判断。

(4)GERD 诊断后还可了解患者的病理生理异常,如食管体部动力、LES 压力、酸或碱反流,有无食管裂孔疝等。

### (三)治疗

治疗目的是快速缓解症状、治愈 RE、维持缓解、减少复发、预防并发症、提高生活质量。

#### 1.一般治疗

改变生活方式是治疗 CERD 的基础,而且应贯穿于整个治疗过程:①减轻体重:尽量将 BMI 控制在 25 kg/m$^2$ 以下。②改变睡眠习惯:抬高床头 15°～20°,睡前 3 h 不再进食。③戒烟、限制饮酒。④避免摄入降低 LES 压力的食物,如浓茶、咖啡、可乐、巧克力等。⑤避免服用降低 LES 压力和影响胃排空的药物,如硝酸甘油、抗胆碱能药物、茶碱、钙通道阻滞剂等。⑥减少引起腹压增高因素,如肥胖、便秘、穿紧身衣、长时间弯腰劳作等。

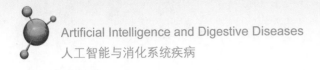
**2.药物治疗**

(1)抑酸治疗

1)PPI：PPI具有不可逆抑制H-K-ATP酶的作用，抑酸起效迅速，作用持久，缓解症状快，RE愈合率高，是RE治疗的首选药物，也是GERD治疗的主要药物。短期或长期应用PPI的不良反应均相对较少，适用于症状重、有严重食管炎的患者。需强调的是，PPI应早餐前给药，药物剂量一定要足，多为消化性溃疡治疗量的两倍，疗程为8周。奥美拉唑一般为20 mg，分两次口服；其他PPI包括艾司奥美拉唑、兰索拉唑、泮托拉唑和雷贝拉唑等，推荐疗程一般为8周。经规范PPI治疗后，大部分GERD患者的反酸、烧心等症状可完全缓解，但仍有高达30%的GERD患者的症状控制欠佳。若经标准剂量PPI治疗8周后，GERD症状仅部分缓解或完全无缓解，为难治性GERD，需调整治疗方案，单剂量PPI无效可改用双倍剂量，一种PPI无效可换用另一种PPI。对于出现食管裂孔疝等并发症的患者，PPI剂量通常需要加倍。PPI短期应用的潜在不良反应包括白细胞减少、头痛、腹泻、食欲减退；长期应用的不良反应日益受到重视，包括肾脏疾病、感染、骨质疏松和胃癌。PPI的长期应用会增加慢性肾病及急性肾损伤的风险，目前的证据支持接受长期PPI治疗的肾病患者进行肾功能监测。长期的PPI治疗会增加艰难梭菌感染和社区获得性肺炎的风险，也是骨质疏松症的潜在危险因素之一。增加胃癌风险的可能机制是高胃泌素血症导致胃黏膜增生，但因胃癌的发病率较低，长期应用PPI导致胃癌发生的绝对风险很低。停止PPI治疗时可能引起反弹性胃酸分泌过多，这可能与治疗后高水平的胃泌素有关。因此，停药前应逐渐减少剂量。

2)$H_2$受体拮抗剂(histamine 2 receptor antagonist，$H_2$RA)：通过抑制胃黏膜壁细胞H受体，能减少50%～70%的24 h基础胃酸分泌。该类药物易受饮食影响，抑酸持续时间短，且患者容易快速耐受，适用于轻、中症患者。常用药物有西咪替丁、雷尼替丁、法莫替丁和罗沙替丁等，一般采用常规剂量，分次服用。常规剂量$H_2$RA对夜间胃酸分泌抑制明显，可缓解轻至中度GERD患者的症状，但对C级以上的RE愈合率差，长期服用会产生药物耐受。$H_2$RA用于短程治疗和维持治疗时，食管炎的治愈率和症状缓解率不如PPI。$H_2$RA安全性好，但当患者年龄大、伴肾功能损害和其他疾病时，易产生不良反应，常见腹泻、头痛、嗜睡、疲劳、便秘等。因此，老年GERD患者需慎用$H_2$RA。

3)促动力药：可以增加LES压力、刺激食管蠕动、增强食管收缩幅度、促进胃排空，从而减少胃内容物食管反流及减少其在食管的暴露时间。多潘立酮为一种作用较强的多巴胺受体拮抗剂，具有外周阻滞作用，可增加食道下部括约肌张力，防止胃食管反流，剂量为10 mg，共使用三次。莫沙必利为新型5-HT受体激动剂，直接作用于肠肌间神经丛，促进乙酰胆碱释放，增强胃及十二指肠运动，生物利用度高，不良反应少。伊托必利是一种新型促动力药，具有阻断多巴胺$D_2$受体及抑制乙酰胆碱酯酶活性的双重作用，能抑制TLESR，但对食管蠕动及LES压力无明显影响，单独使用疗效差，PPI效果不佳时，考虑联合应用促动力剂，特别是对于LES压力降低、食管动力减弱和胃排空延迟的患者。促动力药物存在一定的不良反应，如腹痛、腹泻、口干等消化系统以及心悸、心电图QT间期延长等心血管系统不良反应，多潘立酮亦可使血催乳素水平升高，引起非哺乳期泌乳等。

4）其他制酸剂：主要包括铝碳酸镁、硫糖铝和三钾二枸橼酸铋等，此类药物能快速中和胃酸，在受损黏膜表面形成保护膜以隔绝有害物质的侵袭，从而有利于受损黏膜的愈合。但此类药物药效持续时间较短，不能充分治愈食管炎及预防 GERD 并发症。此外，铝碳酸镁还有吸附胆汁的作用。

5）抗抑郁或焦虑治疗：食管对酸的高敏感性是难治性 GERD 的重要发病机制之一，对久治不愈或反复发作者，应考虑精神心理因素可能，治疗药物包括三环类抗抑郁药和选择性 5-羟色胺再摄取抑制剂等，可用于伴有抑郁或焦虑症状的 GERD 患者的治疗。

6）维持治疗：用最小的剂量达到长期治愈的目的，治疗应个体化。GERD 是一种慢性疾病，PPI 几乎可以治愈所有的 RE，但停药后 2/3 的患者症状复发，B 级以上食管炎 6 个月后 100% 复发，故必须进行维持治疗。经初始治疗后，为控制症状、预防并发症，通常需采取维持治疗。目前，维持治疗的方法有三种，即维持原剂量或减量、间歇用药、按需治疗。主要由医师根据患者症状及食管炎分级来选择药物与剂量，通常严重的糜烂性食管炎需足量维持治疗，NERD 可采用按需治疗。H$_2$RA 长期使用会产生耐受性，一般不适合作为长期维持治疗的药物。PPI 维持治疗的效果优于 H$_2$RA 和促动力剂，药物用量无统一标准，多给予每天一次的常规剂量或半量 PPI，C～D 级食管炎需足量维持。①原剂量或减量维持：维持原剂量或减量使用 PPI，每日一次，长期使用以维持症状持久缓解，预防食管炎复发。②间歇治疗：PPI 剂量不变，但延长用药周期，最常用的是隔日疗法。3 日一次或周末疗法因间隔太长，不符合 PPI 的药代动力学，抑酸效果较差，不提倡使用。在维持治疗过程中，若症状反复出现，应增至足量 PPI 维持。③按需治疗：仅在出现症状时用药，症状缓解后停药。目前，提倡按需服药，即出现症状后患者自行服药至症状被控制，A 级食管炎、NERD 患者可按此方法进行维持治疗。

3.外科治疗

抗反流手术能减少反流次数及控制反流症状，抗反流手术的适应证包括存在病理性酸反流、药物抑酸不足或药物治疗有效但患者不愿意长期服用药物。腹腔镜下胃底折叠术治疗 GERD 被认为是外科治疗的"金牌手术"，但该手术具有严格的适应证，主要用于食管旁疝或混合型食管裂孔疝，临床诊疗普及率较低，且术后并发症较多。然而，腹腔镜下胃底折叠术因操作难度大、手术费用高、风险大且术后并发症较多，常难以被患者所接受。近年来，新兴 LinX 抗反流系统（LinX anti-reflux system）具有模拟人体 LES 正常生理功能的作用，借助磁力弥补食管下括约肌功能缺陷，实现了 GERD 临床治疗的新突破，成为了目前 GERD 治疗的研究热点。LinX 抗反流系统是由美国 Tota 医疗公司生产的旨在通过增强薄弱 LES 达到治疗 GERD 目的的新型治疗系统。LinX 抗反流系统主要由两部分组成，包括植入装置和食管标测工具。LinX 抗反流系统植入装置为由一系列具有磁性的磁芯包被在钛珠中，通过独立的合金钛线相连形成的一个似"佛珠手链"的可伸缩弹性环。不同种类的磁芯钛珠大小不一，并且钛珠的数量可以调整以形成不同大小的植入装置，适应下段食管的不同周径。各磁芯钛珠之间的引力可以提供一个额外的力量，使无力或薄弱的 LES 处于类似生理性的关闭状态。连接以后，相邻的钛珠仍然可滑动，相互独立，植入装置每颗珠子之间的吸引力（约为 40 g）因其大小不同而有细微的差异，随着距离的增加，引力呈指数递减，完全分离时的引力约为 7 g。当患者吞咽时，食管内压力逐渐增大,使磁芯钛珠逐渐分开,植入装置的直径逐渐增大甚至翻倍,以使吞咽过程顺利完成。食管标测工具是一种形似于腹腔镜的仪器,它由一个具有柔软圆形弯曲尖端的手持设备和一个数字指示器组成。食管标测工具主要用于测量植入部位食管周径的大小,以选择和调整合适的植入装置。LinX抗反流系统增加了薄弱LES的屏障作用,减少了患者食管酸的暴露,因而在减少典型的GERD症状、降低对PPIs的使用、提高患者生活质量等方面疗效显著。LinX抗反流系统的植入手术具有简单、所需时间较短、术后恢复快、无须使用抗生素和具有可逆性等优点,一旦植入物完全愈合,该装置被包裹在纤维组织中,但未合并到食管壁,这样可以在不损伤食管及不影响未来治疗选择的情况下达到治疗效果。总体而言,该设备已显示出很好的疗效,并达到了患者的预期。目前,研究并未观察到LinX抗反流系统治疗GERD的严重不良事件。该新兴技术的潜在局限性主要是缺乏远期的结果和比较试验。该方法在出现装置滑脱、食管旁疝、短食管和Barrett食管等的情况下尚缺乏经检验的疗效报道。关于该系统对磁共振成像的相对禁忌以及永久性异物植入的潜在长期影响等,尚需进一步研究。

### 4.内镜治疗

内镜治疗是介于药物治疗和手术治疗之间的一种真正的微创、简单的抗反流治疗方法。目前,使用内镜技术治疗胃食管反流病的最主要目的是提高患者食管下括约肌的功能,缓解食管下括约肌肌肉松弛的情况,以及促进食管下括约肌长度的增加,进而发挥出抗食管反流的效果。内镜下治疗胃食管反流疾病的术式越来越多,主要包括Stretta射频治疗、经口内镜下贲门缩窄术(peroral endoscopic cardial constriction,PECC)、抗反流黏膜切除术(anti-reflux mucosectomy,ARMS)、注射治疗、经口无创胃底折叠术(transoral incisionless fundoplication,TIF)。

(1)Stretta射频治疗:Stretta射频治疗是一种针对胃食管反流病的内镜下微创治疗。在胃镜的引导下,将一根射频治疗导管插入食管,应用射频治疗仪电极刺入食管下括约肌和贲门肌层,多层面、多点对胃食管结合部位进行射频热疗,以增加食管下括约肌厚度和压力,减少一过性下食管括约肌松弛,达到改善反流症状的目的。该方法因需采用Stretta设备而得名,Stretta设备由一根带探针的导管(catheter with bougie tip)、球篮(balloon basket)和带有4根镍钛合金电极的球囊(balloon with four nickel-titanium electrodes)组成,电极呈放射状均匀分布于球囊表面,球囊位于球篮中,与导管相连。导管与体外带有温度和电阻监视器的射频发生器相连。当球囊充气时,电极被插入食管黏膜,电极长度使之仅定位于肌层,此时开通射频发生器,产生的热能通过电极传入组织,4条管道上的8个热电偶(小的温度传感器)可以给射频发生装置回锁信息,以控制组织和黏膜的温度。通过Stretta导管中的电极针及针底部的热电偶或温度传感器的反馈,可以控制射频能量的传递。能量在一定水平上传递,但不会超过85 ℃。当组织温度达到85 ℃时,在温度监视器作用下,射频发生器自动停止能量输入。在治疗过程中,冷却循环液(30 mL/min)可以冷却黏膜,网篮周围的抽吸装置可收集液体,减轻组织损伤。气囊扩张后的外部直径最大值为3 cm。球囊用于定位,并在胃食管接合部的光滑黏膜表面展开。Stretta射频治疗的原理是通过射频能量,使病变部位局部升温,使得细胞内外的水分蒸发,以至细胞坏死,从而达到治疗目的。通过胃镜下的微量射频治疗,一方面可切断黏膜下的迷走神经丛,减少一过性下食管括约肌松弛;另一方面能对局部胃组织和食管给予热量,在诱导胶原组织重构和收缩的基础上,增加食管下段括约肌的厚度及压力。研究表明,该疗法使患者症状得到明显改善,具有操作方便、安全、并发症少、创伤小、治疗时间短等优点。2013 年,美国胃肠内镜外科医师协会(SAGES)推荐将射频治疗用于具有典型烧心、反酸症状及 PPI 治疗部分有效但需长期服药的 GERD 患者,不建议将其用于严重食管炎、食管裂孔疝大于 2 cm、长节段 Barrett 食管、吞咽困难、胶原血管性疾病、凝血功能障碍等患者。目前,内镜下微量射频治疗 GERD 的主要适应证基于患者的症状并排除其他疾病,而酸暴露时间、反流物性质、食管下括约肌(LES)压力、贲门间隙、是否有食管炎等客观指标对射频治疗效果的影响尚不清楚。

手术步骤:①术前准备:有效镇静。②放置导丝和导管:测量齿状线与门齿的距离后,通过胃镜活检孔道插入导丝至十二指肠,撤出胃镜,沿导丝将 Stretta 导管置入食管。③射频治疗:将导管收回至齿状线上 1 cm 处,向球囊内充气,展开并推动 4 个针样电极,插入食管壁的肌层,启动射频治疗,一次 60 秒,然后收回电极针,旋转导管,重复上述过程以在这一治疗面的其他方向进行射频治疗。④治疗平面和部位:LES 远端有 4 个治疗平面,分别为齿状线上 1 cm、0.5 cm,齿状线,齿状线下 0.5 cm,每个治疗平面有 8 个治疗点。贲门有两个治疗平面,每个治疗平面有 12 个治疗点。总体而言,共有分布在 6 个平面上的 56 个治疗点。

(2)经口内镜下贲门缩窄术(peroral endoscopic cardial constriction,PECC):是一种治疗 GERD 的新型内镜下微创手术,由令狐恩强教授于 2013 年首次创造。通过内镜下套扎加固定的方法使套扎的部分形成瘢痕,缩小贲门直径,增加食管下段括约肌压力,从而减少胃内容物反流。此手术操作过程简单,类似于食管静脉曲张套扎术,具有创伤小、费用低、住院时间短、效果良好等特点。但目前的应用较少,其临床疗效尤其是远期疗效仍需大量研究进一步证实。

手术步骤:①术前准备:禁食禁水 6 h,全身麻醉。②套扎:将套扎装置固定在内镜前端,使内镜进入食管下端。充分吸引黏膜层和部分肌层后,在齿状线上方 1 cm 处的小弯侧及大弯侧释放套扎环进行套扎。③根部固定:将两个钛夹固定在单环套扎器的两端(见图 4-7)。

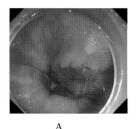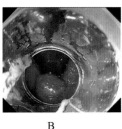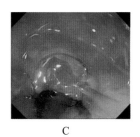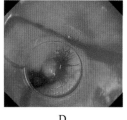

| A | B | C | D |

A:胃镜到达贲门处,镜下可见齿状线清晰,贲门口松弛。B:胃镜进入胃底后反转镜身,图中可见在食管下端的小弯侧释放 1 枚套扎环。C:胃镜退回食管下端,可见释放 1 枚套扎环后的贲门仍较松弛。D:分别于大弯侧和小弯侧释放套扎环后,退出胃镜,图中可见套扎后的贲门较前明显收紧

图 4-7　经口内镜下贲门缩窄术的操作过程

（3）抗反流黏膜切除术（anti-reflux mucosectomy，ARMS）：通过行内镜黏膜切除术（EMR）或内镜黏膜下剥离术（ESD），在齿状线上下行长约 3 cm 的新月形黏膜切除，其中食管侧切除长约 1 cm 的黏膜，胃侧切除长约 2 cm 的黏膜，利用黏膜愈合后形成瘢痕狭窄的特性重塑抗反流屏障。选择合适的患者十分重要，精神疾病、长度大于 3 cm 的食管裂孔疝、食管运动障碍是 ARMS 的禁忌证，因此术前必须进行严格的内镜检查，评估食管裂孔疝，并进行高分辨率食管测压，排除食管运动障碍。ARMS 是一种安全可行的微创内镜治疗方法，该手术中使用的 EMR/ESD 技术已经得到标准化和普及。因此，ARMS 的难度和风险已经相对较小。

手术步骤：①术前准备：全身麻醉。②标记：沿贲门小弯侧标记周长的 2/3～3/4。③注射：将生理盐水、亚甲蓝（10 mg/mL）、肾上腺素（1 mg/mL）溶液注入标记黏膜，使黏膜充分抬高。④黏膜切除：采取 EMR 或 ESD 的方法进行黏膜的切除。术中如有出血，可使用电凝止血（见图 4-8）。

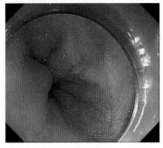 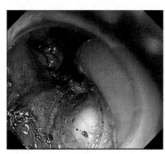 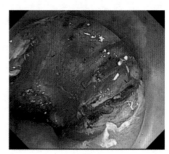

A.贲门　　　　　　　　B.胃底　　　　　　　　C.胃底

A：胃镜到达贲门处，镜下可见齿状线清晰，贲门口松弛。B：镜头朝向贲门小弯侧，可见已切除贲门小弯侧黏膜，切除范围为周长的 3/4。C：镜头朝向贲门小弯侧，可见切除贲门小弯侧黏膜，切除范围约为周长的 3/4（图中左下角可见齿状线，术中切除黏膜在齿状线上下，长约 3 cm）

图 4-8　抗反流黏膜切除术的操作过程

（4）内镜下注射治疗：在胃食管交接处的黏膜下局部注射相容性物质或硬化剂，以增加 LES 压力，提高食管的抗反流功能。根据注射材料的不同，内镜下注射治疗分为 Enteryx 法、GateKeeper 法、Plexiglas 法以及 Durasphere 法等。Enteryx 是由 8% 聚乙二烯、30% 钽粉和二甲基亚砜组成的可注射填充材料，当材料与人体组织接触时，迅速形成海绵状团块，最终成为不可移动的纤维膜，因其具有安全性问题，FDA 已禁止使用。Gatekeeper 是一种以聚丙烯腈为主的水凝胶小条（1.5 mm×18 mm），注射后会充分膨胀以减小食管内径。Durasphere 是一种生物相容可注射的填充无菌新型材料，由悬浮于含 3% β-葡聚糖水基载体凝胶热解碳衣锆珠组成。Plexiglas 法的注射材料是聚甲基丙烯酸甲酯，通过引起轻度的炎症反应并使注射部位隆起从而增加 LES 压力。临床实践逐渐证明，内镜下注射治疗的疗效和安全性较差。

（5）经口无创胃底折叠术（Transoral incisionless fundoplication，TIF）：目前包括两种系统，分别为 EsophyX 及 MUSE 系统（medigus ultrasonic surgical endostapler system）。

EsophyX 设备主要由可 360°旋转的牵引器、加固器、通过内镜的导管装置组成,在内镜下将齿状线附近胃食管交接处的全层组织通过牵引器在向下拉的同时进行旋转,并用不可吸收的聚丙烯材料固定在食管的下端,折叠的部分构成一个长 3~5 cm 的阀瓣,重建抗反流屏障。由于牵引针向下拉组织的时候进行了 200°~310°的旋转,形成的阀瓣经过旋转缠绕,会形成多个褶皱,增加了 LES 的压力。使用 EsophyX 设备治疗 GERD 的短期疗效令人满意,可以在短期内显著改善胃食管反流症状,但其长期疗效逐渐下降,对于大多数患者,无法实现长期有效控制反流。选择此内镜下治疗方法的安全性较高,严重不良事件的总发生率为 2.4%,包括穿孔、出血及气胸等。选择合适的患者十分重要,理想的受试者应具有反流的症状,且没有食管裂孔疝或裂孔疝小于 3 cm。此内镜下治疗方法的禁忌证包括肥胖(BMI≥35)、洛杉矶分型为 C 型或 D 型的食管炎、Barrett 食管、食管狭窄或溃疡、胃轻瘫综合征。

手术步骤:①术前准备:全身麻醉。②进镜:EsophyX 装置经口进入,在内镜观察下进入胃部。反转镜身,调整视野,观察胃底及胃食管交界处组织。③胃底折叠:伸出一个可 360°旋转的牵引针,把齿状线附近的胃食管交界处全层组织旋转并向下拉 2~5 cm,具体长度视情况而定。再由牵引器尖端伸出一个附着于缝合针上的加固器进行固定,将部分胃底折叠固定在食管下端。④改变位置,重复上述固定过程,最终将胃底折叠固定在食管下端,形成阀瓣。

MUSE 装置主要包括内镜、摄像头、超声探头及吻合装置,吻合装置一次装有 5 个 4.8 mm 长的钛钉。在超声内镜辅助下,将部分胃底折叠固定在食管下端周围,以增加胃开口部位的压力,恢复 His 角,恢复胃食管阀瓣,建立抗胃食管反流的有效屏障。MUSE 具有显著的治疗效果,可显著改善 GERD 症状,大多数患者可停用或减半使用 PPI。但目前关于 MUSE 的报道数据较少,并发症发生率高,不良事件严重,需要进一步的临床研究来证实这种新治疗方法的安全性和临床疗效。

手术步骤:①术前准备:全身麻醉,气管插管。②设备进入:经口将吻合器插入胃内,反转镜身,观察胃底及胃食管连接处。③放置吻合器:轻轻回拉装置,将吻合器放置在离胃食管连接处约 3 cm 的食管处。④夹紧组织:调节旋钮使装置的远端弯曲,将胃底向食管方向挤压。⑤吻合:利用超声探头动态显示吻合器所夹组织的厚度,当组织厚度为1.4~1.6 mm 时,释放钛钉进行吻合。⑥重复操作:重复上述过程以重建胃食管反流屏障。

(四)康复

胃食管反流是全球最常见的慢性疾病之一,不仅影响患者的生活质量,还造成大量的保健和社会资源消耗。迄今为止,PPI 仍是治疗胃食管反流病的首选药物,大多数患者的反流症状在经规律治疗后得到控制,并且长期应用的安全性也较好。但有约 40%的 GERD 患者在经足量 PPI 治疗后仍存在反流症状,甚至治疗完全无效,即难治性 GERD。对于这部分患者,首先应排除患者的依从性原因,可改变给药时间、选择不同代谢途径的 PPI,或应用其他药物治疗(包括 $H_2$ 受体拮抗剂、促动力药、黏膜保护剂、其他制酸剂等)。药物治疗仍无效时,应在与患者充分解释风险和益处后,考虑外科抗反流手术治疗及内镜下抗反流治疗。胃食管反流病较容易复发,但经规律治疗以及坚持改善生活方式后,

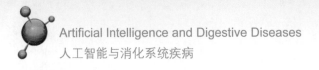
一般预后良好。

## 三、医工交叉应用的展望

技术的发展促进了医学的进步,这在 GERD 的诊断和治疗上得到了充分的体现。纤维内镜、动态 pH 和阻抗的检测、食管测压等检查结果是诊断和评估 GERD 的重要依据。各种微创外科和内镜治疗技术的出现标志着 GERD 治疗也将迈入新的阶段。当然,这些技术还都处于发展阶段,器材和操作技术还会得到不断革新,新的治疗方法还可能会不断出现。

※ 拓展阅读 ※

汪忠镐,中国科学院院士,首都医科大学血管研究所名誉所长,中国人民解放军火箭军总医院胃食管反流科创始主任。20 年前,汪忠镐因"咳嗽咳痰、喷嚏鼻塞、耳鸣头晕反复"就诊于呼吸科,被诊断为"过敏性鼻炎、哮喘",此后的一两年里症状愈发严重。因严重呼吸困难,他先后 5 次急诊入院抢救,会诊的专家们均认为是"哮喘"。在极其痛苦的疾病挣扎中,他终于悟出自身的病根在于胃食管反流病,24 小时食管 pH 监测的结果显示,24 小时酸反流次数达 244 次,最长持续 43 分钟,在确诊胃食管反流病后,行手术治疗后痊愈。

在 20 年前的中国,青年医生对胃食管反流病的认识还不深。对于有典型反酸、烧心、胸痛症状的患者,诊断胃食管反流病不是问题,但当患者无典型症状而表现为呼吸道症状如咳嗽、哮喘;耳鼻喉症状如慢性咽喉炎、鼻炎、中耳炎;循环系统症状如胸闷、气短、胸痛时,常常被误诊。拥有医生和患者双重身份的汪忠镐,已到古稀之年仍毅然选择跨学科研究胃食管反流病,启发更多医生共同发现和救治类似患者。2006 年,汪忠镐于火箭军总医院创立国内首家胃食管反流病中心,而后相继创立多个胃食管反流病中心,为深受疾病折磨及被误诊的胃食管反流病患者带来希望,以劫后余生救治同病相怜者,受益者已成千上万!

汪忠镐概括并提出了以胃食管交界处为启动器、以咽为反应器、以口鼻为效应器、以喉气管为喘息形成器的临床症候群,称为"胃食管喉气管综合征"(gastroesophago-larygotracheal syndrome, GELTS),也可称为"两管一腔综合征"(two track one cavity syndrome)。这个概念的提出,不仅为很多"哮喘"、重症咳嗽、咳痰等常见病患者带来了新的希望,同时,在医学领域也是一种概念性的突破。在汪忠镐的带领下,中国人民解放军火箭军总医院开展了微量射频治疗术,并引进了国际领先的腹腔镜下或经胸、经腹的胃底折叠术。在治疗过程中,汪忠镐经过摸索实践,发明了抗反流型射频治疗管(在射频治疗管的导管靠近球囊末端的内壁或外壁上设有抗反流管,抗反流管前端的 5～25 cm 处设有至少 2 个引流孔,抗反流管的末端与气泵相连)。抗反流型射频治疗管可以解决治疗过程中的反流问题,患者胃内容物和操作过程中产生的液体等能够及时地通过抗反流管抽排到体外,从根本上阻止了这些液体反流到气管引起喉气管痉挛和阻塞呼吸的可能,从而保障了手术的顺利进行。

**参考文献**

[1]葛均波,徐永健,王辰.内科学[M].9 版.北京:人民卫生出版社,2018.

[2]姜泊.胃肠病学[M].北京:人民卫生出版社,2015.

[3]尉秀清,王天宝.消化系统内镜解剖与诊断图谱[M].广州:广东科技出版社,2013.

[4]刘夙璇,廖专,李兆申.Bravo 胶囊的临床应用[J].内科理论与实践,2011,6(1):77-79.

[5]于晓峰.食管阻抗-pH 监测在胃食管反流病诊断中的作用[J].胃肠病学,2012,17(6):321-324.

[6]吴兵,王红.高分辨率食管测压的临床应用现状[J].中国现代医药杂志,2015,17(9):96-100.

[7]岳斌,唐晓丹.LINX 抗反流系统治疗胃食管反流病的研究进展[J].中国临床新医学,2019,12(8):929-932.

[8]姜元喜,许树长.胃食管反流病的内镜下微量射频治疗研究进展[J].国际消化病杂志,2020,40(4):219-222.

[9]令狐恩强,王宇菲,王潇潇.内镜下贲门缩窄术治疗胃食管反流病的报道一例[J].中华腔镜外科杂志(电子版),2013,6(6):468-469.

[10]孙萍胡,王维红,包震飞等.内镜下抗反流黏膜切除术治疗难治性胃食管反流病初探[J].中国内镜杂志,2020,26(7):20-24.

[11]长蒙,温冰.难治性胃食管反流病的内镜治疗进展[J].中国医疗器械信息,2020,26(5):40-41.

（于岩波）

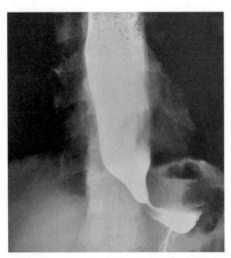

# 第五章　贲门失弛缓症

## 学习目的

1. 了解贲门失弛缓症的定义、病因及发病机制。
2. 熟悉贲门失弛缓症的临床表现和诊断方法。
3. 熟悉贲门失弛缓症相关医工结合技术的现状及进展。
4. 掌握贲门失弛缓症的治疗方法。

## 案例

患者,24 岁,诉"胸骨后疼痛,吞咽困难,常呕出未消化食物,情绪焦虑紧张时可诱发",至医院消化内科住院治疗。

目前情况:两年前无明显诱因出现吞咽困难,就诊于当地医院,考虑为"贲门失弛缓症",给予口服药物治疗,3 次内镜下球囊扩张之后症状有所减轻。半年前患者自觉吞咽症状再次逐渐加重,伴间断呕吐,再次前往医院就诊,行高分辨率食管测压,诊断为贲门失弛缓(芝加哥分类Ⅱ型)。门诊以"贲门失弛缓"收入院。

体格检查:体型较瘦,余无特殊阳性体征。

X 线检查:钡餐造影显示食管体部明显扩张,下段"鸟嘴样"改变,如箭头所示(见图 5-1)。

入院诊断:贲门失弛缓症。

治疗经过:患者之前尝试过多种保守治疗方式,包括食管扩张治疗,但吞咽困难的症状缓解不明显,严重影响日常进食,导致生活质量下降。与患者及其家属充分沟通后,决定行经口内镜下肌切开术(peroral endoscopic myotomy,POEM)。完善各种术前检查,排除手术禁忌证,在气管插管全麻下行经口内镜下肌切开术。

手术过程:常规胃镜进镜至胃食管连接部,见食管体部明显扩张,液体潴留,充分吸引,食管清

图 5-1　贲门失弛缓症 X 线食管造影

晰后,见贲门紧闭,内镜通过阻力大,食管贲门黏膜未见明显溃疡或新生物,余胃及十二指肠内未见异常。先使用注射针于患者食管右后壁距贲门 10 cm 处的黏膜下注射 1:10000 亚甲蓝肾上腺素溶液,黏膜充分抬举后,应用 FLUSH 刀于注射处纵向切开黏膜 2 cm;暴露黏膜下层,充分剥离后使内镜带透明帽进入黏膜下层隧道,紧贴食管肌层,向远端充分剥离黏膜下层,将黏膜下隧道向远端延伸并跨越至贲门后壁胃内 2 cm 左右;于隧道口以远 2 cm 处开始由近至远行肌层全层切开,保留外膜,充分切断食管下括约肌(LES),充分处理血管断端后将内镜退出隧道;再次通过贲门无阻力,LES 松弛,5 枚钛夹封闭隧道口,术后患者安返病房。

术后患者未发生明显感染、出血等严重并发症。禁饮食 2 天后开始试饮水,第 3 天开始行流质饮食,下床活动,第 4 天出院。术后 1 个月复查,X 线钡餐透视显示食管下端钡剂通过顺畅,患者对这次手术治疗非常满意。

医工结合点:①利用现代的传感器测压技术、内镜技术实现对贲门失弛缓的精准诊断是治疗的前提要求,有助于选择治疗方式,可取得更好的效果。②随着内镜技术的进步,POEM 已逐渐成为贲门失弛缓症的一线治疗手段,如何不断改进 POEM 的技术策略及相关治疗器械,提高治疗的成功率,提高手术效率,减少并发症,是未来 POEM 治疗发展的方向。

## 思考题

贲门失弛缓症的内镜治疗方式以及治疗所用的器械还有哪些可以改进的细节?

## 案例解析

### 一、疾病概述

#### (一)定义

贲门失弛缓症(achalasia of cardia,AC)是一种少见的原发性食管动力障碍性疾病,因食管下括约肌松弛不良或食管蠕动缺失引起吞咽困难、反流、胸痛、食物潴留。

#### (二)发病率

贲门失弛缓症是一种罕见疾病,估计发病率为每年(0.03~1.63)/10 万人,患病率为 10/100 万人。贲门失弛缓症的发病高峰在 30~60 岁,男女比例相差不大,与种族也没有明确相关性。贲门失弛缓症的自然病程特点是慢性、终生存在,很少危及生命,严重影响患者的生活质量。

#### (三)病因

1.食管的解剖和功能

食管是一个长约 25 cm 的中空管道,起源于环状软骨水平,终止于膈肌右脚裂孔下方。食管壁由内向外主要由黏膜、黏膜下层、固有肌层和外膜组成,其中,固有肌层从其

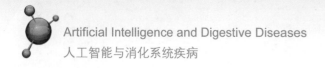

近端的骨骼肌逐渐移行为远端的平滑肌(见图5-2)。食管的肌层由内侧环形肌和外侧纵行肌构成。食管肌肉在环状软骨水平形成高压带,称为食管上括约肌(upper esophageal sphincter,UES),在膈裂孔内环型肌2～4 cm的高压区域被称为食管下括约肌(LES)。正常休息时,LES张力为10～30 mmHg,这有助于防止胃内容物回流到食管。通过外周和中枢机制介导的吞咽或食管扩张可触发LES松弛,从而排空食管。括约肌松弛与许多非肾上腺素能非胆碱能神经递质有关,其中最显著的是一氧化氮。

食管的神经支配由副交感神经和交感神经组成,食管的蠕动是通过副交感的迷走神经和肠内神经系统的副交感神经通路调节的。食物运输的任务看似简单,但食管功能的机制和控制却很复杂,因为这需要口咽部神经的协调以及通过食管不同解剖区域的管壁肌肉类型的转换。食物进入食道后,食物沿着食管长轴由近端推送向远端。具体来说,食管上部的横纹肌收缩由副交感神经中的舌咽神经和迷走神经支配,这些运动神经元末梢以运动终板形式进入骨骼肌,释放乙酰胆碱,依次兴奋平滑肌细胞,介导由上到下的蠕动波产生。

食管在收缩的同时伴有收缩以下节段的扩张,与食管扩张相关的继发性蠕动是由迷走神经支配的局部反射。该反射通过固有的抑制性和兴奋性肌间神经元在扩张上方引起收缩,在扩张下方引起松弛。

食管收缩一部分靠环行肌,一部分靠纵行肌。食道缩短是纵行肌收缩的纵向牵拉作用,也由胆碱能信号激活所介导。纵行肌与收缩的环行肌相互重叠,为食团的转运提供机械作用,若纵向收缩过度,可能在食管运动障碍和症状的产生中起重要作用(见图5-2)。

2.病因

贲门失弛缓症的确切发病机制尚不明确,可能与自身免疫、感染及遗传因素有关。自身免疫理论涉及一系列炎症过程,导致肌间神经丛内释放一氧化氮的神经元和食管下括约肌的迷走神经纤维遭到破坏。在疾病终末期,胆碱能神经元严重受损,导致含有一氧化氮合酶和血管活性肠肽A的抑制性神经元丧失,进而导致食管下括约肌松弛受损。肠神经系统中的抑制性神经元和兴奋性神经元密度的区域差异决定了收缩的方向和活力,这可能由平滑肌对相同数量的神经递质的不同反应调节。贲门失弛缓症的发病机制可以被认为是沿食管体轴向位置引起的局部兴奋性和抑制性反应之间平衡的破坏。

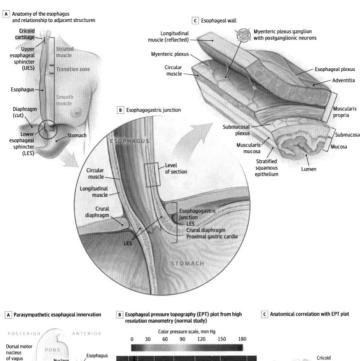

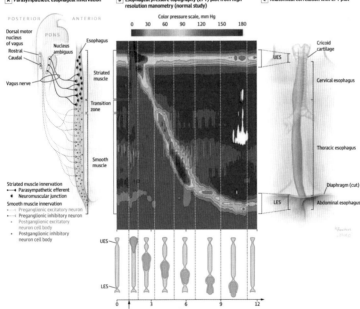

图 5-2 食管壁的解剖结构及食管运动生理

注:食管的解剖和与邻近结构的关系(anatomy of esophagus and relationship to adjacent structures);环状软骨(cricoid cartilage);上食管括约肌(upper esophageal sphincter,UES);食管横隔膜(切开)[esophagus diaphragm cut];下食管括约肌(lower esophageal sphincter,LES);横纹肌(striated muscle);移行区(transition zone);平滑肌(smooth muscle);胃(stomach);食管胃结合部(esophagogastric junction);环形肌(circular muscle);纵行肌(longitudinal muscle);膈肌脚(crural diaphragm);剖面水平(level of section);近端贲门(proximal gastric cardia);食管壁(esophageal wall);纵行肌(反褶的)[longitudinal muscle(reflected)];肌间神经丛(myenteric plexus);黏膜下神经丛(submucosal plexus);肌间神经丛神经节与节后神经元(myenteric plexus ganglion with postganglionic neurons);食管神经丛(esophageal plexus);外膜(adventitia);固有肌层(muscularis propria);复层鳞状上皮(stratified squamous epithelium);管腔(lumen);食管副交感神经支配(parasympathetic esophageal innervation);后侧(posterior);前侧(anterior);迷走神经背侧运动核(dorsal motor nucleus of vagus);头侧(rostral);尾侧(caudal);迷走神经(vagus nerve);脑桥(PONS);疑核(nucleus ambiguus);横纹肌神经支配(striated muscle innervation);副交感神经传出神经(parasympathetic efferent);神经肌肉接头(neuromuscular junction);平滑肌神经支配(smooth muscle innervation);节前兴奋性神经元(preganglionic excitatory neuron);节前抑制性神经元(preganglionic inhibitory neuron);节后兴奋性神经元胞体(postganglionic excitatory neuron cell body);节后抑制性神经元胞体(postganglionic inhibitory neuron cell body);来自高分辨率测压法的食管压力地形图,EPT(正常研究)[esophageal pressure topography(EPT)plot from high resolution manometry(normal study)];色压标尺(color pressure scale);吞咽(swallow);与EPT图相对应的食管解剖(anatomical correlation with EPT plot EPT);环状软骨(cricoid cartilage);颈段食管(cervical esophagus);胸段食管(thoracic esophagus);腹段食管(abdominal esophagus)。

免疫激活的触发因素包括病毒感染、特发性自身免疫触发因素和遗传易感性。

病毒感染有可能参与了贲门失弛缓症的免疫异常激活。根据现有证据，与贲门失弛缓症相关的病毒是疱疹病毒家族（单纯疱疹病毒、爱泼斯坦-巴尔病毒、水痘带状疱疹病毒和巨细胞病毒）、副黏病毒和人类免疫缺陷病毒（HIV）。这些病毒可能是攻击抑制性神经元的自身免疫反应的重要致病因子。

越来越多的研究在贲门失弛缓症患者的食管组织中观察到先天免疫系统细胞，包括嗜酸性粒细胞和肥大细胞。这些细胞是免疫介导炎症和退行性神经疾病的重要介质，提示先天免疫系统可能参与了贲门失弛缓症的发病机制。此外，适应性免疫（B细胞和T细胞）系统最近也被发现在贲门失弛缓症的发展中起重要作用。贲门失弛缓症患者的食管黏膜内 CD3+ T淋巴细胞显著浸润，易导致肌间神经丛炎症。研究显示，贲门失弛缓症患者的 LES 组织中的 T淋巴细胞有不同亚型，包括 Th22、Th17、Th2、Th1 和 T调节细胞等的表达均增加。同时，贲门失弛缓症患者过度表达的多种促炎细胞因子（IL-22、IL-17、干扰素-γ、IL-6 和肿瘤坏死因子-α），均从不同方面为免疫因素在贲门失弛缓发病中提供证据。

(四)临床表现

贲门失弛缓症最主要的症状是吞咽困难，90%的患者可出现该症状，未被消化的固体食物和液体食物会潴留在食管中，并随着时间的推移而逐渐加重，食管代偿性扩张，潴留又引起反流。夜间卧位时，缺少了重力作用，反流更容易发生，严重者醒来时发现枕头上有食物和分泌物。反流可导致误吸，临床表现为夜间咳嗽、吸入性肺炎，甚至肺脓肿。吞咽困难和恐惧症（害怕进食）可导致体重减轻。

部分患者（约42%）可能会出现胸痛，但很少会出现严重胸痛。局限于上腹部的灼热不适可能继发于潴留性食管炎、药物性溃疡或念珠菌性食管炎。

根据贲门失弛缓症主要症状的发生频率，我国指南推荐使用 Eckardt 评分系统对症状严重程度进行评估（见表5-1）：0级为0~1分，Ⅰ级为2~3分，Ⅱ级为4~6分，Ⅲ级为6分以上；同时，该评分也可用于疗效评估。

表 5-1　Eckardt 评分表

| 评分 | 主要症状 | | | |
| --- | --- | --- | --- | --- |
| | 吞咽困难 | 食物反流 | 胸骨后疼痛 | 体重下降/kg |
| 0分 | 无 | 无 | 无 | 0 |
| 1分 | 偶尔 | 偶尔 | 偶尔 | <5 |
| 2分 | 每天 | 每天 | 每天 | 5~10 |
| 3分 | 每餐 | 每餐 | 每餐 | >10 |

(五)辅助检查

1.X线食管造影

钡剂食管造影常用于术前评估贲门失弛缓症患者的食管形态，具有简单、实用、可重复、经济、无创且患者耐受性好等优点。食管造影容易显示贲门失弛缓后期典型的食管扩张、扭曲、成角,甚至巨食管改变,食管胃连接部因极度狭窄呈"鸟嘴样"改变。根据造影结果,贲门失弛缓食管形态可分3级:Ⅰ级为轻度,食管直径小于4 cm;Ⅱ级为中度,食管直径为4~6 cm;Ⅲ级为重度,食管直径大于6 cm或呈"S"形,也称"乙状结肠型食管"。近年来,定时食管造影(TBS),即在吞咽后的几个时间点测量保留的钡柱高度,通过评估食管是否排空来评估治疗是否成功,已被认为是客观评估食管胃交界处阻塞程度的可靠工具。

2.高分辨率测压(HRM)

HRM是用于研究食管动力和LES功能(松弛能力)的最准确、最关键的检查手段,是目前诊断贲门失弛缓症的"金标准"。HRM导管上分布有36个压力传感器,探头通过鼻腔轻轻进入并穿过食道体到达LES。压力传感器记录整个吞咽过程中的LES压力变化,记录数据在专用软件程序中处理,食管蠕动产生的压力变化数据被转换为彩色压力地形图,以不同颜色显示(见图5-3)。若出现综合松弛压(integrated relaxation pressure,IRP)增高以及食管有效蠕动缺失,应考虑贲门失弛缓症的诊断。根据HRM测压结果,芝加哥分型(第4版CCv4.0)将贲门失弛缓症分为3型(见表5-2),并应用更严格的标准化HRM协议,其中包括旨在重现饮酒和饮食自然行为的测试。分型的主要意义在于不同亚型对治疗的反应不同,Ⅱ型治疗反应最佳,Ⅰ型次之,Ⅲ型治疗反应最差。

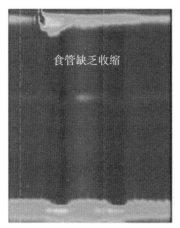
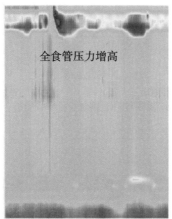
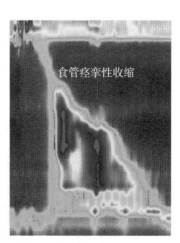

食管缺乏收缩　　　　全食管压力增高　　　　食管痉挛性收缩

Type Ⅰ　　　　　　　Type Ⅱ　　　　　　　Type Ⅲ

图5-3  贲门失弛缓症的芝加哥临床分型

表5-2  芝加哥分类确定的三种贲门失弛缓症亚型

| 分型 | 特点 |
| --- | --- |
| Ⅰ型(经典型) | 中位IRP>15 mmHg,食管100%失蠕动收缩 |
| Ⅱ型(伴食管腔内高压) | 中位IRP>15 mmHg,食管100%失蠕动收缩,≥20%的吞咽过程为全食管腔内高压 |

续表

| 分型 | 特点 |
| --- | --- |
| Ⅲ型(痉挛型) | 中位 IRP>15 mmHg,食管无正常蠕动,≥20%的吞咽过程存在痉挛收缩伴 DCI>450 mmHg·s·cm |

注:IRP 表示综合松弛压,DCI 表示远端收缩积分,1 mmHg=0.133 kPa。

### 3.上消化道内镜检查

在做出贲门失弛缓症的诊断之前,医生需要对有贲门失弛缓症症状的患者进行全面内镜检查,以排除其他疾病,尤其是排除恶性肿瘤。此外,还有部分食管肿瘤表现为黏膜下生长,而表面黏膜尚无异常,此时需要借助 CT 和超声内镜进一步鉴别。内镜对贲门失弛缓症本身的诊断价值并不高,特别是发病的早期,如果发病时间较长,则可观察到贲门失弛缓症典型的内镜表现:食管扩张扭曲,黏膜粗糙失去光泽,严重时可有苔藓样改变,可见多个痉挛性缩窄环。扩张的食管常伴有液体、固体潴留。贲门明显缩紧或紧闭,内镜通过时有阻力或通过困难。通过以上特点,30%~50%的患者可在内镜下诊断为贲门失弛缓症。为了更好地指导贲门失弛缓症内镜下治疗方式的选择,令狐恩强教授提出内镜下分型(Ling 分型)(见图 5-4、表 5-3)。

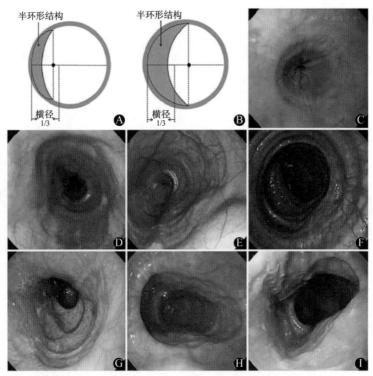

A:Ling Ⅱb 型贲门失弛缓症内镜模拟图,半环形结构中点未超过管腔 1/3;B:Ling Ⅱc 型贲门失弛缓症内镜模拟图,半环形结构中点超过管腔 1/3;C:Ling Ⅰ型;D:Ling Ⅱa 型;E:Ling Ⅱb 型;F:Ling Ⅱc 型;G:Ling Ⅲl 型;H:Ling Ⅲr 型;I:Ling Ⅲlr 型

图 5-4 贲门失弛缓症 Ling 分型典型图像

表 5-3 贲门失弛缓症内镜下 Ling 分型

| 分型 | 内镜下表现 |
|------|-----------|
| Ⅰ型 | 管腔轻度扩张,管壁平滑无迂曲 |
| Ⅱ型 | 管腔扩张,充分注气后出现环状或半月形结构 |
| Ⅱa | 呈细环状,无半月形结构 |
| Ⅱb | 出现半月形结构,不超过管腔 1/3 |
| Ⅱc | 出现半月形结构,超过管腔 1/3 |
| Ⅲ型 | 管腔扩张明显,伴有憩室样结构形成 |
| Ⅲl | 憩室样结构位于左侧 |
| Ⅲr | 憩室样结构位于右侧 |
| Ⅲlr | 左右侧均可见憩室样结构 |

4.内镜下功能性腔道成像探针(endolumental functional lumen imaging probe,EndoFLIP)技术

EndoFLIP 是一种新型诊断设备,可以测量包括食管在内的各种空腔脏器腔括约肌功能,其原理是在内镜下将一个充满导电溶液的袋状电极置于需要评估的腔道位置,袋内的 16 个阻抗测量电极会自动测量此处的截面积,同时压力感受器会测量压力。EndoFLIP 可检测食管胃交界处的扩张性水平,并且能够以高水平的置信度和准确度检测各种贲门失弛缓症亚型,特别是当扩张性传感器与测压传感器结合出现后。该测试在患者被镇静的情况下进行,消除了与 HRM 相关的不便,还可进行实时 EGJ 扩张性和即时治疗效果评估(见图 5-5、图 5-6)。

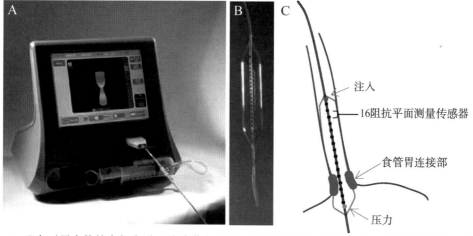

注入

16阻抗平面测量传感器

食管胃连接部

压力

A:配备对胃食管结合部实时三维成像的 EndoFLIP 系统设备(EF-100)。B:EndoFLIP 电极球囊,长 10 cm,球囊内具有 0.5 cm 间距的通道,该球囊被安放在一个 8 cm 长的 FLIP 段(EF-325 型)内。C:将 16 cm 长的检测导管(EF-322 型)置入,使其远端部位跨越胃食管结合部,使其内含的 10 个记录元件正确位于食道主体内。

图 5-5 EndoFLIP 设备介绍

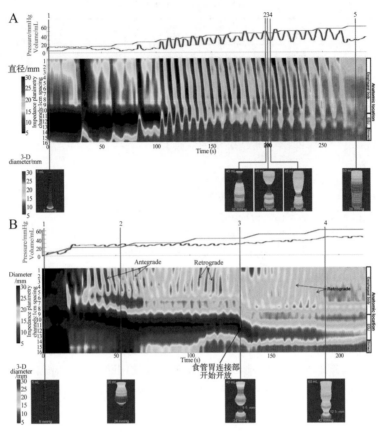

A：无症状对照受试者；B：贲门失弛缓患者

图 5-6　EndoFLIP 在贲门失弛缓症的数据图像举例

　　注：图 A 代表无症状的对照受试者，图 B 为贲门失弛缓症患者。最上面面板显示压力（红色线）的记录。各个阻抗计量通道的直径数据按比例从 5～30 mm 进行缩放，并进行插值和热/冷颜色编码（小直径为红色/大直径为蓝色），以生成类似高分辨率肠动力测定可视化的 FLIP 层析成像。在无症状的正常对照受试者 A 中，实时三维图像以形状和颜色（小直径为红色/大直径为蓝色）突出显示缩窄的各个检测点。时间点 1 显示了基线状态，此时压力最小且球囊充气量也最少。时间点 2～4 代表了在一系列反复顺行收缩过程中单个顺行收缩的传导，在这些时间点上，可以在 3D 图像中看到随着收缩而移动所致的远端缩窄，以及 FLIP 层析成像上所示的传导性收缩，图中红色带与高分辨率肠动力测定所记录的蠕动运动类似。时间点 5 表示在 60 mL 时出现的一段静息期，此时气球的直径达到囊袋的上限（22 mm）。图 B 中，时间点 1 表示 5 mL 充气的基线。当体积从 20 mL 增至 60 mL 时，三维图像上可以看到一个缩窄部分和低直径区，那就是胃食管结合部。在时间点 3，胃食管结合部最初在球囊内压 24 mmHg 时打开，扩张指数为 1.0 mm²/mmHg。在时间点 4，充气体积为 60 mL 时，直径是 12.5 mm，压力是 42 mmHg，可扩张性指数是 2.9，这正好是判定贲门失弛缓症的阈值，即 2.8 mm²/mm Hg。同时，FLIP 图显示，胃食管结合部的狭窄区域始终保持相对闭合，从开放未超过 12.5 mm。另外，食管体内的收缩活动（包括顺行和逆行收缩）是不规则的，提示这是一种运动障碍。

## 二、疾病预防、诊断、治疗、康复

### （一）预防

贲门失弛缓症病因不明，目前尚无有效的预防方法。对于已有贲门失弛缓症的患者,避免感染,合理饮食,减少咖啡、巧克力等影响下食管括约肌功能的食物摄入可能是减少症状诱发的措施。

（二）诊断

贲门失弛缓的诊断应包含两方面内容:①症状:吞咽困难、胸骨后疼痛、返流等典型症状。②食管高分辨率测压结果符合贲门失弛缓等典型测压结果。③食管造影与胃镜检查是有效的辅助检查手段,可用于鉴别诊断。对于出现以下情况的患者,应怀疑贲门失弛缓症:①进食固体和液体食物时吞咽困难;②试验性应用质子泵抑制剂治疗后烧心未缓解;③上消化道内镜显示食物滞留于食管内;④内镜通过食管胃连接部时的阻力异常增大。

（三）治疗

治疗贲门失弛缓症最基本的目标是通过减轻食管胃交界处的阻力缓解症状,提高患者的生活质量和工作能力。治疗选择应该采用个性化的方法,重要的因素是要参考贲门失弛缓症亚型和患者的意愿。目前,主流的治疗方案包括药物治疗（口服药物）、内镜下肉毒杆菌毒素注射、球囊扩张、POEM、腹腔镜食管肌切开术、食管切除术。其中,既往常用的口服药物包括钙离子通道阻断剂、硝酸酯类药物及磷酸二酯酶抑制剂,其药物治疗的机制是短期降低 LES 压力。由于口服药物疗效短、无法长期缓解病情且不良反应多,仅适用于无法或拒绝内镜、手术治疗或内镜、手术治疗失败的患者。近年来,随着 POEM 的广泛开展,贲门失弛缓的治疗成功率显著提高,凭借其超级微创手术理念,逐渐成为一线治疗方案。我国也在 2020 年发布了贲门失弛缓症诊治专家共识。

1.内镜下肉毒杆菌毒素注射（endoscopic botulinum toxin injection,BTI）

肉毒杆菌毒素（botulinum toxin,Botox）是一种众所周知的贲门失弛缓症的治疗选择,已被使用了数十年。当将肉毒杆菌毒素注射到远端食管和 LES 中时,毒素会抑制乙酰胆碱的释放,最终导致 LES 平滑肌纤维收缩性暂时抑制（见图 5-7）。尽管肉毒杆菌注射液具有出色的安全性,但这种治疗方案的主要缺点是具有短期持久性,因为 6 个月和 12 个月后症状缓解显著下降。因此,肉毒杆菌毒素的使用仅限于特殊情况,如有各种合并症的老年患者,或作为手术、POEM 或球囊扩张前的暂时缓解方案。

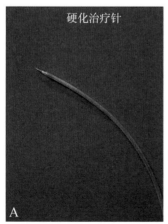
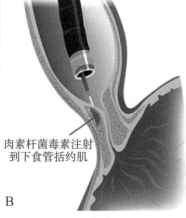
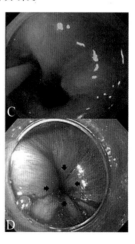

图 5-7　内镜下肉毒杆菌毒素注射示意图

注:肉毒杆菌毒素注射法(A)注射针用于在鳞柱交界处或近端 1 cm 处进行注射(B、C)。然后,给予 100 IU 以 4～5 个等体积等分点注射,以圆周方式在同一水平面等间隔注射(D)。

2.球囊扩张

充气球囊扩张是在 X 线和(或)内镜监视下将充气球囊置于跨越 LES 的部位。球囊的逐渐膨胀导致 LES 机械撕裂,从而缓解了食管胃交界处的阻塞。通常采用逐级扩张方式,从 30 mm 球囊开始,然后再增加到 35 mm 和 40 mm(见图 5-8)。逐级扩张具有更好的疗效和安全性。充气球囊扩张效果持久,2 年和 5 年后症状缓解率超过 80%。2 年和 5 年后球囊扩张的长期临床效果是令人满意的,并且与手术结果相似。与球囊扩张相关的并发症很少见,15%～35%的患者会出现胃食管反流症状。食管穿孔很少见,约为 2%,对于小的穿孔,可行抗生素、内镜下修补、放置食管支架等补救治疗,严重的穿孔需要外科介入,极少会导致大出血。扩张术后 4～6 年,大约 1/3 患者症状复发。

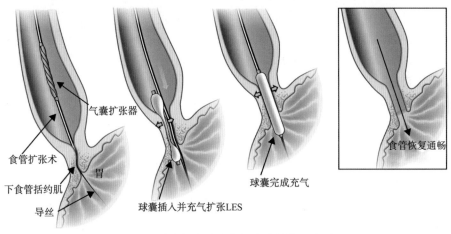

图 5-8　球囊扩张治疗贲门失弛缓症示意图

3.腹腔镜 Heller 肌切开术(laparoscopic Heller myotomy,LHM)

LHM 是一种成熟的贲门失弛缓症治疗方法,已经实施了一个多世纪,最初手术是切开胸廓将食管远端和 LES 的内环肌切开,但保留了黏膜的完整性。近年来,开胸已被腔镜等微创技术所取代(见图 5-9)。总体来说,LHM 是一种安全有效的治疗方式,具有持久的症状缓解。文献报道,开胸肌切开术和开腹肌切开术的症状缓解率分别为 83%和 85%;经胸腔镜肌切开术和经腹腔镜肌切开术的症状缓解率分别为 78%和 89%;5 年的总缓解率超过 85%。至于并发症,肌切开术后食管反流症状和糜烂性食管炎的发生率显著增加。因此,外科医生还需完成后部(Toupet)或前部(Dor)的部分

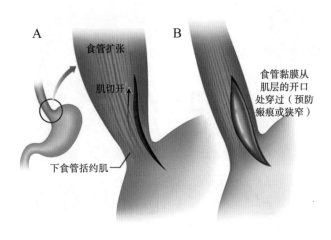

图 5-9　腹腔镜 Heller 肌切开术操作示意图

胃底折叠包裹,以防止反流症状和并发症,但有增加吞咽困难的可能。

4.经口内镜下肌切开术(peroral endoscopic myotomy,POEM)

消化内镜隧道技术的原理:消化道管壁的黏膜下层是疏松的,注入液体后可产生相当大的间隙,将黏膜与固有肌层清晰地分离开来,有利于进行内镜下的各种治疗。应保持黏膜的完整性,避免消化管腔的气体、液体直接进入消化管腔外组织间隙,从而达到既治疗病变又防止穿孔的目的。简单来说,POEM治疗就是使用内窥镜刀在食道中段或下段黏膜下层创建一个隧道,内镜进入隧道后切开增厚的固有肌层从而达到治疗效果。POEM非常符合"超级微创手术"的理念,即治疗过程中不切除器官,保持了解剖结构的完整性与功能性,患者术后生活质量基本不受影响,已被公认为一种高效的新型治疗方式,具有出色的安全性。

(1)POEM手术器械:带附送水治疗内镜、高频电发生器、Flush刀、Dual刀、勾刀、透明帽、止血钳、止血夹、高频电刀、注射针(见图5-10)。

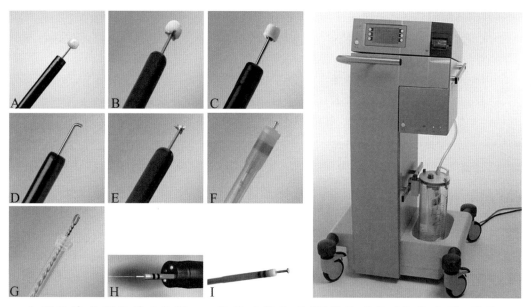

A:IT Knife;B:IT Knife 2;C:IT nano;D:Hook Knife;E:TT Knife;F:Dual Knife;G:Flex Knife;
H:Hybrid Knife I type;I:Hybrid Knife T type

图5-10　POEM常用内镜操作器械

(2)POEM手术操作步骤:包括黏膜下隧道入口的确定及切开、黏膜下隧道的建立、肌层的切开以及隧道入口的闭合四大步骤。

1)患者体位及准备:左侧卧位或右肩抬高头左偏的仰卧位;气管插管全身麻醉状态,心电血压氧饱和度监测;术中送气为$CO_2$,因为$CO_2$可以快速被机体吸收,可减少围手术期气体并发症发生。

2)隧道入口的确定及切开:不同术者根据隧道建立位置的不同,常选择不同的开口类型,原则上均需便于内镜出入隧道、降低操作难度及减少患者花费等。常用的开口类

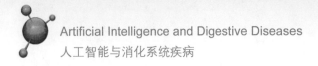
型包括纵开口、横开口和倒"T"形开口。使用倒"T"形开口时,该开口的横宽和纵长分别约为 0.5 cm 和 1.0 cm,形状上像一个倒写的字母"T"。倒"T"形开口具有以下优势:隧道口较宽,方便进镜及关闭创面;有利于隧道内气体排出,降低气体相关不良事件的发生率;减少关闭创面时钛夹使用数量。

3)隧道长度:分为标准隧道和短隧道,其中标准隧道的长度为 10～12 cm(EGJ 口侧端 8～10 cm,肛侧端 2～3 cm),适用于 LingⅠ型和 LingⅡa 型;短隧道长度为 7～8 cm(EGJ 口侧端 5～6 cm,肛侧端 2 cm),适用于 LingⅡc 型和 LingⅢ型。治疗 LingⅡc 型和Ⅲ型患者可使用短隧道法,其开口建立在相对平坦处,建立隧道后,可绕过"山脊",以避免迷失方向和误伤隧道黏膜。同标准隧道相比,短隧道具有相同的疗效,但可显著减少手术时间。

4)肌切开方式的类型:主要包括环行肌切开、全层肌切开、眼镜式肌切开、环行肌切开＋球囊塑形、渐进式全层肌切开。目前,临床上应用较为广泛的为全层肌切开和渐进式全层肌切开。全层肌切开指将狭窄部至贲门的环行肌及纵行肌全部切开;渐进式全层肌切开指从肌切开起点至隧道末端,肌切开的深度由浅入深,切开部分环行肌—切开全部环行肌—全层肌切开。渐进式肌切开的优势是在不影响 POEM 有效性的同时,降低了术后胃食管反流的发生率。

POEM 的推荐操作步骤如图 5-11 所示:①明确黏膜下注射位置:根据 AC 的 Ling 分型,选择标准隧道或短隧道,建议于食管后壁相对平坦处开始建立隧道(见图 5-10A)。②倒"T"形开口:注射亚甲蓝及生理盐水混合液形成液体垫后,建立倒"T"形开口(见图 5-10B)。③建立黏膜下隧道,自上而下边注射边剥离,剥离至 EGJ 下 2～3 cm,需防止隧道"打偏",及时进行电凝止血(见图 5-10C)。④渐近式肌切开:肌切开完成后,需确认胃镜通过贲门无阻力(见图 5-10D、E)。⑤封闭创面:由隧道的肛侧至口侧,对其出血点和小血管进行充分止血,吸尽隧道内气体和液体后,使用钛夹自肛侧至口侧依次封闭创面(见图 5-10F)。

术后处理:禁饮食 48～72 h,逐渐过渡到流质饮食。

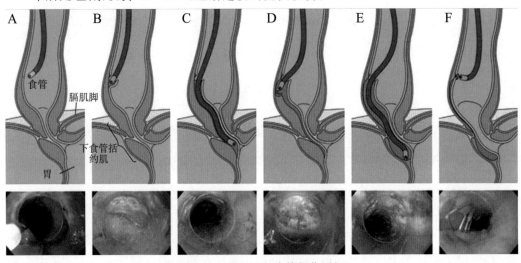

图 5-11　POEM 的内镜操作图解

(3)常见并发症及处理

1)黏膜损伤或穿孔:在建立黏膜下隧道的过程中,特别是越靠近贲门狭窄处越容易发生。据统计,损伤的发生率为 2.8%~4.8%,穿孔的发生率为 0.2%~0.7%。若在术中发现,可使用金属夹夹闭损伤的创面。若术中未发现而出现迟发性穿孔,则容易导致纵隔和(或)腹腔感染,可延长禁饮食、抗感染时间的保守治疗,或及时于内镜下再处理破损创面,必要时可外科会诊。

2)气体相关并发症:在切开肌层的过程中,气体容易透过破损的肌层弥散进入纵隔和皮下组织,诱发皮下气肿、纵隔积气,甚至气胸、气腹等,发生率分别为 7.5%、1.1%、1.2%和 6.8%左右,对轻度的气体并发症,如果术中使用 $CO_2$,则无须特殊处理,保守治疗即可好转。严重的纵隔气肿、气胸、血氧饱和度低于 90%者,需要及时胸外科会诊,必要时行胸腔穿刺闭式引流。

3)迟发性出血:发生率较低,为 0.2%~0.5%,根据出血轻重,患者可有剧烈胸痛,出血后容易发生感染,继而出现发热。

4)感染:POEM 并不是无菌操作,可能发生隧道内感染、纵隔感染,以及肺部感染等。因此,一般术后需要预防性应用抗生素 1~2 天。严重的感染可能与黏膜完整性遭到破坏或隧道内出血有关,应注意及时发现。

5)消化道瘘:较少见,除非黏膜层破损未被及时发现。因此,应尽量避免术中对食管黏膜层的损伤。如果发生严重的瘘,则需要应用食管金属支架封闭瘘口。

6)胃食管反流病:属于 POEM 术后较为常见的并发症,异常酸暴露的发生率高达 39%~47%,存在返流症状的占 8.5%~19%。出现胃食管返流可考虑口服胃酸抑制剂。严重的返流则需要内镜下贲门缩窄治疗。

5.食管切除术

手术食管切除术是一种根治性外科手术,被认为是长期贲门失弛缓症病例的最后治疗选择,这种情况很少见,估计发生在 2%~5%的病例中。终末期贲门失弛缓症通常涉及食管管状结构的病理性明显扩张,甚至形成乙状结肠或巨食管。尽管 POEM 或 LHM 仍然可以考虑并成功地应用于治疗这一类终末期贲门失弛缓症,但根治性食管切除术可能是改善患者营养状况、缓解症状并改善其总体表现和质量的最终手段。

6.治疗决策和结果预测因素

贲门失弛缓症治疗选择的考虑主要取决于贲门失弛缓症亚型、临床表现、患者的年龄和健康状况等。近 10 年的数据表明,贲门失弛缓症的类型与治疗后的临床结果之间存在明显关联。气囊扩张的疗效在Ⅱ型贲门失弛缓症中非常出色,但在Ⅲ型贲门失弛缓症中显著降低至 40%。而 POEM 对Ⅲ型患者的治疗成功率很高,达到 98%。一项随访研究显示,LHM 的 6 个月和 6 年有效率分别是 89%和 57%。相对于 LHM,POEM 的价值可以通过内窥镜方法实现肌切开术,更加微创化。在评价贲门失弛缓症的治疗结果时,主要参考患者报告的主观症状是否缓解,通常是应用 Eckardt 评分。尽管 Eckardt 评分在临床实践中得到广泛应用,但有效性仍需通过大量临床试验进行验证。目前,大多数试验将 Eckardt 评分大于 3 或症状减少不足 50%视为治疗失败。然而,我们应认识到该工具仍存在一些局限性,包括患者之间的主观症状感知可能不一致。这也可能具有误导性,应用 Eckardt 评价症状发生的核心的频率和时间间隔尚未客观确定,贲门失弛缓症症状也可能是由贲门失弛缓症以外的病理因素引起的。

（四）康复

90%的贲门失弛缓症患者经治疗后可恢复正常饮食,生活质量明显改善。但该病仍可能随时间推移而复发,需要重复治疗。因此,治疗后的患者应定期随访,治疗后1～3个月应用 Eckardt 评分评估,评分大于 3 分提示症状复发,可进一步行食管造影评估食管排空。治疗后的患者也可能发生胃食管反流,出现胃食管反流的患者,可按需口服抑制胃酸和促胃肠动力药物控制症状,也可选择贲门内镜下治疗,推荐选择贲门缩窄术（clip band ligation anti reflux therapy, CBLART）。该术式为在胃食管连接部行黏膜圈套套扎,黏膜逐渐坏死后脱落,形成瘢痕收缩,以达到贲门缩窄、防治反流的目的。

## 三、医工交叉应用的展望

近年来,随着工科技术的飞速发展,贲门失弛缓症的诊断和治疗进入了一个新的阶段。贲门失弛缓症是一种长期存在的疾病,由于对其认识和管理方面的革命性进展,在过去的 20 年中引起了研究者极大的兴趣。阻抗 HRM 的引入,以及芝加哥分类的构建及其在临床实践中的实施,极大地丰富了我们对食管和 LES 功能的理解,并最终基于不同的测压模式将贲门失弛缓症分为三种不同的类型。此外,EndoFLIP 新的测压技术研究中改进的方法增加了我们的知识,这些方法补充了特定临床场景中的 HRM。将 POEM 引入治疗库,极大地改变了对贲门失弛缓症治疗的态度。POEM 程序似乎很有希望,其结果可与 LHM 和充气球囊扩张等传统手术相媲美。尽管如此,仍需要更多的前瞻性研究来确定 POEM 的长期疗效和安全性。贲门失弛缓症的治疗选择应根据临床和测压因素进行调整。

（一）如何更容易地建立黏膜下隧道?

在 POEM 手术的过程中,成功建立黏膜下隧道是第一个难点,特别是对于食管扩张明显、乙状结肠型食管以及黏膜下层纤维化的患者。除了提高操作技巧,优化位置选择外,透明帽的改进可能会在进入黏膜下层的过程中发挥重要作用。普通透明帽是恒径的,改进的透明帽则是一种逐渐变细的锥形帽,在进入隧道口时会更容易（见图5-12）。

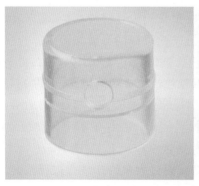
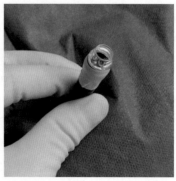

图 5-12　POEM 手术透明帽的改进

### (二)设计可定长度的切开刀,提高切开效率

不同患者食管壁肌层的厚度有所不同,在 POEM 手术肌层切开时,切开刀长度会影响操作的过程。如果选择较短的切开刀去切开较厚的肌层(如 1.5 mm 刀头切 3~4 mm 的肌层),切开效率则会变低;反之,如果选择较长的刀切较薄的肌层(如选择长 4.5 mm 钩刀切),则有直接切穿食管壁外膜的风险。因此,如果能研发出可控长度的切开刀,将有望进一步提高 POEM 手术的效率和安全性。

### (三)人工智能在 POEM 手术中的应用

人类正处于人工智能和计算机视觉(computer vision,CV)革命之中。CV 是 AI 的一个子领域,它教会计算机不仅可以"看到"图像,还可以理解其内容。2012 年,Krizhevsky 设计了一种新的神经网络架构,可以通过计算机硬件模拟人对图像进行处理,进而引发 CV 革命。自从这一发现出现以来,医学领域已涌现出大量 CV 应用,所发布的算法的性能水平甚至可与病理学家、放射科医生和皮肤科医生媲美。

然而,手术中的 CV 取得的进展相对较少,因为手术视频中的信息量巨大以及教授 AI 算法手术工作流程存在较大困难。外科界目前的努力集中在外科视频中的自动识别阶段。主要是腹腔镜手术领域适合 CV 分析,因为其手术视频容易获得且视野稳定,如 CV 已在胆囊切除术(准确率 86.7%)、袖状胃切除术(准确率 85.6%)和乙状结肠切除术(准确性 91.9%)中获得较大进展。

通过将收集的 POEM 视频进行分阶段标记(①黏膜下注射;②黏膜切开;③进入黏膜下隧道;④肌切开;⑤黏膜隧道口闭合),创建了一个 CV 模型"POEMNet"。它是通过训练 30 个视频得到的深度学习计算机视觉模型,通过结合卷积神经网络和长短期记忆,在提取有价值的图像特征的同时,还可以对图像序列进行分析和识别。通过进一步测试,POEMNet 模型的整体识别准确率为 87.6%(95%CI 87.4%~87.9%)。该测试结果令人满意,提示这种基于深度学习的计算机视觉方法可以很好地应用于内窥镜手术过程。随着不断改进,AI 可以为 POEM 术中决策支持和术后风险预测提供强有力的支持。

表 5-4　POEM 操作视频的五个阶段,代表性图片和起始、终止点的描述

| 阶段 | 代表性图片 | 描述 |
| --- | --- | --- |
| 黏膜下注射 | | 开始:注射针接触黏膜<br>结束:注射针退出黏膜 |
| 黏膜切开 | | 开始:电刀切除黏膜<br>结束:黏膜切开完成 |

续表

| 阶段 | 代表性图片 | 描述 |
|------|-----------|------|
| 黏膜下隧道 | | 开始:电刀接触黏膜下层<br>结束:不再使用电切 |
| 肌切开 | | 开始:电刀开始接触肌层<br>结束:不再使用电切 |
| 关闭黏膜切口 | | 开始:第一个夹子接触黏膜切口<br>结束:最后一个夹子使用完毕 |

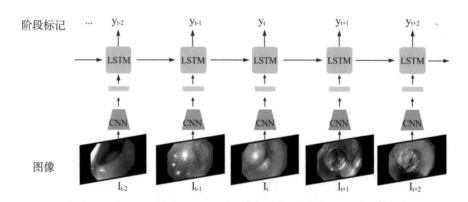

图 5-13　AI 判断 POEM 不同手术阶段

注:CNN(结合卷积神经网络);LSTM(长短期记忆)。

<br>

※ 拓展阅读 ※

# 贲门失弛缓症 POEM 手术的发展

贲门失弛缓症最早由 Thomas William 于 1672 年发表文献进行描述,距今已 300 余年。1937 年,Lendrum 认为该病症可能是 LES 松弛障碍所致,并将其命名为"achalasia"。POEM 手术于 2008 年由日本的井上晴洋教授首创并应用于临床。2010 年,上海中山医院内镜中心的周平红教授完成我国首例 POEM 手术,该中心至今已成功完成 POEM 手术 2800 余例,成为世界上完成病例数量最多的中心,并不断优化手术流程,拓宽了 POEM 的治疗适应证,承担了世界一半以上最具难度的 POEM 手术。POEM 手术取代传统外科手术,成为了贲门失弛缓症治疗的"金标准"。上海中山医院内镜中心不断举办 POEM 国际培训班和国家级继续教育学习班,吸引了大批欧美国家知名医院的专家来医院进修学习。周平红教授领衔的团队,完成项目"内镜微创治疗食管疾病技术体系的创建与推广",荣获国家科学技术进步奖二等奖。随着内镜技术的发展,POEM 手术方式不断得到改良。2014 年,由刘冰熔教授首次开创三步法 LiuPOEM 术式,通过一次多点纵向黏膜下注射建立连续性长柱状水垫,并于黏膜切口下方直接切开肌层直至胃底,从而省去了建立黏膜下隧道的时间。此外,我国专家胡兵教授开创了开放式 POEM(OPEM-POEM),即不进行黏膜下隧道建立,直接切开食管贲门壁全层,通过精准的控制,在不明显增加手术并发症的基础上,大大缩短了手术时间。总之,POEM 技术的开创与发展,成为了贲门失弛缓治疗划时代的突破,我国研究者开创性的探索,使得中国内镜微创技术开始行走于世界前列,越来越精准,为世界内镜微创领域的创新和推广做出了巨大贡献。

## 参考文献

[1]中华医学会消化内镜学分会超级微创协作组,中国医师协会内镜医师分会,北京医学会消化内镜学分会.中国贲门失弛缓症诊治专家共识(2020,北京)[J].中华消化内镜杂志,2021,38(4):256-275.

[2]郭洁,时昭红,陈建德.EndoFLIP 技术在胃食管反流病中的应用进展[J].中华胃食管反流病电子杂志,2016,3(1):3.

[3]STAVROPOULOS S N,FRIEDEL D,MODAYIL R,et al. Diagnosis and management of esophageal achalasia[J].BMJ,2016,354:i2785.

[4]PANDOLFINO J E,GAWRON A J. Achalasia:A systematic review[J].JAMA,2015,313(18):1841-1852.

[5]VAEZI M F,PANDOLFINO J E,YADLAPATI R H,et al. ACG clinical guidelines:Diagnosis and management of achalasia[J].Am J Gastroenterol,2020,115(9):1393-1411.

[6]MARI A,ABU BAKER F,PELLICANO R,et al. Diagnosis and management of achalasia:Updates of the last two years[J].J Clin Med,10(16):3607.

[7]OUDE N R,ZANINOTTO G,ROMAN S,et al. European guidelines on achalasia:United European Gastroenterology and European Society of Neurogastroenterology and Motility recommendations[J].United European Gastroenterol J,2020,8(1):13-34.

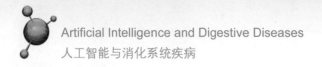

[8]CHAN S S. Endoscopic botulinum toxin injection: Benefit and limitation[J]. Gastrointestinal Intervention, 2014, 3(1):19-23.

[9] BOECKXSTAENS G E, ZANINOTTO G, RICHTER J E. Achalasia[J]. Lancet,2014,383(9911):83-93.

[10]KAVOUSI Y. Minimally invasive heller myotomy[M].Cham:Springer,2020.

[11]TEITELBAUM E N, SWANSTROM L L. Submucosal surgery: Novel interventions in the third space[J]. Lancet Gastroenterol Hepatol, 2018,3(2):134-140.

[12]ASGE Technology Committee, MAPLE J T, ABU DAYYEH B K, et al. Endoscopic submucosal dissection[J]. Gastrointest Endosc, 2015,81(6):1311-1325.

[13]MAROM G, JACOB H, BENSON A, et al. The POEM bottom-up technique for achalasia[J]. Surg Endosc, 2021,35(11):6117-6122.

[14]HIRANO I, PANDOLFINO J E, BOECKXSTAENS G E. Functional lumen imaging probe for the management of esophageal disorders: Expert review from the clinical practice updates committee of the AGA institute[J]. Clin Gastroenterol Hepatol, 2017,15(3):325-334.

[15]WARD T M, HASHIMOTO D A, BAN Y, et al. Automated operative phase identification in peroral endoscopic myotomy[J]. Surg Endosc,2021,35(7):4008-4015.

（王鹏）

# 第六章 慢性胃炎

## 学习目的

1. 了解慢性胃炎的定义、病因、发病机制。
2. 熟悉慢性胃炎的分类、临床表现和预后。
3. 熟悉慢性胃炎相关医工结合的现状及进展。
4. 掌握消化内镜、病理组织学检查对慢性胃炎诊断的价值。
5. 了解慢性胃炎的治疗和预防。

## 案例

患者男性,52 岁,因工作原因常需外出应酬,场合性饮酒 20 余年,吸烟 32 年,每天约吸 10 支烟,因"上腹部隐痛,合并腹胀、餐后饱胀感 2 年"就诊于消化内科门诊。

目前情况:两年前无明显诱因出现上腹部隐痛,为阵发性,无明显节律性,并有腹胀、餐后饱胀感,无反酸、烧心,无恶心、呕吐,无腹泻、便秘,间断服用奥美拉唑、中药等治疗后症状稍缓解。患者自述 13 年前其父亲因"胃癌"去世。

专科查体:腹部平坦,腹壁无静脉曲张,无胃肠型及蠕动波,腹软,上腹部压痛,无反跳痛,肠鸣音正常,约 4 次/分。

为明确诊断并排除早癌,接诊医生建议患者行放大内镜检查。检查前空腹至少 8 小时,检查前 20 分钟口服黏膜表面麻醉剂和去泡剂,检查前 10 分钟肌内注射解痉药物。因显微内镜检查需应用荧光造影剂,故术前对患者进行过敏试验,排除过敏及肝肾功能受损。准备好静脉通路,行荧光素钠静脉过敏试验,将荧光素钠稀释至 2%,1 mL 缓慢推注后观察 15 分钟,确定患者无过敏反应后行共聚焦内镜检查。

微探头式共聚焦显微内镜(probe-based CLE,pCLE,见图 6-1)可与普通内镜、高清内镜、电子染色内镜等光学内镜联合应用,故先行普通内镜检查,发现可疑病灶后静脉注射 10%荧光素钠 5～10 mL,经内镜活检通道插入 pCLE 微探头,将探头轻置于观察黏膜的表面,开启共聚焦扫描功能进行显微成像。检查过程中,操作者于普通内镜显示屏直视病变和微探头的位置,随时调整合适方位。在扫描过程中,用水冲洗胃黏膜表面,避免污染伪影的存在。同时,在检查过程中采用基于深度卷积神经网络(deep convolutional neural network,DNCC)研发的综合胃镜智能质控系统对胃镜观察的完整度、胃黏膜的可视度进行实时监测,以全面提升胃镜检查的质量(见图6-2)。

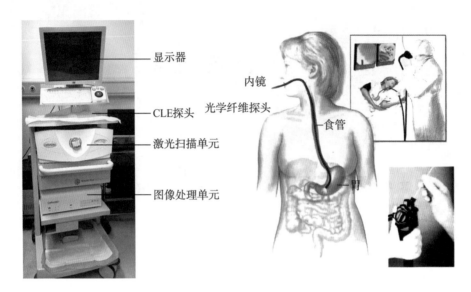

图 6-1　pCLE 系统的组成

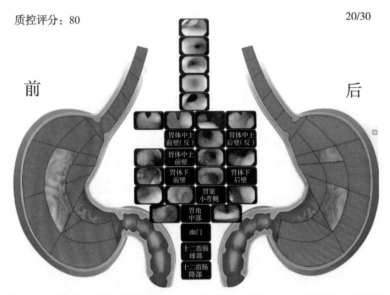

图 6-2　智能质控系统识别胃镜扫查部位后可对胃镜扫查地图进行自动填充

内镜医生观察到患者的胃角有散在小片状凹陷,CLE 可见胃小凹数目减少,开口明显扩张;细胞排列整齐,极性可;血管形态规则,荧光素钠轻度渗出。其余黏膜充血水肿,红白相间,呈花斑样改变。胃窦大弯侧可见一大小约 0.8 cm 的黏膜凹陷,CLE 可见细胞间隙明显增宽,胃小凹数目减少,开口明显扩张;细胞排列整齐,极性可;血管形态规则,荧光素钠轻度渗出,取活检一块。胃窦小弯侧可见散在隆起糜烂,CLE可见胃小凹数目减少,开口明显扩张;上皮细胞间可见散在杯状细胞;细胞排列整齐,极性可;血管形态规则,荧光素钠轻度渗出。其余黏膜充血水肿,红白相间,呈花斑样改变,蠕动好。幽门黏膜光滑,幽门口圆,蠕动规律(见图6-3、图6-4)。

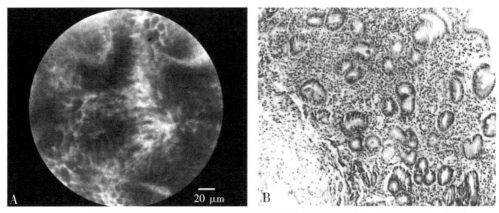

A:pCLE下胃黏膜炎症表现,可见细胞间隙明显增宽,伴荧光素渗出和胃小凹开口扩张;
B:胃黏膜炎症相应的组织学图像,可见明显的淋巴细胞浸润

图6-3  胃黏膜炎症 pCLE 和病理组织学图像

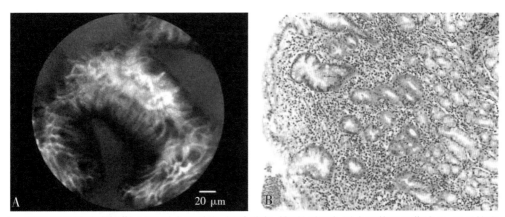

A:pCLE 显示胃黏膜损伤,可见胃小凹稀疏、间质增宽、排列不规则,胃小凹数目显著减少,开口扩张,伴荧光素渗出;B:胃黏膜萎缩相对应的组织细胞学,可见固有腺明显减少,在黏膜间质分布稀疏,较多淋巴细胞浸润

图6-4  萎缩性胃炎 pCLE 和病理组织学图像

　　共聚焦显微内镜检查的术后处理同普通胃镜检查,检查结束后嘱患者两小时内禁食、禁饮。

　　病理报告:(胃窦小弯)慢性萎缩性胃炎轻度。慢性炎症(＋＋),活动性(＋),萎缩(＋＋),肠化(＋),异型增生(－),Hp(＋＋),淋巴滤泡(＋)。

　　结合患者的胃镜结果和病理报告,接诊医生明确诊断其为"慢性萎缩性胃炎活动期伴幽门螺杆菌感染"。幽门螺杆菌(Helicobacter pylori,H.pylori 或 Hp)感染是慢性胃炎最主要的病因,目前已有较多研究发现,Hp 感染有促进慢性萎缩性胃炎发展为胃癌的作用,根除 Hp 可以明显缓解癌前病变的进展,减少胃癌发生的风险。经过与患者充分沟通之后,患者知道了 Hp 感染的危害以及根除 Hp 的必要性,同意接受幽门螺杆菌根除治疗。目前,幽门螺杆菌根除治疗方案为铋剂四联方案,即"1 种质子泵抑制剂(奥美拉唑等)+1 种铋剂(枸橼酸铋钾等)+2 种抗菌药物(克拉霉素、阿莫西林、甲硝唑等)",疗程为 10~14 天。

接受 Hp 根除治疗 6 周后,患者回医院复查$^{13}$C-尿素呼气试验,结果为阴性,证实 Hp 根除成功。据患者说,他的症状也改善了很多。但患者有胃癌的家族病史,且胃黏膜已经出现腺体萎缩和肠上皮化生,如果不进行有效的控制,会进一步向异型增生演变,继而进展为早期胃癌。接诊医生提醒患者不能掉以轻心,必须戒烟戒酒,摒弃不良的饮食习惯,避免再次感染 Hp 并定期复查胃镜,患者欣然应允。

医工结合点:共聚焦激光显微内镜是在共聚焦激光显微镜这项技术上发展起来的,其高分辨率和活细胞成像技术使建立与病理诊断等价的实时在体成像诊断体系成为可能,它使我们在内镜检查过程中能够对消化道黏膜层进行实时光学活检,取得近乎等同于病理学的诊断图像。同时,也可以在其引导下进行导向性活检,避免多部位多块活检造成的较大黏膜创伤和检查费用上升。

**思考题**

除了上述案例中提到的共聚焦内镜和综合胃镜智能质控系统,还有哪些医工结合的进展为慢性胃炎的诊断提供了便利?

## 案例解析

### 一、疾病概述

#### (一)正常胃黏膜

1.胃黏膜的结构

正常胃黏膜表面有许多浅沟交织成网状,将其分成许多直径为 2~6 mm 的胃小区。胃黏膜上皮向固有层凹陷,形成约 350 万个开口不规则的胃小凹,平均宽度约为 70 mm,深约 200 mm,其底部与 1~7 条胃腺体相通,不同部位胃小凹的形态不尽相同(见图 6-5)。

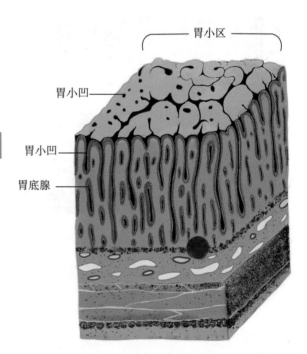

图 6-5　胃底与胃体部立体模式图

2.胃黏膜的普通及放大内镜像

胃黏膜固有层内有紧密排列的大量管腺，根据所在部位和结构的不同，分为胃底腺、贲门腺和幽门腺（见图6-6）。正常胃黏膜存在规则的微表面结构（MS）和微血管结构（MV），正常胃体部黏膜可见存在于黏膜上皮下的集合静脉白光内镜下规则排列的微小红点，称为"集合细静脉的规则排列"（regular arrangement of collecting venules，RAC），放大内镜下可见集合静脉为鸟爪样血管，其周围形成毛细血管网，恰似将胃小凹连接起来（见图6-7、图6-8）。组织学上既无炎症又无萎缩的正常胃底腺黏膜，腺管密度高，胃小凹宽度非常小，窄带成像（narrow-band imaging，NBI）放大观察时，胃小凹呈黑点，更易于观察（见图6-9）。

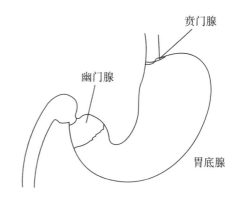

图6-6　正常胃的胃底腺黏膜、幽门腺黏膜和贲门腺黏膜的分布

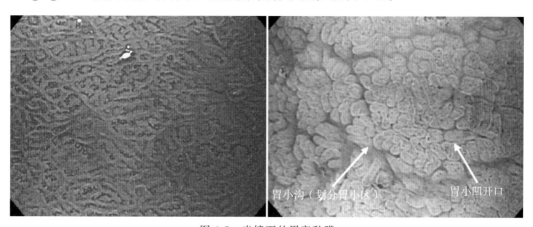

图6-7　光镜下的胃窦黏膜

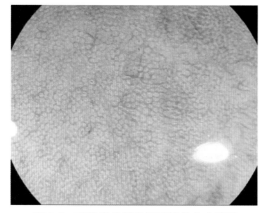

图6-8　正常胃的胃底腺区域放大内镜像

注：正常胃底腺结构为腺管开口呈蜂窝样，周围围绕网状毛细血管，可见集合静脉。

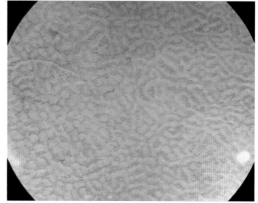

图6-9　正常胃的胃底腺区域NBI放大像

注：正常幽门腺结构为腺管开口呈沟槽样，内部见线圈样毛细血管网。

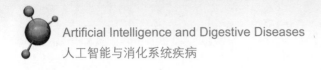

（二）慢性胃炎的定义

慢性胃炎是由多种病因引起的慢性胃黏膜炎症病变，本质是胃黏膜上皮反复受到损害使黏膜发生改变，最终导致不可逆的胃固有腺体萎缩甚至消失。该病易反复发作，不同程度地影响患者生命质量。

（三）流行病学

大多数慢性胃炎患者缺乏临床表现，因此难以获得在自然人群中的确切患病率。慢性胃炎发病率在不同国家与地区之间存在较大差异，其发病率与幽门螺杆菌感染的流行病学重叠，并随年龄增长而增加，特别是中年以上人群更为常见。

（四）病因和发病机制

1.幽门螺杆菌感染

幽门螺杆菌感染是慢性胃炎最主要的原因，Hp 主要定植于胃型上皮，如胃黏膜、十二指肠黏膜的胃型上皮化生区、食管的胃型上皮化生区（Barrett 食管）。此菌常见于黏膜表面或胃小凹内，它不侵入黏膜内腺体，在肠上皮化生区也无此菌。目前，研究者认为 Hp 感染与慢性胃炎、消化性溃疡有关，与胃癌和胃恶性淋巴瘤的发生可能有一定关系。流行病学提示存在以下可能性，即 Hp 感染—慢性胃炎—胃黏膜萎缩—肠上皮化生—上皮内瘤变—胃癌。

2.十二指肠-胃反流

十二指肠-胃反流与各种原因引起的胃肠道动力异常、肝胆道疾病及远端消化道梗阻有关。长期反流可导致胃黏膜慢性炎症。

3.药物和毒物

服用非甾体类抗炎药（non-steroidal anti-inflammatory drugs，NSAIDs）/阿司匹林或 COX-2 选择性抑制剂，是反应性胃病的常见病因。许多毒素也可能损伤胃，其中酒精最为常见。迅速摄入酒精后，内镜下常表现为黏膜下出血，活检不伴明显黏膜炎症。酒精和 NSAIDs 联合作用将对胃黏膜产生更强的损伤。

4.自身免疫

胃体腺壁细胞除分泌盐酸外，还分泌一种黏蛋白，称为内因子。它能与食物中的维生素 $B_{12}$（外因子）结合形成复合物，使之不被酶消化；到达回肠后，维生素 $B_{12}$ 得以吸收。当体内出现针对壁细胞或内因子的自身抗体时，自身免疫性的炎症反应导致壁细胞总数减少、泌酸腺萎缩、胃酸分泌降低；内因子分泌减少可导致维生素 $B_{12}$ 吸收不良，出现巨幼细胞贫血，称之为恶性贫血。本病在北欧发病率较高，我国少有报道。

5.饮食和环境因素

进食过冷、过热以及粗糙、刺激性食物等不良饮食习惯可致胃黏膜损伤。流行病学研究显示，饮食中高盐和缺乏新鲜蔬菜水果与胃黏膜萎缩、肠化生以及胃癌的发生密切相关。

6.年龄因素

老年人胃黏膜可出现退行性改变，而且 Hp 感染率较高，使胃黏膜修复再生功能降低，炎症慢性化，上皮增殖异常及胃腺体萎缩。

7.其他

感染性、淋巴细胞性、肉芽肿性胃炎和其他自身免疫性疾病累及所致的胃炎则较为少见。

（五）组织病理学

不同病因所致的胃黏膜损伤和修复过程中产生的慢性胃炎组织学变化主要包括炎症、萎缩、化生、异型增生等。

1.炎症

炎症是指以淋巴细胞、浆细胞为主的慢性炎症细胞浸润，基于炎症细胞浸润的深度分为轻、中、重度。由于 Hp 感染常呈簇状分布，胃窦黏膜炎症也有多病灶分布的特点，也常有淋巴滤泡出现。炎症的活动性是指中性粒细胞出现，它存在于固有膜、小凹上皮和腺管上皮之间，严重者可形成小凹脓肿。

2.萎缩

病变扩展至腺体深部，腺体破坏、数量减少，固有层纤维化。根据是否伴有化生而分为非化生性萎缩及化生性萎缩。以胃角为中心，波及胃窦及胃体的多灶萎缩发展为胃癌的风险增加。

3.化生

长期慢性炎症使胃黏膜表层上皮和腺体被杯状细胞和幽门腺细胞取代，其分布范围越广，发生胃癌的危险性越高。胃腺化生分为两种：①肠上皮化生：以杯状细胞为特征的肠腺替代了胃固有腺体。②假幽门腺化生：泌酸腺的颈黏液细胞增生，形成幽门腺样腺体，它与幽门腺在组织学上一般难以区别，需根据活检部位做出判断。判断肠上皮化生的危害大小要分析其范围、程度，必要时参考肠上皮化生分型。

4.异型增生

异型增生又称"不典型增生"，指细胞在再生过程中过度增生和分化缺失，增生的上皮细胞拥挤、有分层现象、核增大、失去极性，有丝分裂象增多，腺体结构紊乱。世界卫生组织国际癌症研究协会推荐使用的术语是上皮内瘤变；低级别上皮内瘤变包括轻度和中度异型增生，而高级别上皮内瘤变包括重度异型增生和原位癌。异型增生是胃癌的癌前病变，轻度者常可逆转为正常；重度者有时与高分化腺癌不易区别，应密切观察。

在慢性炎症向胃癌发展的进程中，胃癌前情况包括萎缩、肠上皮化生和异型增生等。我国临床医生通常将其分为胃癌前状态（即胃癌前疾病：伴有或不伴有肠上皮化生的慢性萎缩性胃炎、胃息肉、胃溃疡和残胃及肥厚性胃炎）和癌前病变（即异型增生）两部分。

（六）临床表现

大多数患者无明显症状，即便有症状也多为非特异性，可表现为中上腹不适、饱胀、钝痛、烧灼痛等，也可呈食欲缺乏、嗳气、泛酸、恶心等消化不良症状。症状的轻重与胃镜和病理组织学所见不成比例。体征多不明显，有时上腹轻压痛。恶性贫血者常有全身衰弱、疲软，可出现明显的厌食、体重减轻、贫血，一般消化道症状较少。NSAIDs/阿司匹林所致者多数症状不明显，或仅有轻微上腹不适或隐痛。危重病应激者症状被原发疾病所掩盖，可致上消化道出血，患者可以突然呕血和（或）黑便为首发症状。

（七）并发症

1.上消化道出血

慢性胃炎伴有胃黏膜糜烂时可以出现黑便,甚至呕血。

2.消化性溃疡

胃窦为主的胃炎,常有较高的胃酸分泌水平,易发生十二指肠溃疡;胃体为主的胃炎,胃黏膜屏障功能下降,发生胃溃疡的可能性增加。

3.胃癌

慢性胃炎患者,尤其是伴有 Hp 持续感染者,少数可逐渐出现萎缩、肠化生、异型增生,有一定的胃癌发生风险。胃体为主的萎缩性胃炎患者,尤其是程度严重者,胃癌发生风险显著增加。

（八）分类

慢性胃炎的分类方法众多,如基于病因可将慢性胃炎分成 Hp 胃炎和非 Hp 胃炎两大类;基于内镜和病理诊断可将慢性胃炎分为萎缩性和非萎缩性胃炎两大类;基于胃炎分布可将慢性胃炎分为胃窦为主胃炎、胃体为主胃炎和全胃炎三大类。悉尼分类(见表6-1)根据病变发生的部位、引起的原因和形态学特征,将慢性胃炎分为自身免疫性胃炎(A 型胃炎)、Hp 感染性胃炎(B 型胃炎)和化学损伤性胃炎(C 型胃炎)。

表6-1　慢性胃炎的悉尼分类

| 类型 | 病因 | 发病机制 | Hp 检出率 |
|---|---|---|---|
| A | — | 自身免疫 | 6%～16% |
| B | 幽门螺杆菌 | 细菌感染 | 90% |
| C | 胆汁反流、酒精、NSAIDs 等 | 化学损伤 | 10% |

二、疾病预防、诊断、治疗、康复

（一）预防

1.一级预防

(1)在一般人群中开展健康教育,使其建立良好的生活和饮食习惯,如避免暴饮暴食,避免辛辣刺激食物,少吃熏制、腌制、富含亚硝酸盐和硝酸盐的食物,避免长期大量饮酒、吸烟,避免浓茶、咖啡,多食用新鲜水果、蔬菜。

(2)保持身心健康,保持积极乐观的心理状态,生活规律,保证充足的睡眠。

(3)Hp 主要通过人与人密切接触的口-口或粪-口途径传播,应提倡公筷及分餐制,减少感染 Hp 的机会。

2.二级预防

二级预防指将慢性萎缩性胃炎、肠上皮化生、异型增生、一级亲属中患有胃癌的危险人群纳入管理,定期随访。对于低叶酸水平患者,可适量补充叶酸,改善慢性萎缩性胃炎的状态。Hp 感染者应给予根除治疗,选择最有效的根除方案和规范治疗有助于提高初次治疗的根除率。

3.三级预防

对于慢性胃炎患者,应指导合理用药,控制症状。对于 Hp 感染的慢性胃炎患者,根除治疗后应遵医嘱复诊,慎用对胃黏膜有损伤的药物。对于伴有上皮内瘤变或早期癌变,需内镜下治疗的慢性胃炎患者,应根据具体情况定期随访。对于伴有中、重度萎缩和肠化生或上皮内瘤变的慢性胃炎患者,要定期行内镜检查随诊。

(二)诊断

胃镜及组织病理学活检是慢性胃炎诊断和鉴别诊断的主要手段,仅依靠临床表现不能确诊。

1.临床表现

慢性胃炎无特异性临床表现,多数无明显症状,有症状者的主要表现依次为上腹痛、腹胀、餐后饱胀和早饱感,近 1/3 的患者有上述两个以上症状并存,与消化不良症状谱类似,部分还伴有焦虑、抑郁等精神心理症状。

2.内镜检查

上消化道内镜检查是诊断慢性胃炎最主要的方法,对评估慢性胃炎的严重程度及排除其他疾病具有重要价值。多数慢性胃炎的基础病变都是炎性反应(充血、渗出)或萎缩,因此,将慢性胃炎分为慢性萎缩性胃炎及慢性非萎缩性胃炎有利于与病理诊断相统一。慢性非萎缩性胃炎内镜下可见黏膜红斑、黏膜出血点或斑块、黏膜粗糙伴或不伴水肿、充血渗出等基本表现。慢性萎缩性胃炎内镜下表现为黏膜变薄,相应出现胃体小弯的皱襞消失,透见网状、树枝状血管,出现黏膜褪色表现,内镜下可辨认萎缩界线。靛胭脂对比法、窄光谱成像(NBI)、自体荧光成像(AFI)等图像增强技术对慢性胃炎的诊断也很有帮助。

3.胃炎的内镜下表现

(1)萎缩:根据血管的透见判定内镜下萎缩,充分送气,观察萎缩的程度与范围。在组织学上,胃黏膜固有腺的减少称为萎缩,其原因为 Hp 感染,炎症导致上皮细胞脱落亢进。萎缩在内镜下表现为黏膜红白相间,以白相为主,有时可见明显的萎缩界线;皱襞变平甚至消失,充气状态下可透见变薄后的黏膜下血管;萎缩黏膜大多伴有胃小凹上皮增生,可伴有黏膜颗粒或结节状等表现(见图 6-10)。

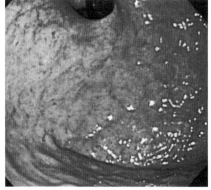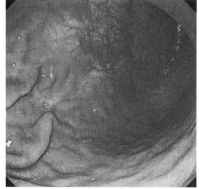

图 6-10　胃炎的内镜下表现

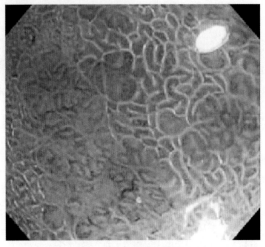

图 6-11　萎缩性胃炎 NBI

NBI 内镜下表现为胃小凹排列紊乱，微血管排列形态多变，黏膜下集合小静脉减少或消失（见图 6-11）。非 Hp 感染者极少见到萎缩，除菌后，组织上萎缩改善较明显，但内镜下未见改善（血管透见像无变化）的病例也不少见。

（2）肠上皮化生：内镜可见以黏膜萎缩区域为中心的灰白色黏膜，典型表现为主要位于幽门胃窦部的灰白色扁平隆起（见图 6-12）。这种特异性肠上皮化生随着萎缩性胃炎的发展，也可散见于胃体部黏膜。

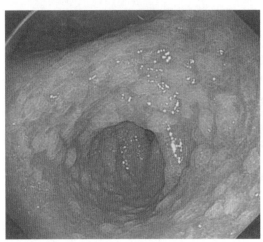
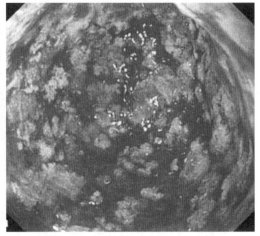

图 6-12　肠上皮化生在内镜下表现为胃窦的灰白色隆起

一方面，内镜下肠上皮化生也可见到并不呈石板样、米粒散布型、米雪样颗粒型等典型扁平隆起表现的灰白色黏膜。由于内镜下的肠上皮化生也可见于 Hp 除菌后的胃黏膜，故肠上皮化生并非仅见于 Hp 感染中的病例，也见于既往有 Hp 感染史的病例。

上述内镜下的灰白色部位，活检往往见到组织学肠上皮化生，因此可将其作为肠上皮化生的内镜表现。然而，有研究者认为灰白色隆起以外的黏膜也可见到组织学上的肠上皮化生。因此，包括完全性、不完全性在内的所有组织学上的肠上皮化生，很难通过内镜观察加以诊断。

作为图像增强内镜（image enhanced endoscopy，IEE）的 NBI 可见到胃黏膜上皮边缘的淡蓝色镶边（light blue crest），与组织学上的肠上皮化生有关（见图 6-13）。另外，在内镜下肠上皮化生的灰白色黏膜处，NBI 可见胃黏膜窝间部的白色不透明物质（WOS）。

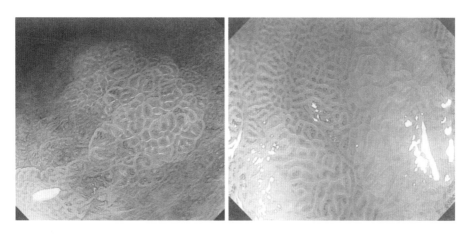

图 6-13  WOS

4.组织病理学检查

组织病理学检查对慢性胃炎的诊断至关重要,应根据病变情况和需要进行活检。临床实践时可取2～3块活组织,分别在胃窦、胃角和胃体部位进行活检。进行科学研究时则应参照新悉尼标准(见图 6-14),在胃窦和胃体各取 2 块活组织,胃角取 1 块活组织;可疑病灶处另外多取活组织进行检查。病理切片的观察应采用"直观模拟评分法",观察内容包括 5 项组织学变化和 4 个分级,5 项组织学变化即 Hp 感染、慢性炎症反应(淋巴细胞、浆细胞和单核细胞浸润)、活动性(中性粒细胞浸润)、萎缩(固有腺体减少)及肠化生;4 个分级为无、轻度、中度和重度(0、＋、＋＋、＋＋＋)。临床医师可结合病理结果和内镜所见做出病变范围与程度的判断。

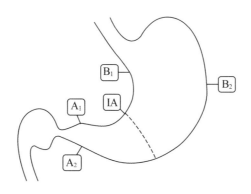

图 6-14  新悉尼系统的 5 点取材

注:$A_1$～$A_2$ 为胃窦两块组织取材点,分别取自距幽门 2～3 cm 处的大弯和小弯,黏液分泌腺;IA 为胃角小弯 1 块组织取材点,为早期萎缩及肠上皮化生好发部位;$B_1$～$B_2$ 为胃体 2 块组织取材点,分别取自距贲门 8 cm 的大弯(胃体大弯中部)和距胃角近侧 4 cm 的小弯,泌酸腺。

5.实验室检查

(1)Hp 检测:常用的 Hp 检测方法分为侵入性和非侵入性两种。侵入性方法需要通过胃镜获取胃黏膜标本进行检测,主要包括快速尿素酶试验、胃黏膜组织切片染色镜检及细菌培养等。非侵入性方法以[13]C-尿素呼气试验(Hp-ureabreath test,Hp-UBT)或[14]C-尿素呼气试验为首选,是评估根除治疗后结果的最佳方法,目前已广泛应用,但需避免抗菌药物、铋剂、抑酸药物的干扰。

(2)血清胃蛋白酶原(pepsinogen,PG):PG Ⅰ、PG Ⅱ以及胃泌素-17(gastrin-17,G-17)检测PG水平反映胃黏膜的功能状态,当胃黏膜出现萎缩时,血清PG Ⅰ和PG Ⅱ水平均下降,PG Ⅰ下降更显著,因此PG Ⅰ/PG Ⅱ比值随之降低。胃泌素-17是由胃窦部G细胞分泌,其分泌主要受胃内pH值、G细胞数量和进食的影响。PG Ⅰ、PG Ⅰ/PG Ⅱ比值降低,血清G-17水平升高,提示以胃体萎缩为主;若PG Ⅰ及PG Ⅰ/PG Ⅱ比值正常,血清G-17水平降低,提示以胃窦萎缩为主;全胃萎缩者,PG及G-17均降低。

(3)血清抗壁细胞抗体、内因子抗体及维生素$B_{12}$水平测定:有助于诊断自身免疫性胃炎。最敏感的血清生物标志物是抗壁细胞抗体,但抗壁细胞抗体阳性并非自身免疫性胃炎的特异指标,也可出现在其他自身免疫疾病中。

6.鉴别诊断

慢性胃炎患者可出现上腹部不适、疼痛、反酸、腹胀等消化不良症状,需要与消化性溃疡、胃癌、慢性胆囊炎、胆结石,以及肝与胰腺疾病相鉴别。消化性溃疡常表现为上腹部疼痛,具有周期性、节律性的特点,常伴反酸;胃癌早期往往无明显症状,进展期可出现上腹部痛、呕吐、黑便,甚至呕血;胆囊结石患者常于餐后、夜间发生右上腹痛,涉及背部,呈发作性。胃镜、肝胆胰超声、腹部CT或磁共振、血液生化检查、肿瘤标志物等可帮助诊断和鉴别,若出现纳差、体重减轻、贫血、呕血或黑便、黄疸等报警征象,尤其是45岁以上、新近出现症状或症状加重时,应及时进行上述检查。

(三)治疗

治疗的目标是去除病因、缓解症状、改善胃黏膜组织学、提高生命质量、预防复发和并发症。

1.生活方式干预

饮食习惯的改变和生活方式的调整是慢性胃炎治疗的重要部分,建议患者行清淡饮食,避免刺激、粗糙食物,避免过多饮用咖啡、大量饮酒和长期吸烟。对于需要服用抗血小板药物、NSAIDs的患者,停药应权衡获益和风险,酌情选择。

2.药物治疗

应根据患者的病因、类型及临床表现进行个体化药物治疗。增加黏膜防御能力,促进损伤黏膜愈合是治疗基础。

(1)对因治疗:对于Hp阳性的慢性胃炎患者,根除Hp有利于胃黏膜的修复,可显著改善胃黏膜炎性反应,阻止或延缓胃黏膜萎缩、肠化生的发生和发展,甚至有可能部分逆转萎缩。目前,推荐的根除治疗方案为铋剂四联方案(见表6-2),即质子泵抑制剂(PPI)＋铋剂＋两种抗菌药物,疗程为10～14天;对于伴胆汁反流的慢性胃炎,可用保护胃黏膜、改善胃肠动力的药物;胃黏膜营养因子缺乏的患者,可补充复合维生素,恶性贫血者需终生注射维生素$B_{12}$。

表 6-2　具有杀灭和抑制 Hp 作用的药物

| 类别 | 名称 |
| --- | --- |
| 抗生素 | 克拉霉素、阿莫西林、甲硝唑、替硝唑、喹诺酮类抗生素、呋喃唑酮、四环素等 |
| PPI | 埃索美拉唑、奥美拉唑、兰索拉唑、泮托拉唑、雷贝拉唑、艾普拉唑等 |
| 铋剂 | 枸橼酸铋钾、果胶铋等 |

（2）对症治疗：可用药物适度抑制或中和胃酸、促动力剂或酶制剂缓解动力不足或消化酶不足引起的腹胀等症状，黏膜保护剂有助于缓解腹痛与反酸等症状。

（四）康复

慢性非萎缩性胃炎预后良好；肠上皮化生通常难以逆转；部分患者萎缩可以改善或逆转；轻度异型增生可逆转，但重度者易转变为癌。对有胃癌家族史、食物营养单一、常食熏制或腌制食品的患者，需警惕肠上皮化生、萎缩及异型增生向胃癌的进展。

三、医工交叉应用的展望

（一）现状

半个多世纪以来，随着光纤技术、超声技术以及各种光学设备的进步，各种先进的胃镜技术也随之蓬勃发展，超声内镜、染色内镜、放大内镜、胶囊内镜、激光共聚焦内镜、蓝激光内镜等技术不断被引进，胃肠疾病的诊治水平实现了质的飞跃。

1.普通内镜诊断慢性胃炎的不足

慢性胃炎的诊断主要依赖内镜以及胃黏膜活检后的病理组织学检查，病理组织学检查是诊断慢性胃炎的"金标准"，对判断胃炎的严重程度和排除早期肿瘤有很大价值。因病变多为片状及灶性分布，白光内镜（white light imaging，WLI）下难以实现靶向活检，临床上若要对患者胃黏膜的严重程度进行充分的评估，需要多部位多块活检，会造成较大的黏膜创伤和较高的检查费用。而且，普通内镜分辨率低，不足以辨别胃黏膜的细微改变，因此内镜描述与病理组织学的符合率较低。例如，有时很难判定普通内镜下的黏膜红斑是否有意义，可能只有黏膜充血，也可能同时伴有炎症浸润。内镜医师通常仅凭自身经验来描述病变和做出诊断，因此，同一患者经不同内镜医师检查，可能得出不同的诊断结果。受普通内镜诊断效能和内镜医师诊断认知度的影响，往往无法通过内镜活检获取靶向组织，正确评估组织学变化与分级。因此，普通白光内镜下判断的萎缩与病理诊断的符合率较低。

此外，Hp 感染是导致胃黏膜炎症的最主要因素，传统检测方法虽然准确，但仍需进行黏膜活检，如快速尿素酶试验等，或需额外的花费，如$^{13}$C 呼气试验。而且，由于 Hp 在胃内呈灶状分布，以及质子泵抑制剂和抗菌药物的影响，上述检测手段均存在一定的失真可能。

2.放大内镜

放大内镜兼具常规内镜和放大观察的双重功能，它可以将常规内镜所见病变放大

35～170 倍,从而实现消化道黏膜表面腺体结构、微血管形态的精细观察,提高对病变诊断的准确度。根据放大内镜的原理,放大内镜可以分为光学放大内镜和电子放大内镜。光学放大内镜在普通电子内镜基础上增加变焦镜头,通过内镜手柄上的操作按钮控制镜头变焦,从而实现放大观察的目的(见图 6-15);电子放大内镜则是通过特殊设计的软件算法,将原始图片进行扩大,以达到放大观察的目的。由于放大倍数有限,且电子放大本质上是对原始图片的局部放大,在其放大图像的过程中会导致图像的像素降低,显著降低图像的质量,因此电子放大内镜的临床应用价值有限。

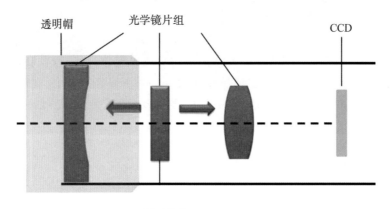

图 6-15　光学放大内镜原理

　　进行放大内镜检查前,在内镜先端安置内镜帽可以获取最大放大倍数下稳定的放大内镜图像,内镜帽的深度和最大放大倍数下内镜的观察距离相同,因此只需要将内镜帽垂直贴于胃黏膜表面即可获得最大倍数的图像。由于胃腔较大,以及呼吸、主动脉搏动的影响,在没有先端帽的情况下,无论放大内镜的分辨率有多高,都难以简单迅速地获取对焦精准的图像。

　　一般在常规镜检发现病变后再用放大内镜进行近距离观察。放大内镜结合色素染色或电子染色能清楚地显示胃黏膜微小结构,可指导活检部位,对胃炎的诊断和鉴别诊断及早期发现上皮内瘤变和肠化生具有参考价值。

　　放大内镜观察浅表性胃炎的表现为:胃小凹呈短小棒状或圆点状规则性分布,常可见小凹开口模糊、散在红斑。萎缩性胃炎的表现为:胃小凹轮廓模糊、排列紊乱,甚至呈树枝样或绒毛状改变,或出现点、线、片状小凹稀疏消失区,甚至呈条带状疤痕样改变。

　　前文提及,正常胃黏膜在白光内镜下可见集合细静脉的规则排列(RAC),根据内镜下RAC 消失判断 Hp 感染的准确率在 90% 以上。日本研究者基于 RAC 放大像提出了慢性胃炎的放大内镜分类——A-B 分类。A 分类表示胃窦部与胃体部萎缩黏膜[A 是胃窦(antrum)和萎缩(atrophy)的简称],B 分类表示胃体部的无萎缩黏膜[B 代表胃体(body)]。该分类描述了从正常胃底腺黏膜的放大像,到萎缩黏膜、肠上皮化生胃黏膜的变化(见表6-3、图 6-16)。

表 6-3  A-B 分类的放大镜像汇总

| 分类 | | 特征 |
| --- | --- | --- |
| 内镜下非萎缩黏膜的放大像 | B-0 型 | RAC 的放大像：鸟爪样集合细静脉周围可见毛细血管网，其中央可见针孔状腺窝开口 |
| | B-1 型 | 可见到圆形腺窝开口，其周围可见毛细血管，见不到集合细静脉 |
| | B-2 型 | 集合细静脉与毛细血管均见不到，可见到增大的椭圆形腺窝开口及胃小沟 |
| | B-3 型 | 集合细静脉与毛细血管均见不到，卵圆形腺窝开口进一步增大 |
| 内镜下萎缩部或胃窦部的放大像 | A-1 型 | 放大像呈管状黏膜样；腺窝开口呈沟状变化，与细长的胃小沟连续，呈增生形态表现；有时，细长的胃小沟尚可见到残留的椭圆形腺窝开口形态；毛细血管沿着黏膜微结构的底部走行 |
| | A-2 型 | 呈颗粒状或乳头状放大像；与 A-1 型相比，胃小沟更深；在颗粒状或乳头状黏膜微结构的中心，可见螺旋状走行的毛细血管 |
| Hp 非感染病例的放大像 | A-0 型 | 呈规则的管状黏膜微结构；沿黏膜微结构可见到毛细血管；圆形或椭圆形的白区周围，有时可见到弧形的白区 |

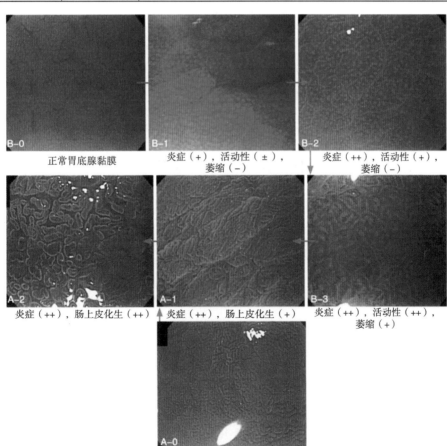

图 6-16  基于白光放大内镜的 A-B 分类

窄带成像是一种光学前处理电子染色技术,其原理是利用窄带滤光器将内镜氙灯光源中的红、绿和蓝光的宽带光波过滤,保留 415 nm 和 540 nm 蓝色和绿色窄带光。由于血管中的血红蛋白在 415 nm 处呈现吸收峰,因此它可强烈吸收"蓝色"光。这导致表面微血管的对比度增加,其呈现棕色/黑色,并且黏膜表面结构更清晰。因此,使用窄带成像时,黏膜表面的毛细血管显示为棕色,黏膜下层的静脉在显示器上显示为青色,从而强化显示黏膜表浅的微血管形态和微细表面结构。目前,NBI 配合现代先进的高分辨率影像(HDTV)和放大内镜,已成为内镜筛查早期胃肠道癌变的主流工具之一(见图 6-17)。

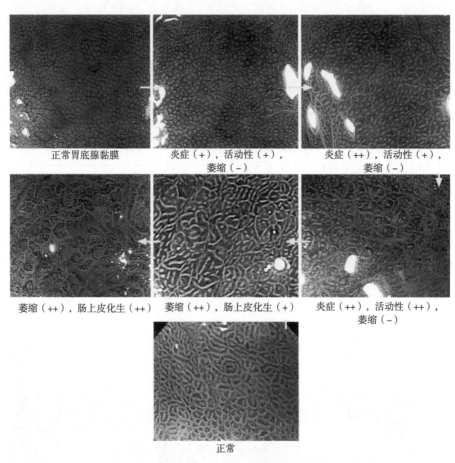

图 6-17 基于 NBI 放大内镜的 A-B 分类

3.化学染色内镜

化学染色内镜与电子染色内镜同属于广义的图像增强内镜(IEE)。化学染色内镜是在白光内镜初步检查后将染色剂喷洒在黏膜表面,根据作用,这些染色剂可分为三类,即吸收性染色剂(如亚甲蓝)、对比性染色剂(如靛胭脂)和活性染色剂(如醋酸、刚果红)。亚甲蓝与正常胃黏膜表面不易结合,而一些病变如肠上皮化生可与亚甲蓝结合呈现出靛蓝色,并且结合亚甲蓝越多,颜色越蓝,病变区域也就越严重(见图 6-18)。基于这一特点,可以很好地区分病变组织与正常组织,从而有目的地进行活检。靛胭脂不与胃黏膜表面结合,它可以聚集在黏膜缺损地带,强调黏膜表面的凹凸对比,更好地显露出病变的边界。醋酸是一种弱酸,可以通过轻微改变胃内 pH 值及上皮细胞的蛋白架构来选择性改变上皮细胞的性质,进而在白光照射下突出柱状上皮细胞,这种反应称作醋酸白化反应。内镜观察过程中使用醋酸染色,能更清晰地显示胃黏膜表面的微小结构情况。在喷洒醋酸溶液后,胃黏膜肠化区域与周围正常黏膜相比,白化程度更强,且持续时间更长。

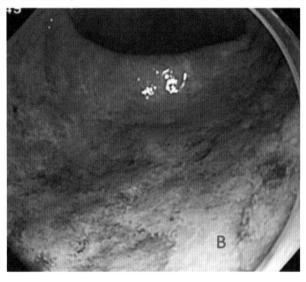

图 6-18　肠上皮化生亚甲蓝染色

**4.电子染色内镜**

电子染色内镜又称"虚拟染色内镜",通过选择不同的光谱模式,让正常组织与病变组织形成强烈对比,是一种无染料染色技术。

近年来,电子染色内镜不断发展,显著增强了消化内镜识别微小黏膜病变颜色及形态变化的能力。目前,电子染色内镜技术主要包括窄带光成像技术(NBI)、智能电子分光技术(flexible spectral imaging color enhancement,FICE)、联动成像技术(linked color imaging,LCI)、蓝光成像技术(blue light imaging,BLI)、亮蓝光成像技术(blue light imaging-bright,BLI-bri)、光学增强内镜(optical enhancement,OE)等,根据其成像原理可以分为"光学前处理"和"图像后处理"两类(见图6-19)。"光学前处理"是指将白光通过滤光片过滤,最终将"过滤光"照射在消化道黏膜上,包括 NBI、i-scan OE 和蓝激光 BLI。"图像后处理"是通过一定算法对既定图像进行参数调整,增强黏膜某些成分的色彩,从而增强结构和对比度;采用此成像方法的技术主要有 FICE 以及 i-scan SE/CE/TE 模式。

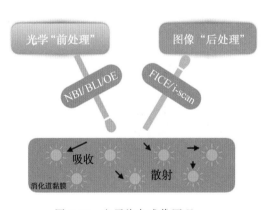

图 6-19　电子染色成像原理

NBI 前文已有描述,下文将以 LCI 为例,简要介绍电子染色内镜的应用。LCI 将特定短波长光(410 nm)与白光相结合,照射在消化道黏膜表面,在保证视野光亮度的前提下突显黏膜表层微血管和微结构的信息。同时,LCI 对于短波光图像进行颜色扩张处理,在突显病变细微结构的基础上,进一步增强病变与背景黏膜的颜色对比度,从而提升

病变辨识度,提高消化道黏膜病变的检出率。联动成像技术对于慢性胃炎的诊断具有以下优势:

(1)诊断 Hp 感染:正常胃黏膜在白光内镜下可见集合细静脉的规则排列(RAC),联动成像模式强调集合细静脉色彩而使其更容易被观察,从而为诊断 Hp 感染提供重要信息。而且,与白光相比,联动成像更易发现胃黏膜弥漫性发红区域,确诊白光难以判断的胃黏膜轻微炎症。

此外,Hp 感染后胃黏膜可出现胃固有腺萎缩、肠上皮化生等慢性改变。应用白光内镜有时较难对萎缩边界、弥漫性发红和平坦型肠上皮化生等进行诊断。联动成像模式通过增强萎缩性黏膜与非萎缩性黏膜的色差,更加清晰地显示萎缩的边界。鉴于联动成像在观察黏膜形态和颜色细微改变方面具有独特优势,其对判断 Hp 临床感染有重要应用价值。

(2)诊断胃黏膜上皮化生:利用普通白光内镜可观察到肠上皮化生却很难快速判断肠上皮化生的边界。白光内镜下肠上皮化生表现为黏膜略发白和粗糙,可呈颗粒状或凹凸不平;而联动成像通过对病变形态学的观察和色调的识别来实现双重诊断。在联动成像模式下,肠上皮化生呈现为特殊的淡紫色,又称为“薰衣草紫”(lavender purple)、“氤氲紫”(purple in mist,PIM),与红色调的非肠上皮化生黏膜的色彩明显不同,更有利于医生快速准确地进行辨识及诊断。通过判断黏膜是否为淡紫色来诊断肠上皮化生的效率较高,其准确率可达80%以上,但需要与黏膜下血管呈现的紫色相鉴别,主要可通过大体形态进行鉴别。

5.共聚焦激光显微内镜

共聚焦激光显微内镜(confocal laser endomicroscopy,CLE)是一种新型内镜,可分为微探头式(probe-based CLE,pCLE)和整合式(endoscope-based CLE,eCLE)两种类型(见图 6-20)。CLE 由传统的共聚焦显微镜发展而来,它不仅能将组织放大 1000 倍以上,同时也能清楚地分辨消化道黏膜下 250 μm 的显微结构图像。其成像原理为:由激光器发出的光经过分光镜准确入射到位于共焦点处的被测组织。被测组织中的荧光造影剂在激光的激发下发射出沿各个方向的荧光,一部分荧光经过物镜、分光镜准确地聚焦到检测针孔处,形成点像,从而通过检测针孔被

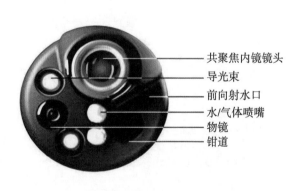

共聚焦内镜镜头
导光束
前向射水口
水/气体喷嘴
物镜
钳道

图 6-20　eCLE 内镜头端细节

探测器所接收,只有在物镜焦平面上发出的荧光才能通过检测针孔到达探测器。而由焦平面上方和下方反射的光信号则被聚焦在针孔的前方或后方某处,在探测面上仅形成弥散斑,通过针孔被探测器接收到的光能量很少,远远低于焦点信号强度,故不能成像(见图6-21)。CLE 在内镜检查的同时可直接观察到组织细胞学形态,提供精度不亚于组织

病理学的胃肠道黏膜组织图像,实现即时"光学活检"的目的,并能进行靶向活检,提高活检阳性率。通过这项技术,可研究体内自然状态下的病理实体,同时进行更全面的病理评估。CLE下可观察到的胃黏膜结构包括胃柱状上皮细胞、胃小凹、上皮下间质、间质内细胞和组织、血管以及胃上皮表面的幽门螺杆菌(见图6-22)。凭借这些变量可以模拟组织学悉尼系统,对慢性胃炎进行5个组织学变量的实时体内观察。

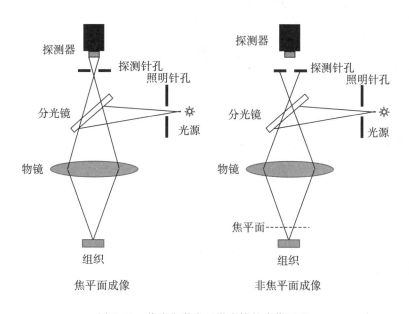

图 6-21　共聚焦激光显微内镜的成像原理

(1)Hp感染和相关胃炎:Hp定植于胃上皮小凹表面,而且可吸收吖啶黄染色剂,因此可在分辨率较高的整合式共聚焦显微内镜下直接观察到Hp菌体。吖啶黄染色下Hp感染表现为直接征象,即胃小凹及表面上皮查见白色点状菌体;中性粒细胞活动,吖啶黄可使中性粒细胞核着色,因此可清楚显示中性粒细胞活动性;胃小凹和上皮内大量中性粒细胞聚集产生微小脓肿,提示中重度活性。然而,由于Hp菌体太小,在实际观察中有时难以将其与胃腔内可吸收荧光的杂质相鉴别。因此,直接观察Hp菌体的诊断敏感性较低,易漏诊、误诊。目前,也应用Hp感染引起胃黏膜改变(Hp相关性胃黏膜炎症)的间接征象来辅助

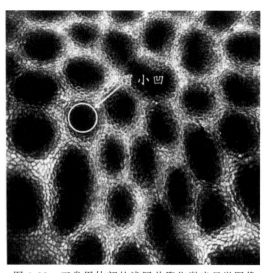

图 6-22　正常胃体部的浅层共聚焦激光显微图像

注:可见大小和形状基本一致的圆形胃凹,胃小凹由柱状上皮和圆形的开口构成。

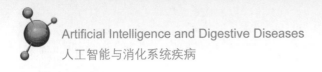

诊断 Hp 感染。

　　荧光素染色时,CLE 难以观察到 Hp 菌体和中性粒细胞,但对 Hp 感染引起胃黏膜改变的显示更加清晰,具体表现为胃黏膜水肿,即胃上皮细胞间隙增宽、细胞色泽改变(由灰到黑)以及细胞形态改变(多边形变为类圆形),此时由于上皮通透性增加,荧光素可渗出到上皮表面和胃腔(表现为白色环绕细胞边界);上皮细胞凋亡、脱落留下上皮空隙;慢性炎症,由于大量炎性细胞浸润的挤压,间质内腺体和上皮细胞水肿,胃窦、胃体的胃小凹形态与正常时的形态有明显区别,主要表现为小凹明显扭曲、变形(在胃窦,正常形态的连续短棒状小凹改变为延长的、扭曲的分支状小凹;在胃体,正常形态的圆形小凹改变为非连续性的棒状小凹)(见图 6-23)。

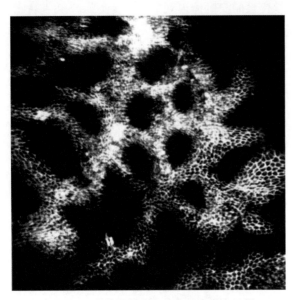

图 6-23　胃体慢性炎症的共聚焦激光显微
内镜图像(10％荧光素钠)

注:胃体黏膜为非连续性的短棒状小凹,上皮细胞
呈黑色,细胞间隙清楚,可见白色环绕。

　　(2)萎缩性胃炎:由于固有腺的位置较深,CLE 探头扫描深度难以达到,因此 CLE 对固有腺的直接观察仍存在困难。然而,研究发现,萎缩发生时胃小凹也随之改变,因此能够通过观察胃小凹的变化来预测固有腺萎缩。CLE 下固有腺萎缩表现为胃小凹和黏膜微血管的改变,具体表现为胃小凹稀疏、间质增宽、排列不规则,严重时胃小凹数目显著减少、开口扩张、上皮下毛细血管数目减少。肠上皮化生时,CLE 下杯状细胞表现为腺体中夹杂大而黑的细胞,与其周围的胃柱状上皮对比明显;柱状细胞较为细长,较正常胃上皮细胞稍亮,上皮表面可见一条清晰的黑线,为刷状缘;绒毛状上皮结构表现为经典的类似小肠绒毛状外观,与连续、整齐排列的胃上皮界限明显。

　　6.综合胃镜智能质控系统

　　胃镜作为一种操作者依赖性的检查手段,不同操作者之间的结果存在显著差异。为了提高消化内镜检查质量,我国于 2017 年正式成立国家消化内镜质控中心,并初步建立了三级质控体系网络。然而,面对质控体系网络中庞大的胃镜检查数量,低效、高人力成本的传统质控方式难以有效完成,如何实现精准、高效的质控成为消化内镜检查面临的重大挑战。

　　近年来,随着人工智能的迅速发展,基于深度卷积神经网络(deep convolutional neural network,DCNN)的图像识别技术在消化内镜诊断方面显示出了不可比拟的优势,已有多项研究显示,通过特定内镜图像训练的 DCNN 可达到专家级的上消化道病变识别水平。

胃镜质控涉及观察完整性、检查时长、观察清晰度和病变检测等多个方面，综合内镜质控系统能够全面提高胃镜检查质量，解决胃镜检查中可能存在的"看不全、看不清、看不准"等检查质量问题。系统、全面的胃黏膜扫查可降低漏检风险，在临床实际应用中，智能质控系统可将实时采集的部位图像填充至扫查地图，通过系统辅助屏提示内镜医师，以实现胃镜观察完整度的质控。此外，胃黏膜中的黏液、气泡会降低胃黏膜可视度，干扰内镜医师对可疑病变的观察，从而增加漏检风险，智能质控系统自动识别胃黏膜可视度并提示内镜医师进行黏膜清洁，以实现对胃黏膜可视度的实时智能质控。

智能质控系统可自动识别低于质控标准的检查操作，并实时予以反馈，提高检查质量。更重要的是，该系统可降低医院质控所需人力成本，尤其可有效解决基层医院的胃镜质控缺乏问题，促进省、市、县各级医院的胃镜检查质量的标准化与同质化。

**（二）医工交叉应用的展望**

现阶段，内镜技术在消化道疾病的诊治过程中发挥着举足轻重的作用，工科的飞速发展也带动了内镜技术的进步，使得消化内镜诊疗技术进入了一个崭新的时代。

内镜的最终目标是建立与病理诊断等价的实时在体成像诊断体系。目前，病理组织学检查依然是慢性胃炎诊断的"金标准"，但如前所述，对患者胃黏膜病变严重程度进行充分评估需要多部位多块活检，尤其是在普通白光内镜下存在一定的盲目性，会造成较大的黏膜创伤和检查费用的上升，成本效益不高。因此，临床亟需实现准确光学活检以及研发新型光源内镜，以提高慢性胃炎的病理组织学诊断率，避免不必要的活检。

1.放大内镜和色素内镜

放大内镜可以着重观察胃黏膜表面色泽、胃小凹及腺管开口和黏膜下血管形态，但其不足之处在于难以固定观察部位、易受胃肠道蠕动影响、图像受灯光影响容易模糊、不易发现平坦及凹陷性病变等。色素内镜可以更加清晰地观察胃小凹和毛细血管形态，从而获取胃黏膜表面更加确切的形态特征，其不足之处在于诊断特异度不高、染色剂存在潜在损害以及不能判断黏膜病变的深度等。

2.电子染色内镜

白光内镜可发现绝大部分胃黏膜病变，但是对于一些微小病变则容易漏诊。电子染色内镜在不影响图像亮度的前提下仍可保持良好的光学染色，因此可用于观察胃黏膜的整体远景，更加快速和准确地发现可疑病灶，并且有助于内镜医师发现黏膜表面的细微变化，帮助内镜医师更好地判断病变性质，快速寻找活检靶点，提高内镜诊断率。但这些内镜检查方法有时也存在一些不足之处。例如，目前应用最广泛的NBI内镜在没有放大功能的内镜下图像相对模糊，只能在静止条件下观察，会受到呼吸及心跳的一定影响。而且，它们与白光内镜相比，又存在普及性不高、价格昂贵、没有统一的图像处理及图像分析共识、无法全面应用于临床的缺点。

3.共聚焦激光显微内镜

共聚焦内镜的高分辨率和活细胞成像技术使上述预测成为可能，共聚焦内镜的诞生、发展和临床应用具有划时代的意义，它使我们在内镜检查过程中能够对消化道黏膜层进行实时"光学活检"，取得近乎等同于病理学的诊断图像，这也标志着内镜检查实现了从表层走向深层、从宏观到微观、从形态学迈向组织学的质变。但共聚焦激光显微内镜在临床应用中还存在许多问题，如其在扫描深度、扫描面积、成像质量等方面存在局限性，对胃黏膜整体形态观察不足，费用昂贵，检查时间长以及荧光对比剂存在潜在不良反应等。而且，CLE对内镜医师的要求很高，不仅要求其具有熟练的内镜操作技术，以便于对病变部位进行准确定位，还要求其熟知相应的病理知识，才能实时地做出正确的内镜、组织学诊断。而随着人工智能的不断发展，人工智能辅助病理诊断系统的应用可以给内镜医师提供极大的帮助。并且，现有技术的CLE扫描深度仍仅限于黏膜的上皮层和固有层，随着不断改进、发明穿透性更好的镜头，可以显示完整的黏膜，以确诊黏膜下病变。新型的荧光对比剂和分子探针的研发，可在显微内镜下进行特异性染色，如仿真CT一般生成三维显微图像，从而可以更为直观地了解疾病在细胞层的表现、了解疾病的病理生理学成因、研究细胞与组织间在生理功能上的相互关联。此外，CLE的成像原理依赖造影剂的作用，研发新型造影剂尤其是针对特定分子的造影剂，也是CLE技术发展的方向。已有研究显示，CLE可以显示活体肿瘤组织表皮生长因子受体（epidermal growth factor receptor，EGFR）、MG-7等特异性抗体的不同表达，这提示CLE可以在体内进行肿瘤标志分子诊断，有助于预测病变风险并指导靶向治疗。

随着光学显微镜技术、激光扫描技术和生物计算机图像处理等技术的进一步完善，内镜技术将会有更好的发展和更广阔的应用前景，在为消化道疾病的诊治提供强力支持的同时也能造福更多患者。

※ 拓展阅读 ※

## 共聚焦激光显微内镜的发展

世界上第一台共聚焦激光显微镜（confocal laser microscope，CLM）于1955年诞生于哈佛大学，其本质在于去除非焦面上的杂散光，获取z轴方向的高分辨率图像。与普通光学显微镜相比，共聚焦激光显微镜具有更高的分辨率，并可对观测样品进行分层扫描，实现样品的三维重建和测量分析；与电子显微镜相比，共聚焦激光显微镜可以在亚细胞水平上观察诸如$Ca^{2+}$、pH值和膜电位等生理信号及活细胞形态的实时动态变化。因此，共聚焦激光显微镜的面世是显微成像技术发展史上具有划时代意义的重大进展。

内镜的最终目标是建立与病理诊断等价的实时在体成像诊断体系，共聚焦激光显微镜的高分辨率和活细胞成像技术使上述预测成为可能。但传统的共聚焦激光显微镜体积庞大，是为实验台操作而设计的，要完成共聚焦激光显微镜从体外成像到实时在体成像的转变，最关键的技术突破在于整个显微镜系统的体积缩小。20世纪90年代末以来，微型化技术使得共聚焦激光显微镜体积逐渐缩小，最终完成了共聚焦激光显微镜向共聚焦激光显微内镜的转变。近年来，探头式共聚焦激光显微内镜的出现，使 CLE 可以通过大多数内镜孔道，大大增加其适用范围，目前已应用于包括胃肠道、胆胰管、胰腺和肝脏在内的几乎所有消化系统器官。

中国是共聚焦激光显微内镜研究的主要参与国，在这个不断发展的领域发挥着重要作用。山东大学齐鲁医院消化内科于 2006 年在全国率先开展了共聚焦激光显微内镜技术，积累了大量珍贵的病例资料，取得了初步经验，研究成果已在国际和国内众多权威杂志发表，并参与编写了《共聚焦激光显微内镜图谱》《消化道共聚焦显微内镜诊断》等书籍，为提高我国共聚焦激光显微内镜诊断技术贡献了重大的推动作用。

德国的 Ralf Kiesslich 教授是国际上第一位从事共聚焦激光显微内镜应用的专家，他最早成功应用 eCLE 对 Hp 菌体进行在体观察，首次报道了幽门螺杆菌在 CLE 下的表现：胃上皮表面或胃小凹腔内局灶分布白色斑点。齐鲁医院季锐等则通过较大规模的前瞻性临床研究，总结出诊断 Hp 的标准，即直接征象——白色斑点；间接征象——中性粒细胞和隐窝脓肿，为 Hp 感染和相关胃炎的 CLE 诊断提供了依据。此外，早期由齐鲁医院消化内科专家研究制定的 eCLE 胃小凹分型标准已被大样本、随机对照研究证实对诊断胃黏膜肠上皮化生（GIM）、胃黏膜上皮内瘤变（GIN）和早期胃癌（EGC）具有较高的灵敏度和特异度，成为被国际同领域研究者广泛采用的"齐鲁标准"。近年来，pCLE 因具备与多种内镜结合应用的广泛适用性以及连续快速捕获动态图像的特点而被广泛应用于临床。然而，pCLE 在图像分辨率、视野范围、扫描深度等方面与 eCLE 相比仍存在些许差异，仅依靠现有 eCLE 胃小凹分型标准并不能完全满足 pCLE 的临床工作需求。为此，齐鲁医院消化内科李延青教授、左秀丽教授等以 eCLE 胃小凹分型标准为基础，同时结合 pCLE 的成像特征进一步制定了 pCLE 胃小凹及血管结构分型标准，并牵头启动了由国内 4 家医疗中心共同参与完成的前瞻性、多中心、随机对照研究，通过大样本的临床研究证实了该分型标准在 GIM、GIN、EGC 中的诊断价值，为未来 pCLE 在 EGC 的检出和监测方面的进一步推广提供了强有力的依据。

## 参考文献

[1]中华医学会消化病学分会.中国慢性胃炎共识意见（2017 年，上海）[J].中华消化杂志,2017,37（11）：721-738.

[2]中华医学会，中华医学会杂志社，中华医学会消化病学分会，等.慢性胃炎基层诊疗指南（2019 年）[J].中华全科医师杂志,2020,19（9）：768-775.

[3]刘肖肖，朱春平，李兆申.消化内镜技术在消化道黏膜病变中的应用和进展[J].中华消化内镜杂志,2019,36（5）：376-380.

[4]国家消化道早癌防治中心联盟，联动成像技术临床应用专家组.消化内镜联动成像技术临床应用建议[J].中华消化内镜杂志,2019,36（3）：153-159.

[5]韩涛，王云锋，陈洁.共聚焦激光显微内镜在早期胃癌诊断中的应用[J].中华

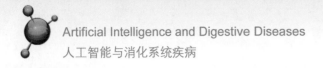

消化内镜杂志,2019,36(10):789-792.

[6]宿敬然,李真,杨晓云,等.胃镜智能质控系统研发和临床可行性研究[J].中华消化杂志,2020,40(11):751-757.

[7]葛均波,徐永健,王辰,等.内科学[M].9版.北京:人民卫生出版社,2018.

[8]左秀丽,李长青,李延青,等.消化道共聚焦显微内镜诊断[M].北京:人民卫生出版社,2014.

[9]李延青,何克裕.共聚焦激光显微内镜图谱[M].北京:中国医药科技出版社,2009.

[10]令狐恩强,柴宁莉,孙明军,等.LCI联动成像上消化道病变诊断图谱[M].上海:上海科学技术出版社,2021.

[11](日)八木一芳,(日)味冈洋一.放大胃镜诊断图谱[M].3版.吴永友,李锐,译.沈阳:辽宁科学技术出版社,2017.

[12](日)春间贤,(日)加藤元嗣,(日)井上和彦,等.京都胃炎分类[M].吴永友,李锐,主译.沈阳:辽宁科学技术出版社,2018.

[13]GOETZ M. Characterization of lesions in the stomach:Will confocal laser endomicroscopy replace the pathologist? [J]. Best Pract Res Clin Gastroenterol,2015,29(4):589-599.

[14]JABBOUR J M, SALDUA M A, BIXLER J N, et al. Confocal endomicroscopy:Instrumentation and medical applications[J]. Ann Biomed Eng,2012,40(2):378-397.

[15]KIESSLICH R, GOETZ M, BURG J, et al. Diagnosing Helicobacter pylori in vivo by confocal laser endoscopy[J]. Gastroenterology,2005,128(7):2119-2123.

（张岩　于岩波）

# 第七章　消化道息肉

## 学习目的

1. 了解消化道息肉的分类。
2. 熟悉消化道息肉的临床表现和诊断方法。
3. 熟悉消化道息肉的治疗方法。
4. 熟悉消化道息肉相关医工结合的现状及进展。

## 案例

患者男性,65岁,因结肠镜检查发现直肠息肉入院。

目前情况:患者7天前查体时发现大便潜血阳性,于门诊行肠镜检查,结果显示直肠亚蒂息肉,大小约1.2 cm×1.2 cm,为行内镜下息肉治疗收入院。患者自发病以来,饮食睡眠可,大小便无异常,体重无明显变化。

患者既往体健,个人史无异常。父亲有"结肠癌"病史,10年前行手术治疗。

体格检查:无明显阳性体征。

肠镜检查:直肠见直径约为1.2 cm的息肉(见图7-1)。

入院诊断:直肠息肉。

患者息肉符合腺瘤的内镜下表现,存在癌变风险,需行内镜下切除。与患者及家属充分沟通后,决定行结肠镜下息肉切除术。完善各种术前检查,排除手术禁忌证,于入院1天后,在静脉麻醉下对结肠息肉行内镜黏膜切除术

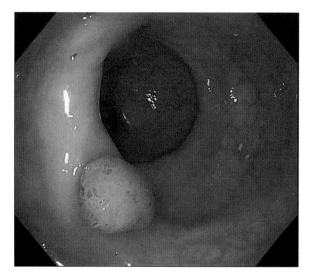

图7-1　结肠镜检查发现直肠息肉

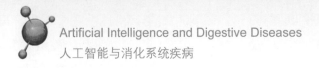

（EMR）（见图 7-2）。

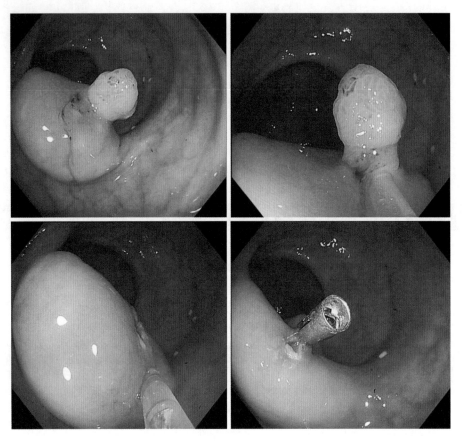

A:直肠亚蒂息肉黏膜下注射,病变充分抬举;B:圈套器收紧病变根部,高频电切除;

C:成功切除息肉;D:应用金属夹封闭创面

图 7-2　结肠息肉 EMR 治疗

　　手术过程:进镜 70 cm 至回肠末端,退镜观察可见回肠末端、回盲部、升结肠、横结肠黏膜光滑,黏膜下血管清晰。退镜至降结肠,计算机人工智能辅助诊断系统提示存在 1 枚大小约 0.4 cm×0.4 cm 的扁平息肉,应用圈套器冷切除,取出病变送病理。直肠见 1 枚直径约 1.2 cm 的亚蒂息肉,应用注射针于病变基底部进行黏膜下注射,病变抬举良好,应用圈套器圈套病变后,电切、电凝,完整切除病变,取出送病理,创面应用一枚钛夹夹闭。手术顺利,术后患者安返病房。

　　患者降结肠息肉较为隐蔽,容易漏诊,门诊行肠镜检查未能发现,在人工智能辅助诊断系统的辅助下,内镜医师准确发现了病变,并进行了内镜下切除。术后第二天患者即可进食流质食物,术后第三天出院回家。

　　医工结合点:计算机人工智能辅助诊断系统应用深度学习技术,利用大量内镜图片训练深度神经网络,使计算机能够自动识别结直肠息肉等病变。在内镜检查过程中会自动发现并提示可疑病变,可以有效避免漏诊,提高息肉检出率。

**思考题**

除了上述病例中计算机人工智能辅助诊断系统的使用,还有哪些医工结合的技术给结肠息肉患者带来了福音?

**案例解析**

一、疾病概述

息肉(polyps)是从黏膜表面隆起向腔内生长的病变。息肉与黏膜面的连接方式、部位、范围、单发或多发、大小、形态和颜色等可用于判断其性质、有无恶变倾向及治疗方式。根据目前国内外常用的组织学分类方法,息肉分为肿瘤性、错构瘤性、炎症性和增生性息肉四大类。息肉根据是否有蒂,可分为无蒂、亚蒂和有蒂息肉。根据息肉的数目,可分为单发及多发息肉。按发生的部位,消化道息肉包括胃、小肠及结肠的息肉。

胃息肉是胃内最常见的良性肿瘤性病变,75％以上为增生性息肉,10％～25％为腺瘤性息肉。形态上一般为圆形或卵圆形,可有蒂或无蒂。胃息肉在胃内各个部位均可发生,以胃窦部和胃肠吻合口处较为多见。胃息肉通常无明显症状,约一半患者为行胃镜或钡餐检查时意外发现。部分患者可出现上腹不适、隐痛、消化不良等症状,可因息肉表面糜烂或溃疡而出血。可无阳性体征,伴出血者可有缺铁性贫血。X线钡餐可显示充盈缺损。气钡双重造影可发现大于等于 1 cm 的息肉。胃镜检查可见圆形或卵圆形隆起,形状规整,表面光滑,活检可确定其病理类型。可行胃镜下治疗,一般预后良好。小肠息肉发生率远低于胃和大肠,多见于十二指肠第三、四段,以腺瘤和布氏腺瘤为主,可无明显症状,亦可出现消化道出血和肠梗阻。大肠息肉约占肠道息肉的80％,大多数位于乙状结肠或直肠,单发多见,男性多于女性;发病率与年龄成正相关;多无症状,少数有腹部不适、腹胀、排便习惯改变、便血或鲜血便。较大息肉可能引起肠套叠、肠梗阻或严重腹泻。息肉的诊断主要依靠内镜检查,但对较小的息肉存在一定的漏诊率。

除常见的消化道息肉外,还存在与遗传性疾病相关的胃肠道息肉综合征,以累及结肠为主,伴有肠道外表现,一般分为腺瘤性与错构瘤性息肉综合征两大类。

腺瘤性综合征的特点是多发性腺瘤伴有结肠癌发病率增高。30％～50％的家族性结肠息肉病(familial polyposis coli,FPC)患者有 APC 基因突变,为常染色体显性遗传。息肉可分布于胃、十二指肠及结直肠,多数有蒂,息肉数目从一百至数千个,大小不等,多数于 20～40 岁明确诊断。癌变倾向高,平均癌变年龄为 40 岁。最早期症状为腹泻,可有出血、腹痛、贫血、体重减轻和肠梗阻。家族性多发性结肠息肉-骨瘤-软组织瘤综合征(Gardner 综合征)为常染色体显性遗传,息肉性质、分布与 FPC 相似,但数量少于 FPC,体积较大,癌变倾向亦高。可伴发骨瘤及软组织肿瘤。Turcot 综合征为常染色体隐性遗传,较少见。患者有家族性结肠腺瘤病伴有其他脏器的肿瘤,通常伴有中枢神经系统肿

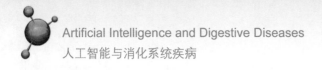

瘤。恶变前临床表现与 FPC 相似,伴发中枢神经系统肿瘤的症状可表现出明显的神经系统症状。

错构瘤性综合征包含一组疾病,特点是某些肠段被一些组织的无规律的混合体所累及,具有非肿瘤性但有肿瘤样增生的特征。黑色素斑-胃肠多发性息肉综合征(Peutz-Jeghers syndrome,PJS)为伴有皮肤黏膜色素沉着的全胃肠道多发性息肉病,为常染色体显性遗传,常于 10 岁前起病。幼年性息肉综合征(juvenile polyposis,JP)以多发性青少年结直肠息肉为特征,亦可见胃、小肠息肉。除此之外,还有 Cronkhite-Canada 综合征、Cowden 综合征等。

在各种类型的息肉中,结直肠息肉作为结直肠癌最常见的癌前病变,临床意义最为重要,本章节将主要针对结直肠息肉的诊断与治疗进行介绍。结直肠癌是我国常见的恶性肿瘤,随着人民生活水平的提高,我国结直肠癌的发病率逐年升高,跃居第 3～5 位。结直肠癌的癌前病变是指与结肠癌发生密切相关的病理变化,包括腺瘤、腺瘤病及炎症性肠病相关的异性增生。其中,腺瘤癌变途径是结直肠癌最常见的发展过程。结直肠良性上皮性肿瘤包括传统的腺瘤(conventional adenoma)、锯齿状病变中的无蒂锯齿状腺瘤或息肉(sessile serrated adenoma/polyps,SSA/P),以及传统锯齿状腺瘤(traditional serrated adenoma,TSA)。传统的腺瘤在组织学上可分为管状腺瘤、管状绒毛状腺瘤及绒毛状腺瘤。管状腺瘤最为常见,显微镜下为增生的腺体组织,腺上皮排列规则,分化好,主要为管状结构,绒毛成分不足 20%。绒毛状息肉较少见,镜下可见上皮呈绒毛样或乳头样增生、隆起,绒毛成分超过 80%。管状绒毛状息肉兼具上述两者表现,绒毛成分占 20%～80%。在三者中,绒毛状腺瘤癌变风险最高,管状绒毛状腺瘤次之,管状腺瘤最低。通过筛查等手段早期发现结直肠腺瘤等癌前病变是预防结直肠癌的关键。

## 二、疾病预防、诊断、治疗、康复

### (一)预防

调整饮食习惯和生活方式是预防结直肠息肉及结直肠癌的基础。饮食方面建议多食用高膳食纤维饮食,减少红肉(包括牛肉、羊肉、猪肉等)和加工肉类(如腌制、熏烤、煎炸等肉类食品)的摄入;生活方式上,需避免长期吸烟、饮酒,适量参加体育锻炼,避免肥胖。

### (二)诊断

#### 1.症状与体格检查

结直肠息肉无特征性症状、体征。患者多无症状,少数有腹部不适、腹胀、排便习惯改变、便血或鲜血便。息肉较大时可能引起肠套叠、肠梗阻等急腹症或严重腹泻。出现急腹症时可出现腹部压痛、反跳痛、排气排便停止等相关体征。

#### 2.实验室检查

粪便隐血试验对结肠息肉诊断无特异性,但优势在于简便易行,成本低,无侵入性,是筛查或早期预警高危人群的重要手段。目前应用的免疫法粪便隐血试验(fecal immunochemical test,FIT)是通过特异性抗体检测粪便标本中的人体血红蛋白,进而提示可能的肠道病变。FIT 阳性患者需进行结肠镜检查以明确诊断。

3.影像学检查

CT 结肠成像又称 CT 仿真结肠镜，受检者经过肠道准备后，先用气体充盈扩张清洁的结肠，然后进行全结肠的仰卧位及俯卧位薄层 CT 扫描，对获得的二维图像进行三维重建，以评估结直肠病变。尽管其具备无创的优点及较高的灵敏度，然而无法对病变进行活检，对细小或扁平的病变存在假阴性可能，容易受到肠腔内粪便的影响。CT 结肠成像一般仅用于无法完成结肠镜检查的病例，或作为临床辅助诊断的方法。

4.结肠镜检查

结肠镜检查是结直肠息肉最重要的诊断方式。内镜医师可以在结肠镜下完整地检视整个结直肠的情况，可以清楚观察到结直肠息肉的大小、形态，并可以对病变取活检以明确病理诊断。根据内镜下形态，结直肠息肉可分为以下 3 个亚型：①有蒂型（Ip 型）病变基底部有明显的蒂与肠壁相连；②亚蒂型（Isp 型）病变基底部有亚蒂与肠壁相连；③无蒂型（Is 型）病变明显隆起于黏膜面，但基底部无明显蒂样结构，基底部直径明显大于病变头端的最大直径。一些先进的内镜设备如电子染色内镜、色素内镜、放大内镜可以通过观察病变表面腺体开口形态（pit pattern），从而判断息肉的组织学类型、是否癌变以及进一步对癌进行浸润深度的判断。此外，共聚焦内镜可以实时在体观察病变腺体及微血管形态，实现光学活检。结肠镜检查对病变的检出率受多方面影响，主要包括肠道准备情况，检查者的内镜操作技术、对病变的识别能力和内镜检查时间等。

5.筛查与内镜随访

结直肠息肉的筛查是发现高危患者，提示高危人群进行结肠镜检查的重要方式。初步筛查应针对全体目标人群，宜选择经济、简单易行的方法，如基于高危因素的问卷调查、粪便潜血试验、血清肿瘤标记物之一或联合应用。对于初筛发现的高风险人群，应进一步行规范的全结肠镜检查，可根据医院及患者的具体情况选择电子染色内镜、色素内镜、共聚焦内镜等先进的内镜诊断技术。对于检查中发现的可疑病变，可进行活检进行病理诊断。对于伺机性筛查，推荐将全结肠镜检查作为精查手段。对于无异常者的筛查间隔时间，不应超过 10 年，对于有一级亲属家族史者，建议 40 岁起开始筛查，以后每 5 年做一次肠镜检查。对于以往有肠道腺瘤、结直肠癌术后的患者，需根据病变大小及性状制定个体化的复查方案。

6.结肠镜检查的质量控制

结肠镜检查的质量直接关系到能否检出息肉，并对患者进行及时有效的治疗。通常可以通过以下方法来提升结肠镜检查的质量水平：①加强对消化内镜医师的规范化培训，强化发现结直肠腺瘤的意识，提高对结直肠腺瘤的识别诊断能力。②充分的肠道准备是顺利完成结肠镜检查和提高病变检出率的前提。良好的肠道准备率应大于 85%，目前可以选择采用波士顿评分或渥太华评分作为肠道准备评分量表。研究表明，肠道准备良好和充分时，结肠镜腺瘤检出率明显高于肠道准备不充分者。目前常用的肠道准备药物包括复方聚乙二醇电解质散、磷酸钠盐、镁盐、甘露醇等。其中，复方聚乙二醇电解质

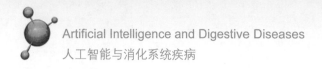

散在清洁效果与耐受性方面具有一定优势。选用泻剂的种类,服用的时间、剂量,术前的饮食种类等会影响最终的肠道准备效果。③保证盲肠插镜率大于95%,完整完成全结肠检查是保证肠镜检查质量的前提。④延长退镜时间,应至少保证6分钟退镜时间。⑤保证腺瘤检出率,腺瘤检出率是评价结肠镜检查质量的重要指标,一般要求应大于20%,其中男性大于25%,女性大于15%。

(三)治疗

内镜治疗是消化道息肉最主要的治疗方式,需要根据息肉的形态及大小选择治疗方法。治疗方法分为活检钳钳除、圈套器冷切除术、圈套器高频电凝切除术、氩等离子体凝固术(APC)、内镜黏膜切除术(EMR)和内镜黏膜下剥离术(ESD)(见图7-3)等。

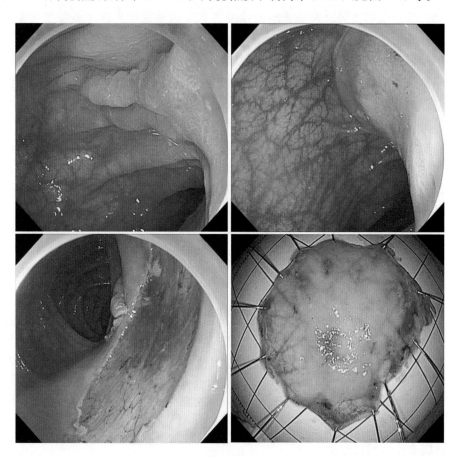

A:乙状结肠侧向发育型肿瘤(LST);B:黏膜下注射;C:剥离病变并检查创面;D:固定病变标本

图7-3　内镜黏膜下剥离术(ESD)操作步骤

1.治疗方式的选择

对于直径5 mm以下的息肉,推荐应用圈套器冷切除,如病变较小,圈套器操作困难,也可考虑应用活检钳钳除。对于直径为6～9 mm的息肉,推荐应用圈套器切除,尤其是冷圈套器切除术。与热圈套器切除术相比,冷圈套器切除术是一种有效且更加安全的治疗方式,由于避免了对黏膜下层血管的热破坏,冷圈套术可降低术后迟发出血的风险。部分病变因为形态不易被圈套切除,也可考虑行 EMR 治疗。对于直径大于 10 mm 的息肉,需根据其蒂部特征选用合适的圈套器切除术。有蒂病变的蒂内一般含有较大的滋养血管,切除后易发生出血,可选择热圈套器切除术,术中可通过电凝收缩血管,进行止血。对于无蒂息肉,由于出血风险较有蒂者小,冷、热圈套器切除均可选用。对于直径小于 20 mm 的病变,可应用 EMR 技术以实现一次性整块切除。EMR 技术通过切除前黏膜下注射生理盐水使病变与肌层分离,更易于切除平坦的病变,同时在热圈套器 EMR 时可以减少深部组织热损伤的风险。对于大于 20 mm 的息肉,可采用 ESD 治疗以期获得更高的完整切除率和更低的切除后复发率。如怀疑病变存在黏膜下浸润风险,可应用先进的内镜设备如电子染色内镜、放大内镜等,以仔细评估病变是否存在黏膜下浸润可能,并取活检进行确认,如怀疑侵犯黏膜下浅层,可考虑行 ESD 治疗或外科手术治疗。对于可疑侵犯黏膜下深层的病变,则应优先选择外科手术治疗。

2.并发症及处理

内镜下息肉切除的常见并发症为出血、穿孔及电凝综合征。根据手术部位不同,术后出血的患者会出现呕血、黑便、便血等症状,严重者出现贫血相关的体征,辅助检查可见红细胞及血红蛋白下降。常见影响因素包括息肉形态及大小、选择的切除技术、患者因素(如存在心脑血管合并症、凝血异常、肾功能不全)、服用药物(如等抗凝、抗血小板药物)等。为预防术后出血,可在息肉切除前于息肉蒂部位注射 1:10000 肾上腺素或尼龙绳结扎息肉蒂部,切除息肉后电凝处理创面裸露血管,并应用钛夹封闭息肉切除创面。穿孔包括术中穿孔和术后穿孔,术中穿孔可选择应用钛夹或钛夹结合尼龙绳等技术进行封闭。术后穿孔患者可能出现腹痛、发热、呼吸困难等症状,查体腹肌紧张,压痛、反跳痛阳性,影像学可见皮下气肿、膈下游离气体、腹腔游离气体等。常规处理方法包括禁饮食、抗感染、胃肠减压、肠外营养、排气减压、内镜修补等,若保守治疗效果不佳则需行外科手术治疗。电凝综合征指内镜治疗术后出现局限性腹痛、发热、白细胞升高等,可有腹肌紧张、压痛、反跳痛等症状,一般为内镜治疗过程中电流产生的热量通过创面伤及固有肌层和浆膜层,造成透壁性损伤,引起浆膜层炎症反应,从而导致局部腹膜炎体征,影像学检查未见腹腔或膈下游离气体。通常预后良好,一般仅需内科保守治疗即可。

(四)康复

接受内镜下息肉治疗的患者通常康复良好,根据切除息肉的大小不同,对患者予以一至数日的禁饮食、补液等治疗,随后将食物从流质过度到半流质及正常饮食,避免剧烈活动,患者可以很快恢复正常工作生活。

三、医工交叉应用的展望

近年来,随着人工智能的飞速发展,消化内镜技术飞速进入了医工交叉和人工智能的时代,目前主要应用于疾病诊断与疾病治疗。

(一)疾病诊断

疾病诊断的硬件方面主要指新型内镜设备的研发工作。内镜诊断水平的提高很大

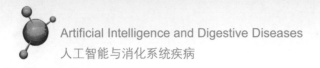

程度上来源于内镜设备分辨率及功能的提升。近年来,窄带成像(NBI)内镜、蓝色激光成像(BLI)及联动成像(LCI)、光学增强(OE)等新型电子染色内镜设备不断涌现,结合放大内镜技术可以实现对结肠息肉腺体及血管结构更加精确的观察(见图7-4)。细胞内镜可以实现520倍的光学放大,应用时使用药剂对细胞进行染色,然后将物镜与黏膜接触,导光束发出的光被发送到细胞中,并以散射光的形式部分返回,从而实现对黏膜表层细胞与细胞核的观察。共聚焦显微内镜由传统的共聚焦显微镜发展而来。激光源发出的低能量激光经过光源针孔及透镜,聚焦点与被观察点位于同一平面内,且光源针孔与观察针孔必须同步运动才能获得显微图像,故名共聚焦。探头式共聚焦显微内镜可以微探头的形式通过内镜活检孔道进行诊断,可与其他型号的内镜配合使用。探头式共聚焦内镜可以将组织、细胞等微结构放大1000倍,实现实时在体的光学活检(见图7-5)。各种国产共聚焦内镜也已经研发成功,正在陆续进行临床试验。

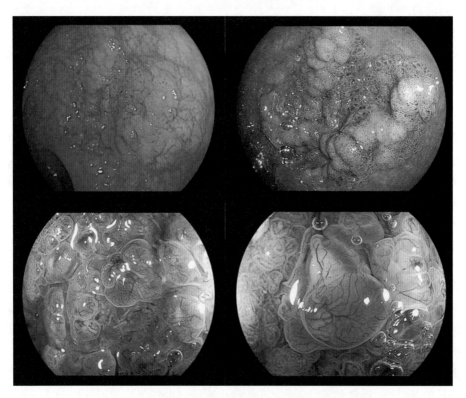

A:白光下病变边界不明显;B:开启 BLI 观察,病变形态清晰;
C、D:开启放大功能,观察腺体及血管微结构

图7-4　放大内镜结合蓝色激光成像(BLI)观察直肠侧向发育型肿瘤

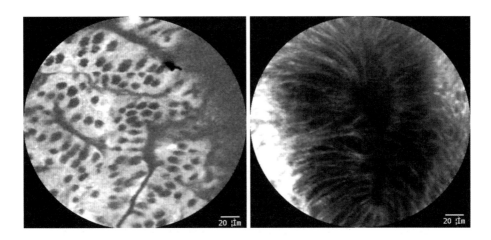

A：增生性息肉；B：腺瘤

图 7-5　共聚焦内镜可以实现实时组织学观察

软件方面，随着深度学习、神经网络技术的发展，基于人工智能的计算机辅助诊断（computer aided diagnosis，CAD）技术和计算机质量控制系统正逐渐应用于结肠镜检查。

在结肠镜检查中，结直肠息肉的诊断完全取决于内镜医师的个人经验和操作技术，如内镜医师经验有限或精力不集中，很可能会漏诊息肉。人工智能技术的发展使实时识别息肉成为可能，计算机辅助诊断技术应用大量不同肠段、不同类型的息肉图片作为训练集，训练深度学习神经网络。在结肠镜检查过程中，AI 会对每一帧图像进行识别，如发现可疑的息肉，会通过屏幕上的视觉标记或声音提示内镜医师存在息肉。并且，会对怀疑的息肉进行标注提示（见图 7-6）。相关研究证明，应用计算机辅助诊断技术可以提高息肉检出率，有效减少息肉漏诊。

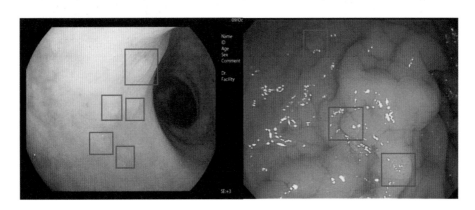

图 7-6　计算机辅助诊断系统提示可疑息肉

放大 NBI 内镜、细胞内镜等内镜技术可以通过息肉表面腺体和血管形态判断息肉类型，区分增生性息肉、腺瘤性息肉及判断息肉是否存在癌变可能。然而，做出准确的判断需要掌握相关的诊断标准及大量的实践经验。目前，计算机辅助息肉分类技术可准确区分肿瘤性息肉和非肿瘤性息肉,一些神经网络模型可实现与内镜专家接近的诊断水平,可用于辅助进行息肉性质的判断。

良好的肠道准备是高质量结肠镜检查的前提。肠腔内存在的粪便、粪水会遮盖肠黏膜及病变,造成息肉的漏诊,在肠道准备较差时,进展期结肠癌也可能发生漏诊。人工进行肠道评分会增加工作负担。应用大量不同肠段、不同肠道准备的内镜照片进行训练,AI可以实时进行每个肠段的肠道准备评分,并给出肠道准备的总得分;可以为内镜医师提供反馈,如视野中粪水较多,遮盖黏膜导致观察不足,AI会通过文字与语言提示内镜医师进行冲洗吸引(见图7-7);并且,AI会分析、统计所有患者的肠道准备评分,如较多患者评分达不到标准,提示肠道准备方法需要调整和优化。

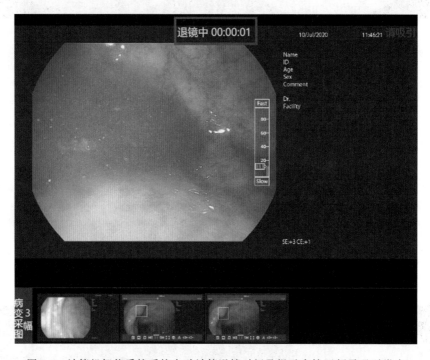

图7-7 计算机智能质控系统自动计算退镜时间及提示内镜医师需吸引粪水

退镜时间是指结肠镜从回盲部退镜观察,直至退出肛门,结束肠镜检查所用的时间。相关研究表明,延长退镜时间可以提高腺瘤检出率,国内外指南共识均指出,退镜时间应至少为6分钟。在日常工作中,如何记录和规范内镜医师在日常工作中的退镜时间一直没有简便有效的方法。人工记录退镜时间会增加工作负担,也无法在繁忙的临床工作中得到保证。人工智能技术提供了一种有效的方法,AI会实时识别每帧内镜图像,当稳定识别到回盲部图像时开始计时,直至稳定识别到肛门口的内镜图像,提示检查结束,结束计时。并且,AI可以实时监测退镜速度,如果退镜速度过快,会导致图像不清,无法充分观察,AI会给出文字或语音提示,建议操作者放慢速度,仔细观察。

### (二)疾病治疗

与传统外科手术相比,以内镜黏膜下剥离术(ESD)为代表的内镜微创手术具有创伤小、并发症少、恢复快、费用低等优点,国际多项指南共识均推荐将内镜微创作为早期消化道肿瘤首选治疗方式。但是,进行 ESD 手术需要具备较高的内镜操作水平,尤其是在结直肠,肠腔操作空间有限,易受蠕动干扰,对精细控制要求高,限制了其开展与推广。随着机器人技术的发展,机器人正朝着微型化、灵巧化、智能化方向发展。从技术应用方面,机器人能在狭小空间进行高精度、高强度、长时间工作,此先天优势一方面可以提高手术成功率,有效降低手术难度,临床适用性强;另一方面,也可以大大降低医生工作量,提高手术安全性。"达芬奇"手术机器人已广泛应用于成人及儿童的普通外科、心外科、胸外科、泌尿外科、头颈外科、妇产科等手术。为实现稳定、精确和安全的消化内镜手术,2003 年日本率先研发消化内镜机器人系统,并进行了动物试验。但由于该系统的机械臂自由度不足,未获得广泛应用。之后,为解决自由度不足等问题,又有多个改进产品的相继报道,具有代表性的为新加坡 2010 年研发的主从式 MASTER 机器人系统,该系统以双通道内镜为操作平台,搭载双机械臂,自由度较前有所提高,但存在系统外径较大、运动延迟、缺乏力感知反馈等问题。目前,尚无可供推广应用的产品面世。

针对目前内镜机器人发展的困境,充分利用目前最为成熟和普及的消化内镜平台,搭载手术机器人,使两者有机结合,可以提高内镜机器人的可行性,同时显著降低研发成本,有利于机器人手术技术的推广,这将大大促进内镜治疗的普及与同质化。当消化内镜机器人于消化管腔内开展手术治疗时,医生通过操纵端难以感知手术执行器与软组织交互作用,手术把握度低,误操作风险高。因此,将力感知与反馈技术引入柔性手术机器人,可准确直接地反映手术机器人与软组织之间的相互作用,提高手术操作精度和临场感,减少并发症。目前,山东大学齐鲁医院消化科联合多家单位研制的内镜手术机器人已具备良好的操作性和精准度,正在进行相关动物实验(见图 7-8、图 7-9),未来将会开展相关临床试验,希望能够早日实现临床应用。

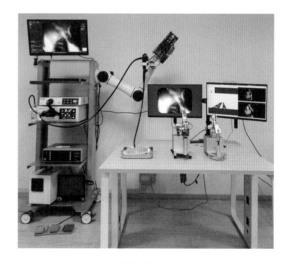

图 7-8　内镜手术机器人

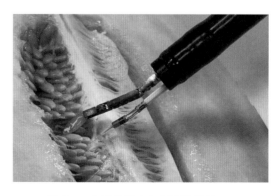

图 7-9　内镜机器人在夹取甜瓜籽

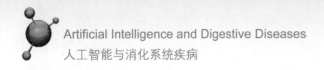

综上所述,医工交叉技术在结直肠息肉的诊断、质量控制和治疗方面正展现出蓬勃生机,为结直肠息肉的诊治提供了新的有力武器。随着科学技术水平和人工智能技术的发展,医工交叉应用将更好地为患者服务,为实现结直肠息肉等结直肠癌前病变的早期诊断及内镜治疗提供有力的帮助。

---

※ 拓展阅读 ※

## PJ 综合征小肠镜下息肉切除

黑色素斑-胃肠多发性息肉综合征(Peutz-Jeghers syndrome,PJS)是一种伴有皮肤黏膜色素沉着的全胃肠道多发性息肉病,为常染色体显性遗传病。对于胃与结肠的息肉,可以行经胃镜或结肠镜切除。然而,对于小肠息肉,在小肠镜诞生之前缺乏有效的治疗手段。小肠是人体最长的消化器官,无论是传统的胃镜还是肠镜,都无法实现对小肠的观察和治疗。随着息肉长大,可能会出现肠梗阻、癌变,最终只能接受手术的命运,部分患者甚至会接受多次手术治疗,极大影响工作和生活。

科技的发展是医学发展的前提,在小肠镜被发明之前,小肠被称为消化道的"黑暗大陆",实现对小肠的观察都遥不可及,内镜下的治疗更无从谈起。1981年,以色列工程师 Iddan 教授首次提出了"可吞服小肠内镜"的概念。1994年,英国的 Swain 教授在世界胃肠病大会首次提出"胶囊相机机器人"的概念。两位教授的想法不谋而合,他们迅速成立技术团队,于1998年试制出第一颗胶囊内镜,并完成了动物实验;1999年,Swain 教授在自己体内进行了世界上首次胶囊内镜人体试验,正式为"黑暗大陆"揭开了面纱。

2001年,日本医生山本博德教授与富士能公司合作研发了双气囊电子小肠镜,在小肠镜外面装了一个顶端带有大气囊的外套管,同时在小肠镜的顶端装了一个小气囊,通过大小气囊的交替充分放气,可使内镜在小肠内向前稳定推进,实现对全小肠的内镜下观察。小肠镜下的息肉切除术等小肠内镜手术也应运而生。目前,小肠镜下 PJ 息肉的切除已经成为一项成熟的微创治疗技术,使患者成功避免了外科手术的创伤,可以尽快恢复正常的学习、工作及生活。

PJ 综合征小肠息肉的内镜下切除源于小肠内镜设备的发展进步,而小肠内镜设备的两次飞跃都依赖于医生与工程师的完美配合,是医工结合的典范。在我国,医学和工科的配合也日趋紧密,一大批自主创新的内镜设备也逐渐问世,为人民群众的健康保驾护航。

---

参考文献

[1]中华医学会消化内镜学分会消化系早癌内镜诊断与治疗协作组,中华医学会消

化病学分会消化道肿瘤协作组,中华医学会消化内镜学会肠道学组,等.中国早期结直肠癌及癌前病变筛查与诊治共识[J].中华内科杂志,2015,54(4):375-389.

[2]国家癌症中心中国结直肠癌筛查与早诊早治指南制定专家组.中国结直肠癌筛查与早诊早治指南[J].中国肿瘤,2021.30(1):1-28.

[3]陈灏珠,林果为,王吉耀,等.实用内科学[M].15版.北京:人民卫生出版社,2017.

（刘冠群）

# 第八章　消化道早癌

## 学习目的

1. 了解消化道早癌的定义。
2. 熟悉消化道早癌的诊断方法。
3. 掌握消化道早癌的内镜治疗方法。
4. 熟悉消化道早癌相关医工结合的现状及进展。

## 案例

患者男性,51岁,因"上腹不适1年余"就诊,1个月前于当地医院行胃镜检查,提示"胃体黏膜病变(未见报告)"。既往有幽门螺杆菌根除病史,有吸烟饮酒史10余年。查体未见明显阳性体征。

诊疗经过:患者为中老年男性,有幽门螺杆菌感染病史,当地医院近期胃镜检查提示"胃体黏膜病变"。患者属于早期胃癌的高危人群,故对患者安排了放大内镜的精查。

使用的内镜设备:①内镜:奥林巴斯GIF-H290Z。②图像处理装置:CV-290。③内窥镜冷光源:CLV-290SL。

放大内镜诊断流程:首先,使用高清内镜对上消化道黏膜整体情况进行仔细观察(见图8-1),根据《京都胃炎分类》,患者胃体皱襞无肿大、蛇行,无白色浑浊黏液,胃角似见RAC,考虑为幽门螺杆菌感染阴性的胃黏膜,而同时发现胃黏膜有萎缩、肠化,有色调逆转和地图状发红的表现,提示是除菌后胃黏膜表现。然后,根据"木村-竹本分类",患者萎缩范围位于胃底、胃体小弯侧、胃体前后壁及胃窦,符合O-2型萎缩的表现。最后,根据"胃癌三角"理论,对于广泛萎缩的背景黏膜,需要注意在萎缩黏膜内寻找发红凹陷的病灶,容易发生分化型胃癌。

基于以上分析,我们仔细寻找后,在胃体前壁萎缩区域内发现了一处O-Ⅱc病变,边界清楚,NBI观察呈茶色改变,可见腺体结构不规则。与白光内镜相比,NBI模式下,病灶边界及内部微结构形态更加清晰(见图8-2)。

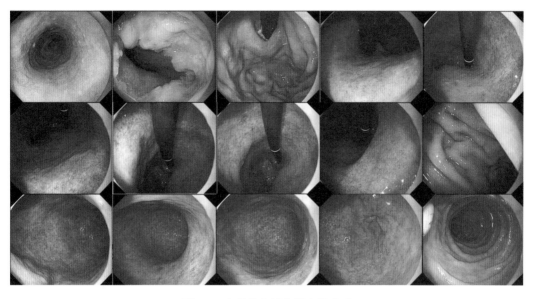

图 8-1　患者的上消化道内镜表现

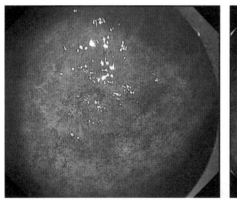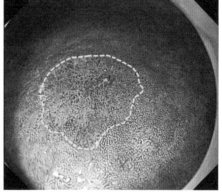

图 8-2　病变的 NBI 表现

接下来,使用 NBI 放大模式对病变边缘进行仔细观察,可以看到边界清晰,边界内外微表面结构和微血管结构差异显著。使用放大内镜依次对病变的边界进行观察,确定病变的边界(见图 8-3、图 8-4)。

然后,使用放大 NBI 对病变内部微细结构进行观察,对于微表面结构,经过放大 NBI 观察发现存在隐窝边缘上皮,但是形状不均一,分布不对称,排列不规则。对于微血管结构,同样形状不均一,分布不对称,排列不规则,但是未

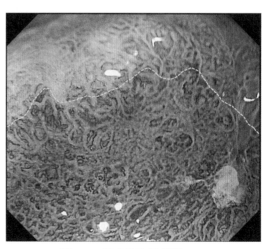

图 8-3　病变的边界判断

见明确螺纹样微血管结构(见图 8-5)。

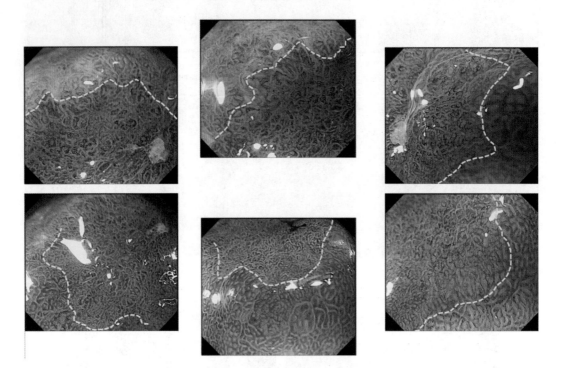

图 8-4  病变的四周边界判断

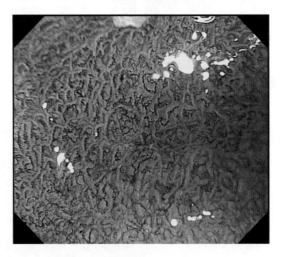

图 8-5  病变内部放大内镜表现

综合以上观察,考虑此处病变符合分化型早期胃癌的白光内镜及放大内镜下表现。在充气、吸气状态下,发现病变的延展性比较好,提示病变浸润深度不深(见图8-6)。

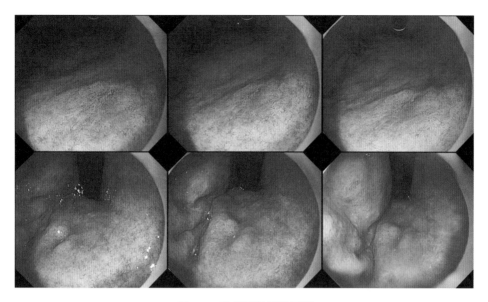

图 8-6　病变浸润深度判断

　　使用靛胭脂化学染色,发现病变边界清晰,周围呈棘状边缘,有反应性隆起,符合分化型早期胃癌的色素内镜表现(见图 8-7)。

　　综上所述,判断该病变是位于胃体下部前壁萎缩区域内的一处约 1.2 cm×1.2 cm 大小的 0-Ⅱc 型病变,病变存在边界线,微结构不规则,微血管不规则。该病变为浸润至黏膜层的分化型肿瘤性病变,符合 ESD 治疗的适应证。

　　完善胸腹盆腔平扫和强化 CT,结果显示:①右肺小结节,建议随诊;②双肺纤维灶;③冠状动脉钙化;④胃壁略厚,请结合临床。影像学检查未见明确远处及淋巴结转移情况。与患者及家属充分沟通后,进行 ESD 治疗。内镜下首先使用 NBI 再次对病变边

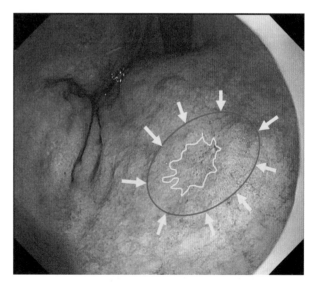

图 8-7　病变靛胭脂染色表现

界进行确定,然后使用 Dual 刀在病变边界外进行标记,使用注射针将美兰副肾生理盐水注入黏膜下层,病变抬举良好,然后使用 Dual 刀环周切开病变,并沿着黏膜下层与固有肌层交界线仔细剥离,完整剥离病变,送检病理,使用电热活检钳处理创面血管,最终完成病变的 ESD 治疗(见图 8-8)。

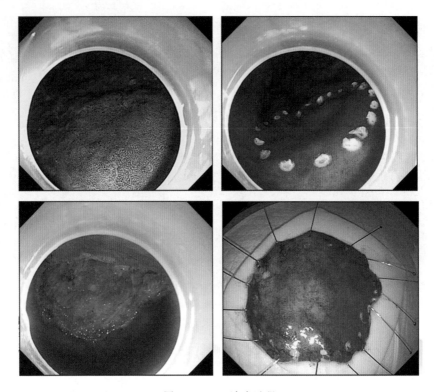

图 8-8　ESD 治疗过程

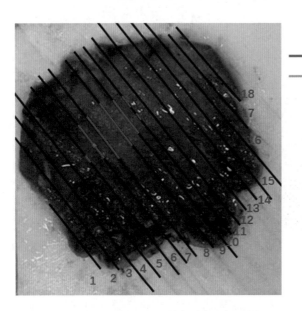

— Tub1
— SM1

图 8-9　ESD 术后病理复原图

ESD 术后制作病理复原图。如图 8-9 所示,红线标记的部分均为管状腺癌(Tub1)的成分,其中,蓝色线标记的一点位置存在 SM 浸润的情况,但是浸润深度小于 200 $\mu$m(SM1)。

ESD 术后病理:① 胃体 ESD 标本,标本大小为 4.3 cm × 3.8 cm,病变肉眼分型为 Type 0-IIc 型;② 病变范围(镜下)约 1.2 cm × 1.0 cm;③ 被覆柱状上皮的胃黏膜呈高分化腺癌,组织学亚型为管状型 tub1;④ 癌组织浸润黏膜下层,浸润深度小于 200 $\mu$m(SM1),浸润模式为 INFb;⑤ 不伴有溃疡形成(ul0);⑥ 脉管内未查见癌栓(V0,Ly0);⑦ 手术水平切线及垂直切线均未查见病变(HM0,VM0)。

病变周围胃黏膜组织提示：中-重度慢性萎缩性胃炎伴肠上皮化生。

免疫组化：CK（＋），E-Cad（＋），Her-2（1＋），Desmin（黏膜肌＋），Ki-67 阳性率约 80%。

根据 2021 年日本胃肠内镜学会《早期胃癌 EMR 和 ESD 指南》，患者符合 eCureB 评分，可以选择定期随访（见图 8-10）。

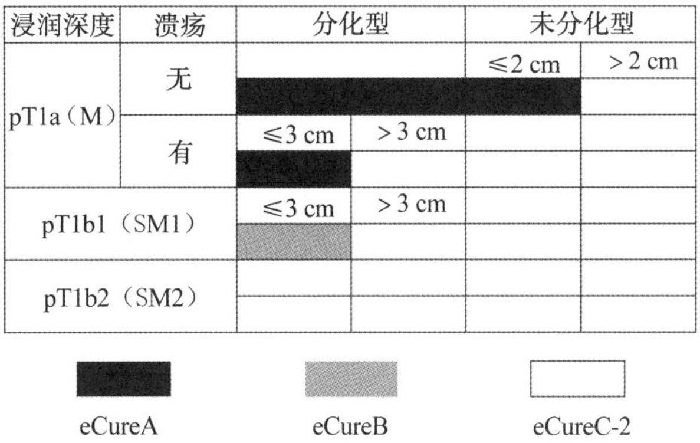

| 浸润深度 | 溃疡 | 分化型 | | 未分化型 | |
|---|---|---|---|---|---|
| | | | | ≤2 cm | > 2 cm |
| pT1a（M） | 无 | | | | |
| | 有 | ≤3 cm | > 3 cm | | |
| | | | | | |
| pT1b1（SM1） | | ≤3 cm | > 3 cm | | |
| pT1b2（SM2） | | | | | |

| eCureA | eCureB | eCureC-2 |
|---|---|---|

图 8-10  ESD 治疗后 eCure 评分

医工结合点：在该病例的诊断中，联合使用了白光内镜、NBI 技术、放大内镜、色素内镜等多种消化内镜技术，有助于准确诊断和鉴别诊断，对病变进行精准评估后选择 ESD 治疗。在 ESD 治疗过程中，黏膜下注射使用了专用的注射针，标记、切开、剥离使用了 Dual 刀，止血使用了电热活检钳，均为医工结合的产品。

**思考题**

上述案例中，有哪些医工结合的进展给消化道早癌患者的诊断和治疗提供了帮助？

---

**案例解析**

**一、疾病概述**

**（一）定义**

目前，消化道早癌主要包括早期食管癌、早期胃癌和早期结直肠癌，其定义各有相似之处，又各有特点。目前，国内较为公认的早期食管癌定义是病灶局限于黏膜层和黏膜下层，不伴有淋巴结转移的食管癌；而表浅型食管癌是指局限于黏膜层和黏膜下层，有或无淋巴结转移的食管癌；早期胃癌和早期结直肠癌是指局限于黏膜层和黏膜下层的癌（无论有无淋巴结转移）。对于上述三种消化道早癌，均可以根据肿瘤浸润深度做如下分期：局限于黏膜层者为 M 期癌，M 期癌又可根据浸润深度细分为 M1、M2 和 M3（分别浸润至上皮层、固有层和黏膜肌层，在胃中又习惯称为 EP、LPM、MM 期癌）；肿瘤浸润至黏

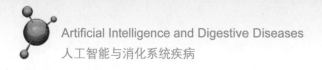

膜下层的上、中、下 1/3 者分别称为 SM1、SM2 和 SM3 期癌,对于黏膜切除标本,病变浸润至黏膜下层但距离黏膜肌层 200 $\mu$m 以内的食管癌称为 SM1 期癌,而在胃和结直肠,SM1 的浸润深度分别为 500 $\mu$m 和 1000 $\mu$m(见图 8-11)。

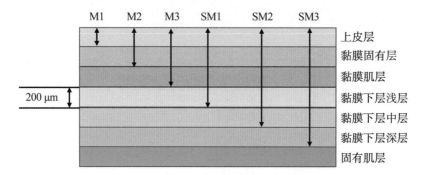

M1、M2、M3期癌属于早期食管鳞癌;病变浸润至黏膜下层但距黏膜肌层200 μm以内者称为SM1期癌

图 8-11　消化道早癌的浸润深度(以食管早癌为例)

图源:中国医学会消化内镜学分会消化系早癌内镜诊断与治疗协作组,中华医学会消化病学分会消化道肿瘤协作组,中华医学会消化病学分会消化病理学组.中国早期食管鳞状细胞癌及癌前病变筛查与诊治共识(2015 年·北京)[J].中华消化内镜杂志,2016,33(1):3-18.

## (二)临床表现及筛查人群

消化道早癌的临床表现无特异性,所以无法通过特定的症状决定对哪些人群进行消化道早癌的筛查及检查工作。目前,推荐根据流行病学等研究的结论,对消化道早癌的高危人群进行内镜筛查。

### 1.食管癌筛查对象

根据我国国情、食管癌危险因素及流行病学特征,符合以下第 1 项和第 2~6 项中任一项者应被列为食管癌高危人群,建议作为筛查对象:①年龄超过 40 岁;②来自食管癌高发区;③有上消化道症状;④有食管癌家族史;⑤患有食管癌前疾病或癌前病变;⑥具有食管癌的其他高危因素(吸烟、重度饮酒、头颈部或呼吸道鳞癌等)。

### 2.胃癌筛查对象

符合以下第 1 项和 2~6 项中任一项者均应被列为胃癌高危人群,建议作为筛查对象:①年龄 40 岁以上,男女不限;②胃癌高发地区人群;③幽门螺杆菌感染者;④既往患有慢性萎缩性胃炎、胃溃疡、胃息肉、手术后残胃、肥厚性胃炎、恶性贫血等胃癌前疾病;⑤胃癌患者一级亲属;⑥存在胃癌其他高危因素(高盐、腌制饮食、吸烟、重度饮酒等)。

### 3.结直肠癌筛查对象

根据我国的国情和结直肠癌的流行病学情况,符合以下第 1 项和第 2~3 项中任一项者应被列为结直肠癌高危人群,建议作为筛查对象:①年龄 50~75 岁,男女不限;②粪便潜血试验阳性;③既往患有结直肠腺瘤性息肉、溃疡性结肠炎、克罗恩病等癌前疾病。

## 二、疾病预防、诊断、治疗、康复

### （一）预防

消化道早癌的发生与多种危险因素相关，针对相关危险因素的防控对消化道早癌的预防有一定作用。食管癌的发病与饮食因素、吸烟、饮酒、口腔卫生条件差等不良生活方式相关。其中，饮食因素包括食物中有真菌污染、腌制食品、高温食物、辛辣和油炸食品等。幽门螺杆菌感染是目前与胃癌发生最为相关的危险因素，多项研究证实，根除幽门螺杆菌可减少胃癌的发生。某些生活饮食因素如高盐饮食、烟熏煎烤炸食品、不良饮食习惯、吸烟、饮酒等也被认为与胃癌的发生有一定的关系。有研究证实，以摄入大量肉类、脂肪、糖和甜品为特点的西方膳食模式可能增加结直肠癌的发病风险，而高纤维饮食可能是结直肠癌的保护因素，另外，吸烟、肥胖等因素也会增加结直肠癌的发病率。

因此可以看出，虽然难以对性别、年龄等人口学因素，以及遗传因素等与消化道肿瘤发病密切相关的危险因素进行防控，但上述所列生活习惯、饮食、吸烟、饮酒等多种消化道肿瘤发生的高危因素仍然是可以防控的。通过医患及社会的共同努力，提高认知并进行相应防控，可以实现降低消化道肿瘤发生率的预防目的。

### （二）诊断

消化道早癌的诊断标准是内镜联合病理组织学检查。需要注意的是，单独的内镜检查或单独的组织病理学活检均不能作为消化道早癌诊断的最终依据，内镜检查可以观察较大的范围，但是无法实现组织学结构的诊断，而组织病理学活检有无法取到靶向病变的可能。由于消化道早癌在普通白光内镜下有时仅仅表现为色泽改变、轻微的形态改变等，不容易被发现和准确诊断，这一点曾经严重制约了消化内镜医师对消化道早癌的发现和诊断率。随着消化内镜技术的迅速发展，涌现了色素内镜、电子染色内镜、放大内镜、共聚焦激光显微内镜、细胞内镜以及超声内镜等新型内镜技术，有助于发现、诊断及评估病变。

#### 1.色素内镜

色素内镜是指通过喷洒管将各种化学染色剂喷洒至消化道黏膜及病变表面，染色剂通过各种不同机制增加病变黏膜与周围黏膜的对比度，从而更加清晰地显示病变的形态、范围、微细结构等特点，有助于发现和诊断白光内镜难以发现或难以诊断的病变。色素内镜技术相对简单，成本较低，但应用价值非常大。目前，食管、胃及结直肠病变均有相应的染色剂可供选择使用，效果都比较好。与放大内镜联合应用可进一步提高诊断能力。临床常用的染色剂有以下几种：

（1）对比类染色剂：此类染色剂中，临床最常使用的是靛胭脂，内镜下显示为深蓝色，常用浓度为 0.2%～1.0%。对比染色剂最常用于胃及结直肠黏膜病变，喷洒后由于重力作用，靛胭脂会沉积于黏膜腺窝开口及病变的异常凹陷处，从而显示黏膜的细微凹凸改变及其立体结构（见图 8-12）。此类染色剂不与黏膜的组织及细胞发生反应，也不会被黏膜组织及细胞吸收。因此，如果染色效果不佳，可使用清水反复冲洗，待染色剂洗净后，重新喷洒观察。应注意，如果黏膜表面覆盖黏液等物质，会使得靛胭脂附着不均匀而影响观察,所以喷洒前应使用祛泡祛黏液剂清洁。

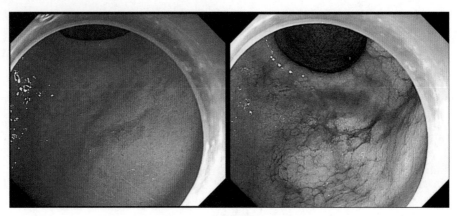

图 8-12　靛胭脂染色表现

(2)吸收类染色剂:顾名思义,此类染色剂指的是可被消化道黏膜上皮细胞摄取吸收而显色的染色剂,上皮细胞摄取或与染色剂反应后呈现特定的颜色,有助于病变的诊断和鉴别诊断。常用的吸收类染色剂有以下几种:

1)复方碘溶液:又称卢戈氏液(Lugol's 液)。食管上皮由大量鳞状上皮组成,正常成熟非角化的食管鳞状上皮细胞的胞浆内富含糖原,糖原遇碘后发生反应,染色为棕褐色,早期食管癌及异型增生组织细胞内糖原含量减少甚至消失,所以病灶黏膜染色性减低,从而呈现浅染区或不染区。因此,卢戈氏液染色可以区分正常和早期食管癌的黏膜(见图 8-13)。复方碘溶液的常用浓度为 1‰～2.5%,直接喷洒黏膜后观察,但使用前应仔细询问病史,碘过敏者、甲状腺功能亢进者应避免应用。

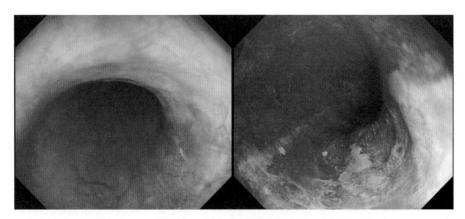

图 8-13　复方碘溶液染色表现

2)亚甲蓝:又称美蓝,可以与上皮细胞的细胞核结合而使细胞核被染为蓝色,上消化道正常鳞状上皮和胃黏膜上皮细胞不吸收美蓝,肠上皮化生、上皮内瘤变及癌组织黏膜可出现不同程度的美蓝着色;而下消化道含柱状上皮的结肠黏膜吸收美蓝后显示为蓝色,炎症、上皮内瘤变及癌等可导致黏膜失染或染色不均。亚甲蓝的常用浓度为0.5%,喷洒染色1~2分钟,充分冲洗后观察。根据染色表现的不同,可以鉴别肠上皮化生、上皮内瘤变等不同病变。

3)醋酸:醋酸可以通过细胞膜进入细胞质,使细胞角蛋白可逆性聚合成束状,从而导致透光性下降,黏膜表面柱状上皮的腺管形态结构立体感增强,从而清晰显示腺体的结构变化(见图8-14)。醋酸多用于上消化道中胃黏膜肠上皮化生和上皮内瘤变的观察和诊断,常用浓度为1.5%。醋酸染色是一个动态观察的过程,需要持续观察。喷洒醋酸后,上皮内瘤变部位和非瘤变的肠上皮化生部位都发生白色化,但上皮内瘤变的部位较非瘤变部位的白色化消失得更早。一般十几秒后上皮内瘤变部位的白色化就开始消退,并且呈现出带透明感的发红改变,而非瘤变部位白色化持续约1分钟后消失,持续时间相对更长一些,可以此为据进行靶向活检或在内镜治疗时辅助进行病变范围判定。

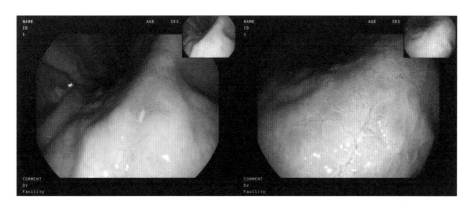

图8-14 醋酸染色表现

4)结晶紫:最常应用于结直肠病变的鉴别诊断,结晶紫可以将结直肠上皮细胞的细胞质染为紫色,结合放大内镜的观察,可以清晰分辨结直肠腺体的不同分型表现,炎症、上皮内瘤变、浅表和深部浸润癌在结晶紫染色下有各自不同的腺体结构表现。结晶紫的常用浓度为0.05%~0.2%,一般使用喷洒管将少量结晶紫滴至目标部位,充分染色后结合放大内镜进行观察效果更好。

(3)反应类染色剂:不同部位、不同病变胃黏膜表面的pH值不同,此类反应类染色剂最常见的原理是不同化学染色剂遇到不同pH值的胃黏膜表面分泌物发生化学反应而着色。有代表性的此类染色剂有刚果红、酚红等,但是目前临床较少应用。刚果红为常用的pH指示剂,pH值小于3.0时胃黏膜表面形成蓝黑色或黑色的带状变色区,变色范围与胃底腺分布一致。反应类染色剂的常用浓度为0.3%~0.5%,用0.3%刚果红和5%碳酸氢钠混合溶液对全胃黏膜进行喷洒,然后肌内注射五肽促胃液素促进胃液分泌,数分钟后观察黏膜着色情况,可以用于萎缩性胃炎、胃黏膜异位、早期胃癌的诊断,以及迷走神经切断术的疗效判断。

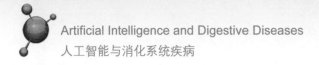

**2.电子染色内镜**

目前,临床使用最多的电子染色内镜技术包括奥林巴斯公司的窄带成像(NBI)、宾得公司的 i-scan 智能染色和 i-scan OE 以及富士公司的 LASEREO 激光成像。这些染色内镜应用的技术包括富士公司的可扩展电子分光技术(FICE),以及近年来富士公司开发的联动成像(LCI)、蓝色激光成像(BLI)技术。电子染色内镜的成像原理分为光学前处理技术和图像后处理技术。光学前处理是指在成像之前处理光线,再将光线照射到黏膜表面。目前,主要有两种处理方式,一种是将白光通过滤光片进行过滤,缩窄光谱,最终照射在消化道黏膜上形成窄带光,包括 NBI、i-scan OE;另外一种是使用特定光谱的激光光源,如蓝色激光成像。图像后处理是通过计算机对已经形成的图像进行后续的参数调整,增强黏膜中某些成分的色彩,进而增强对比度,采用此成像方法的主要有 FICE 以及 i-scan(SE/CE/TE 模式)。

(1)光学前处理:以窄带成像(NBI)技术为例讲解"光学前处理"的含义。"窄带"的含义是白色光在照射到黏膜表面之前被滤光片过滤掉了红光,而只保留了 415 nm 的蓝光和 540 nm 的绿光,蓝光和绿光波长较短,穿透力弱,只能到达黏膜浅层。而且,由于蓝光和绿光的特点,射入黏膜浅层的蓝、绿光几乎能够被血红蛋白完全吸收,而未进入血管的蓝、绿光几乎完全被反射,蓝光射入黏膜最浅,呈现棕褐色,绿光波长略长而射入略深,呈现相对较淡的青绿色。因此,通过窄带光的射入,黏膜表面的微血管结构显示得更为清晰,表面微腺体结构的对比也更为明显。

i-scan OE 的基本原理也是窄带成像,但观察模式更丰富。i-scan OE 有两种模式,即 mode1 和 mode2。OE mode1 的特点是通过建立连续光波增强了基准投射,增加了窄带成像后视野的亮度(见图 8-15)。OE mode2 模式强化了部分红色光,使整个图像的色调更接近自然色,从而提高了白光观察的对比度,克服了常规窄带成像光亮度较低的缺点,因而更容易发现病变。

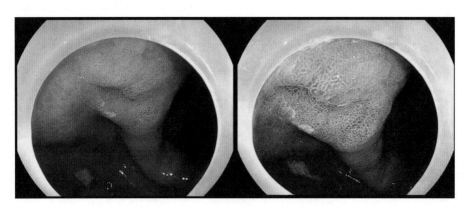

图 8-15　白光和 OE mode1 的成像对比

富士公司的 BLI 技术使用的光源是两种波长分别为 410 nm 和 450 nm 的单色激光。410 nm 激光为窄带成像,用于观察微血管。450 nm 激光激发内镜前端的白光发光物质,产生宽频白光,可提供更明亮、更有层次感的白光内镜观察,其较少被表层血管吸收,能够观察黏膜深部血管。富士公司的内镜还有一个 LCI 模式,类似 i-scan OE mode2,可强化红色光,使红色区域更红,白色区域更白,这种色调的对比更容易发现病变,适合远距离筛查早癌(见图 8-16)。

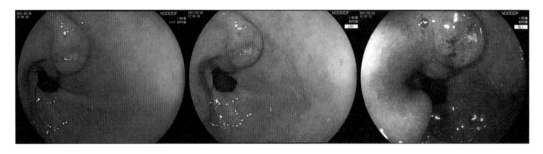

图 8-16 白光和 LCI 以及 BLI 成像对比

(2)图像后处理:图像后处理以富士公司的 FICE 和宾得公司的 i-scan 为主要代表。

1)FICE 是利用光谱分析技术原理,将摄取的白光图像传入系统后经计算机处理、分析,产生特定波长的分光图像。FICE 技术可在 400～600 nm 波长范围设定 5 nm 间隔的任意波长,不同波长穿透的黏膜深度不同,可将图像分解成多个单一波长的红、绿、蓝图像。依据观察病变的不同,再将结合特定波长的光组合,观察不同深度的黏膜,并还原为 FICE 图像,进而增强了对黏膜表面结构包括微血管和腺管的观察。

2)i-scan 通过软件处理可得到三个增强功能,分别是表面增强(surface enhancement,SE)、对比度增强(contrast enhancement,CE)和色调增强(tone enhancement,TE)。表面增强模式可以分析图像中每个像素的亮度和密度参数,通过相应算法增强病变边缘的明暗对比,从而使图像锐化,便于更清晰观察黏膜表面高低起伏等细微结构的对比表现。对比度增强可以分析图像中每个像素的亮度信息,数字化地向亮度较暗的黏膜区域增加蓝光,进而可更为清晰地展示病灶边界。色调增强是一种数字版的窄带成像,该技术通过剖析正常图像各个 RGB 分量,利用算法改变颜色频率,从而重新组成新颜色图像,突出显示病变及其表面的黏膜纹理和微血管结构。

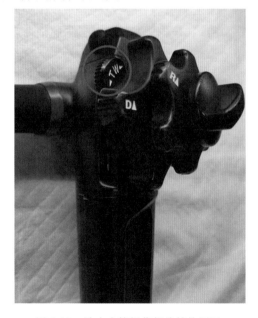

图 8-17 放大内镜操作部分结构图示

注:红色标记部分为放大功能按钮,可通过上调、下调按钮实现放大功能的调节。

3.放大内镜

放大内镜一般包括电子放大内镜与光学放大内镜(见图 8-17)。电子放大内镜是通过特殊设计的软件算法,将原始图片进行扩

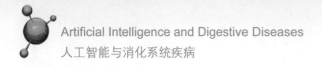

大,以达到放大观察的目的,其放大倍数非常有限,一般在数倍以内。并且,由于电子放大本质上是对内镜已经获取的图片的局部放大,在其放大图像的过程中会显著降低图像的质量,容易造成获得图像模糊的现象,因此其临床应用价值有限。临床上最常使用的是光学放大内镜,在普通电子内镜基础上,光学放大内镜增加了变焦镜头,通过内镜手柄上的操作按钮或拨杆控制镜头变焦,可实现逐级放大功能,对观察目标实现放大观察的目的。目前,临床常用的放大内镜一般都是高清放大内镜,观察效果较标清内镜更好。

4.超放大内镜

超放大内镜是指使用某种特殊的先进内镜技术,实现放大倍数远超一般光学放大内镜的新型内镜,其放大倍数可达数百倍甚至上千倍。因此,超放大内镜能够实现细胞水平的观察,从而得到接近组织病理学的内镜图像。超放大内镜对细胞水平的观察尚不能替代病理活检和病理评估,但是其超放大功能能够帮助内镜医师进行靶向活检,提高活检阳性率,减少活检数目和创伤。另外,超放大内镜在在体研究消化道功能、血流、分子影像学等领域也取得了较多成果。目前,临床应用的超放大内镜主要包括共聚焦激光显微内镜和细胞内镜两种。

(1)共聚焦激光显微内镜(CLE):将共聚焦显微镜与传统内镜有机结合,实现了共聚焦激光显微镜技术从实验台到体内应用的过渡。CLE成像过程:通过激光激发被观察组织内的荧光对比剂,然后收集激发后的荧光信号,通过电子元件形成图像,从而实现在体的共聚焦激光显微内镜观察,得到消化道细胞水平的图像。

CLE可分为整合式(eCLE)和探头式(pCLE)两种不同类型。eCLE是一条专用的共聚焦内镜,其共聚焦显微镜部件被整合入检查内镜的头端,通过内镜手柄上的按钮进行切换控制,可使用同一条内镜进行普通白光内镜检查和CLE检查。eCLE的扫描深度可通过手柄上的按钮进行调节,扫描深度、单帧扫描视野和侧向分辨率均高于pCLE,但扫描速度低于pCLE,其镜身直径较大,硬度偏硬,在进行类似翻转镜身、旋镜等操作时相比普通内镜操作灵活度略欠佳。并且,其临床应用不如pCLE灵活、便捷。pCLE将共聚焦功能整合于一条微探头中,可与目前市场上多种型号的内镜配合使用,常规观察后,将微探头插入内镜活检孔道之后,对消化道进行共聚焦的观察和诊断,应用方便、灵活。目前,已经有多种不同型号的pCLE探头应用于临床,如应用在胃镜和结肠镜的探头,以及应用于胆道的探头等。pCLE成像扫描速度较快,但扫描深度不可调节,单帧扫描视野和侧向分辨率均低于eCLE。pCLE和eCLE的器械示意图如图8-18所示,二者的主要区别如表8-1所示。对于CLE观察,一般的检查过程是使用白光内镜模式观察病变,然后切换到CLE模式对病变进行放大观察。

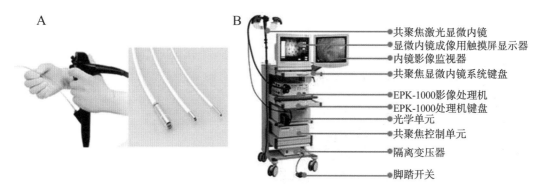

A：pCLE；B：eCLE

图 8-18 pCLE 和 eCLE 的器械示意图

图源：左秀丽，李长青，李延青.消化道共聚焦显微内镜诊断[M].北京：人民卫生出版社，2014.

**表 8-1 pCLE 和 eCLE 的主要区别**

| 主要参数 | pCLE(Cellvizio) | eCLE(EC-3870) |
|---|---|---|
| 共聚焦视野/μm | 240×200,600×500 | 475×475 |
| 扫描深度/μm | 0～30,50,80 | 0～250 |
| 内镜直径/mm | 0.3～1.8 | 12.8 |
| 钳道/mm | — | 2.8 |
| 扫描速度/(帧/秒) | 12 | 1.6(1024×512) 0.8(1024×1024) |
| 扫描厚度/μm | — | 7 |
| 侧向分辨率/μm | 2.5～5 | 0.7 |
| 横向分辨率/μm | 15～20 | 1 |
| 操作系统 | Makintosh | Windows |

在 CLE 检查之前，要预先使用含特定荧光基团的对比剂。目前，在人体组织内可用的荧光对比剂有荧光素钠、盐酸吖啶黄、四环素和甲酚紫等。荧光素钠和四环素为全身静脉使用，盐酸吖啶黄和甲酚紫则用于局部喷洒。其中，最常用的是荧光素钠，静脉注射15 秒内即可显像，作用时间可持续 30 分钟。荧光素钠在体内多数与血清白蛋白结合，未结合的游离分子随血液循环分布至消化道上皮细胞、微血管及间质内，从而显示相关的消化道隐窝结构、上皮细胞、微血管及固有层结缔组织（见图 8-19）。静脉应用荧光素钠后的常见不良反应为一过性轻微皮肤黄染，嘱患者多饮水，24 小时荧光素钠排泄后即可恢复正常。但为预防严重过敏反应的发生，建议检查前进行过敏试验。荧光素钠不能显示细胞核等细胞内结构，而盐酸吖啶黄局部喷洒应用后可被细胞吸收，与细胞核、细胞质

内的 DNA、RNA 等酸性物质结合,因此可清晰显示细胞核的结构,有助于上皮内瘤变等病变的检测,但潜在的致突变性限制了盐酸吖啶黄的广泛应用。

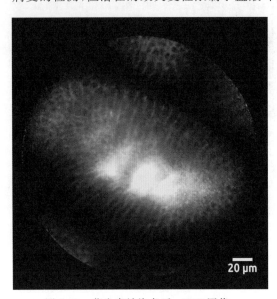

图 8-19　荧光素钠染色后 pCLE 图像

注:荧光素钠可标记细胞外基质和基底膜,细胞边界显示为白色,细胞核不能染色。

(2)细胞内镜(endocytoscopy,EC):EC 的发明基于接触式光学显微镜。EC 在设备先端安装一个超高倍的物镜,通过物镜观察后将观察对象投影到感光元件上,从而实现超放大观察的目的。与普通的光学显微镜类似,EC 并不能观察到深层次的黏膜组织,而只能对表浅上皮进行观察,一般观察深度为0~50 μm。这一点与 CLE 有所区别,尤其是 eCLE。

在 EC 的设计、研发与发展过程中,与 CLE 类似,EC 也有探针式和整合式两种类型。探针式 EC 即一条手持式 EC 微型探针,可通过活检通道插入普通内镜,实现细胞内镜的观察。目前,最新一代的 EC 使用的是整合式 EC,在内镜先端安装一个超高倍物镜,将细胞内镜与普通放大内镜整合于一条内镜,与常规光学放大内镜类似,通过操作手柄上的拨杆调节逐级放大功能。因此,可以使用一条内镜实现从标准内镜、普通放大内镜到超放大内镜的不同放大倍数的观察。

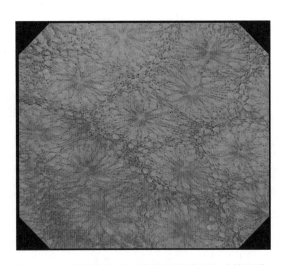

图 8-20　亚甲蓝染色后正常结肠黏膜细胞内镜图像

在 EC 的使用过程中,首先必须要对黏膜进行局部化学染色,然后才能进行观察,常用的染色剂包括亚甲蓝、甲苯胺蓝和结晶紫。亚甲蓝可以对细胞核进行染色,结晶紫是常用的细胞质染色剂。在既往发表的临床研究中,各种染色剂均有应用。为避免黏膜表面的黏液、血液等影响观察,EC 染色观察之前要使用糜蛋白酶等对黏膜表面进行清洗,染色之后要将多余的染色剂冲洗掉,如果观察时间较长,可进行追加染色。EC 既往主要在日本等国家应用,近期已在中国上市,虽然目前临床应用普及度尚不及 CLE,但已有多项研究证实 EC 在食管癌、幽门螺杆菌感染、乳糜泻、结肠息肉等病变的临床诊断中具有应用价值,随着 EC 技术的不断更新,EC 同样有着较为广阔的应用前景(见图 8-20)。

5.超声内镜

超声内镜将微型高频超声探头安置在内镜前端,是一种集超声波与内镜检查为一身的医疗设备。当内镜进入消化道管腔后,在直接观察腔内形态的同时,又可进行实时超声扫描,以获得管道壁各层次的组织学特征及周围邻近脏器的超声图像。超声内镜在消化道早癌诊断中的主要作用包括评估病变的浸润深度及周围淋巴结转移和周围器官转移浸润的情况,以对肿瘤进行精确分期,指导临床治疗方案的选择。对于超声内镜扫查所见可疑淋巴结,可以进行超声内镜引导下细针穿刺吸取活检术,提高肿瘤病变淋巴结转移情况的判定准确率。超声内镜对消化道早癌浸润深度判断的准确度较高,但是受到操作者水平等影响,与放大内镜判断浸润深度之间的优劣尚无定论。临床上,可综合分析白光、放大内镜及超声内镜表现之后再进行综合评估,以制定最优的治疗方案。

（三）治疗

对于早期食管癌、胃癌及结直肠癌,均有相应的内镜治疗的适应证,对于符合内镜治疗适应证的病变,均可选择内镜下微创治疗。对于不同的病变,可以根据具体情况选择不同内镜治疗方式,临床上治疗消化道早癌最常用的治疗方式是内镜黏膜切除术（EMR）和内镜黏膜下剥离术（ESD）。

1.EMR

EMR 一般分为两大类,即非吸引法（黏膜下注射-切除法）和吸引法（透明帽法和套扎法）,其中前者最为常见,操作流程见图8-21。首先,发现并确认病变,然后黏膜下注射液体;看到病变充分抬举后,使用圈套器完整圈套病变后收紧圈套器并微微抬起,高频电切除;术后仔细观察创面,必要时再次圈套病变或使用电热损毁病变,创面较大时可以钛夹封闭创面预防迟发性穿孔。吸引法EMR 需要使用透明帽或套扎器辅助进行。

2.ESD

EMR 与 ESD 有两个主要区别,分别为:①前者切除的范围有限而后者切

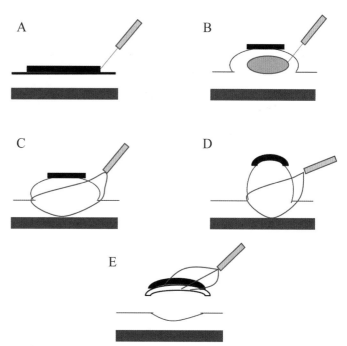

A:将病变部位冲洗干净,使其充分暴露;B:在病变周边进行黏膜下注射;C:应用圈套器将病变部位圈套;D:圈套器收紧后提起病变并通电切除;E:回收组织标本

图 8-21　EMR 操作流程

图源:中国医学会消化内镜学分会消化系早癌内镜诊断与治疗协作组,中华医学会消化病学分会消化道肿瘤协作组,中华医学会消化内镜学分会肠道学组,等.中国早期结直肠癌及癌前病变筛查与诊治共识[J].中国医刊,2015,50(2):14-30.

除范围可以较大;②前者切除深度为黏膜层病变而后者可以切除 SM1 的病变。因此,一般而言,病变范围较小、不考虑 SM 浸润的病变可以行 EMR 治疗,而对于病变范围较大、考虑存在 SM 浸润可能的病变,优先选择 ESD 治疗。在实际临床工作中,对于食管、胃及结直肠早癌,EMR 及 ESD 有各自的适应证。ESD 在进行黏膜下注射后,使用特殊电刀,如 IT 刀、Dual 刀、Hook 刀等各种功能不同的器械,沿着黏膜下层与固有肌层交界处仔细剥离,将病变黏膜及部分黏膜下层完整剥离,从而可以实现较大病变的整块切除及整块病理评估。ESD 的主要操作步骤如下:①标记病变范围;②黏膜下注射,观察病灶抬举情况;③部分或环周切开黏膜;④沿着黏膜下层与固有肌层交界处仔细剥离,一次完整切除病灶;⑤创面处理:包括创面血管处理和边缘检查;⑥标本处理及送检(见图 8-22)。

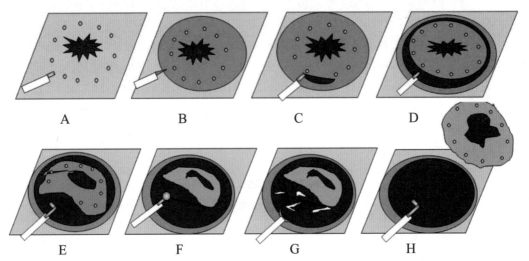

A:充分暴露病变,确定病变范围并在病变外围进行标记;B:进行黏膜下注射,观察抬举征;C:在病变周围切开病变黏膜至黏膜下层;D:在病变周围标记点的外缘环周切开黏膜;E、F:黏膜下层剥离;G:在剥离的过程中不断处理裸露的血管;H:将病变黏膜完全剥离下来,并处理创面,预防迟发性出血

图 8-22　ESD 操作流程

图源:中国医学会消化内镜学分会消化系早癌内镜诊断与治疗协作组,中华医学会消化病学分会消化道肿瘤协作组,中华医学会消化内镜学分会肠道学组,等.中国早期结直肠癌及癌前病变筛查与诊治共识[J].中国医刊,2015,50(2):14-30.

3.其他治疗方式

内镜下的其他治疗方式包括氩离子凝固术、光动力治疗、激光治疗、微波治疗等,上述治疗的有效性尚不十分明确,而且无法确切完整去除肿瘤及明确病理学诊断,无法进行治愈性评估,故目前不作为消化道早癌的首选治疗;另外,如息肉钳除、冷圈套切除等治疗,一般也不适用于疑似癌性病变的消化道病变的治疗。

4.内镜治疗器械

随着医工结合的紧密发展,内镜治疗过程中使用的治疗器械也取得了日新月异的进步,各种新型器械层出不穷,为消化道早癌的内镜治疗提供了有力武器。

(1)Dual 刀(见图 8-23):ESD 治疗过程中最常使用的刀之一。Dual 的含义是"双",表示出刀、收刀均有相应作用。Dual 刀的鞘管先端为绝缘的陶瓷设计,中心部位的刀丝可伸缩,并可在伸出和拉回状态下固定,实现稳固的切开和剥离。由于出刀和收刀的长度是固定的,一般在 ESD 操作时可以稳定操作,不会导致出刀长短不固定时所引起的意外损伤甚至穿孔可能,而且在完全收刀后,"陶瓷鞘头＋小圆形刀头"的结构可以实现快速稳固而又相对安全的电凝止血功能。目前,已研发出带有前端注水功能的 Dual 刀,更是大大提高了 ESD 的效率。

(2)IT 刀(见图 8-24):IT 是"insulated tip"(尖端绝缘)的缩写。顾名思义,IT 刀的最先端用绝缘材料制作,这样可以防止先端抵到黏膜后对黏膜的直接损伤,甚至穿孔。IT 刀是 1994 年日本研究者发明并首次使用的,目前 IT 刀在 ESD 操作中已应用 20 多年。IT 刀的出现,使 ESD 的剥离更加安全,也使 ESD 的操作技术有了突破式的发展。经过多年的发展和产品技术改进,IT 刀分别有 1 代、2 代和 IT nano 三种产品。1 代 IT 刀的设计要点是在刀头前端增加绝缘帽,为半球形陶瓷帽,这样的设计既能防止深部黏膜损伤也能使刀在黏膜下层较好地活动。刀头长度可控,出刀长度为 4 mm。2 代 IT 刀在半球形陶瓷帽的近端内侧安装了 3 个电极,使 IT 刀的横向切开速度更快。刀头长度可控,出刀长度为 4 mm＋0.7 mm×3。IT nano 将 1 代 IT 刀尖端帽的"帽子"缩小,由于绝缘帽变得"瘦小",在黏膜下层进行剥离和移动变得比较灵活,而且,与 1、2 代 IT 刀相比,更容易"钻进"黏膜下层,它的出现解决了 1、2 代IT 刀在狭小的黏膜下层空间中因绝缘帽过大而操作不够灵活的不足,可方便医生进行 ESD 剥离操作。

(3)勾刀(见图 8-25):勾刀即 HOOK 刀,其先端采用"L"形设计,使

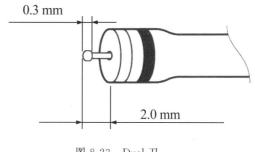

图 8-23　Dual 刀

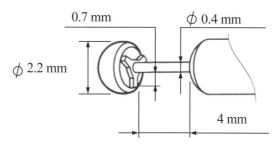

图 8-24　IT 刀

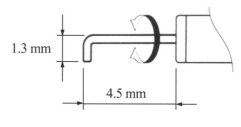

图 8-25　勾刀

用时"L"形电刀先端勾住组织纤维后实施切开和剥离。由于勾住组织后便于向上挑起,不会侵入更深的组织,可避免穿孔。但在实际使用时,由于刀头前端没有绝缘保护,进行剥离时风险仍相对较大,稍有不慎容易切破肌层甚至导致穿孔。因此,勾刀对操作医师的内镜控镜水平和稳定性要求较高,需要经验丰富的医生进行操作。前端"L"形"勾子"可以进行旋转,刀头长度可控。刀头长度为4.5 mm＋1.3 mm。

（4）海博刀：英文为"Hybrid Knife"，是爱尔博公司依据水束分离特性开发研制的一款高频电刀。海博刀的突出优点是实现了一个器械同时是"刀＋针"的模式。海博刀除了具有电刀的标记、切开、剥离和止血功能外，在其刀丝中央还可以进行高压水束的喷射，达到黏膜下注射的效果。因此，海博刀是集中了注射、切开、剥离、电凝于一体的 ESD附件，大大提高了 ESD 的效率，减少了操作时间。

（5）Flush Knife：为富士公司设计、研发、生产的内镜高频电刀，同样具有注射以及切、凝一体的效果，但注射的原理与海博刀不同，水束是从导丝边缘喷出。此类电刀有Flush Knife JB 和 Flush Knife JN 两种类型，前者为球状刀头而后者为针状刀头。Flush Knife 有多种不同的型号，适用于食管、胃及结直肠等不同部位的 ESD 治疗。

（6）Flex 刀：由螺旋状的刀丝和其外面的套管组成，刀丝材质相对而言较为柔软，这种相对柔软的材质实现了各个方向的顺畅切开和剥离，而刀头的环形设计增大了刀丝与黏膜的接触面积，从而保证了适当的切开速度。外面套管先端的折叠设计能够有效避免操作时刀丝深度过深，避免肌层损伤甚至穿孔的发生。

（7）三棱刀：此刀的先端部设计为三角形切开刀，适用于包括标记、切开、剥离 ESD 的任一步骤，还可进行止血。此刀的优点是切开力度大、不容易黏刀，所以比较适用于POEM 切开括约肌等肌层时使用，由于三棱刀的周边没有绝缘保护措施，所以切开及剥离还是有一定风险的。

（8）剪状刀：顾名思义，此种类型的电刀外形类似于剪刀，在双侧剪刀内侧设计切开电极，外侧为绝缘设计。这样，在 ESD 操作过程中，可以像剪刀一样夹住目标组织并提起，之后进行切开和止血，而且可以尽量避免额外损伤或穿孔可能。

（9）Swan blade：是在略微膨大的塑料管头中包绕"U"形刀丝，膨大的塑料管作为支撑，可以有效防止导丝的误损伤和意外损伤，增加 ESD 治疗时的安全性。

（四）康复

消化道早癌内镜治疗后一般应禁饮食、补液，禁饮食时间根据内镜治疗术中创面及出血情况决定，一般 2～3 天即可。对于食管下段近贲门及胃的病变内镜治疗术后，应输注质子泵抑制剂，以治疗手术过程中形成的人工溃疡。内镜治疗术后应避免剧烈活动，出院后可先试饮水，然后由流质饮食逐渐过渡至半流质饮食及正常饮食，应继续口服质子泵抑制剂 6～8 周，必要时可加用黏膜保护剂。

对于消化道早癌，并无特殊的康复措施。内镜治疗后应注意健康饮食，建立良好的饮食和生活习惯，避免烟酒等不良刺激因素，注意定期内镜复查，如有幽门螺杆菌感染，应规范根除幽门螺杆菌以减少异时性胃癌的发生。部分消化道早癌患者可能会有心理压力，甚至可能有焦虑、抑郁等情况，应给予患者充分的心理疏导和干预，必要时可适当给予相应的药物治疗。同时，应注意做好患者家属的科普宣教等工作。

## 三、医工交叉应用的展望

### （一）疾病诊断

随着各种消化内镜成像技术的快速发展，消化道早癌的诊断和鉴别诊断水平已经取得了较为明显的提高。但是,仍有一些问题尚需要进一步解决,医工交叉应用在消化道早癌的诊断和鉴别诊断中必将发挥越来越重要的作用。

如前所述,目前已经有色素内镜、电子染色内镜、放大内镜、超放大内镜、超声内镜等各种内镜技术辅助消化道早癌的诊断与评估,但是对于病变浸润深度、分化类型、病变边界等的判断和评估,仍然有进步的空间,不同内镜医师的判断和评估差异仍较大。未来,医工交叉的研究方向应向着精度和深度两个方向开展。精度即通过进一步改进各种内镜技术,如进一步提高超放大内镜的放大倍数、操作稳定性等,提高对病变腺体、细胞,甚至血流的精准评估,这样有助于对病变性质、分化类型等进行准确评估,确切实现光学活检甚至光学评估的目标。深度则是通过各种技术实现对病变浸润深度的精准判断。消化道早癌的浸润深度与淋巴结转移率密切相关,但是,目前在白光内镜、放大内镜、超声内镜观察下,各种特点对病变浸润深度的判断均不够理想,严重影响了患者治疗策略(内镜治疗、外科手术或放化疗)的制定和选择。未来可否通过提高共聚焦激光显微内镜的扫描深度、提高超声内镜的扫查深度及精度等实现消化道早癌浸润深度的精确评估,值得进一步探讨。另外,目前已经有较多与人工智能技术在消化道早癌的筛查和诊断评估中的应用有关的研究成果发表,显示出较高的应用价值。

(二)疾病治疗

消化道早癌的最优治疗方案是内镜治疗,对于符合相关适应证的消化道早癌,内镜治疗可以实现与外科手术相近的近期和远期治疗效果,但是创伤远小于外科手术,并且可以最大限度地保留消化道脏器的正常解剖和功能,降低对患者生活质量的影响。内镜治疗最常用的治疗方式是 EMR 和 ESD 治疗。在内镜治疗过程中,手术器械发挥了非常重要的作用。

1.内镜器械

上文对内镜治疗中使用的切开和剥离器械进行了介绍,目前市场上各种 ESD 切开和剥离附件均有各自不同的功能和优点,但同时也存在各自缺陷。理想的器械应该集标记、黏膜下注射、切开、剥离、止血等功能于一体,并且最大程度提高注射、切开和剥离的效率,同时提高安全性。目前,虽然海博刀、带注水功能的 Dual 刀等已经集合了多重功能,但在实际应用中,其黏膜下注射的功能仍不能完全达到专用黏膜下注射针的注射效果,未来仍有相当的进步空间。

2.出血和穿孔的处理

出血和穿孔是内镜治疗过程中最常见的两种并发症,也是影响内镜治疗速度和安全性的最重要限制因素。出血后止血的关键问题是迅速并且准确地明确出血点然后进行电凝止血。但是一旦发生出血,内镜下视野较差,会影响判断,有时病变深处血管不易观察,活动性出血的出血部位不确切,这些因素都导致止血时间延长和止血困难。未来,可以尝试结合声学技术探测活动性出血的出血点,或使用记忆金属帮助暴露切割视野,预防性减少出血发生,或使用人工智能或计算机模拟手术路径,辅助进行更为精准的 ESD 治疗。穿孔发生后需要进行内镜下封闭,目前最常用的是钛夹封闭技术,此技术对较小创面效果较好,但是由于钛夹张开尺寸有限,对于较大创面的封闭效果欠佳。对于较大创面的封闭,目前推荐使用尼龙绳联合钛夹进行缝合,内镜下将尼龙绳沿着穿孔或创面边缘放置好,使用多枚钛夹将尼龙绳和黏膜夹闭,此时尼龙绳呈环状,沿穿孔或创面边缘分布并已被钛夹固定,最后通过体外装置将尼龙绳收紧,穿孔或创面会逐渐缩小至最小,最后释放尼龙绳达到封闭的效果。这种封闭方式较为费时费力,并且有时封闭欠严密。目前,如 overstitch、OTSC 等内镜缝合器械均有各自的优点和缺点,但均缺乏大规模临床试验证实,并且费用也是一个值得关注的问题。

3.内镜手术机器人

达芬奇手术机器人已经在外科手术中得到广泛应用。也已经有研究者对与内镜治疗相关的手术机器人进行了研发和探讨,比较有代表性的有日本的 Scorpion、新加坡的 MASTER、法国的 STRAS 以及韩国的 PETH 等。内镜手术机器人通过各种医工结合技术提高操作的便捷性和安全性,可以大大提高内镜治疗的效率和安全性。未来,内镜手术机器人必将朝着精细化、便捷化、普适化等方向进一步发展,在内镜下狭小空间的缝合、NOTES、远程控制内镜手术等方面发挥重要作用。

※ 拓展阅读 ※

健康是促进人的全面发展的必然要求,是经济社会发展的基础条件。实现国民健康长寿,是国家富强、民族振兴的重要标志,也是全国各族人民的共同愿望。党和国家历来高度重视人民健康,2016 年,中共中央、国务院印发了《“健康中国 2030”规划纲要》,其中特别提到“强化慢性病筛查和早期发现,针对高发地区重点癌症开展早诊早治工作,推动癌症、脑卒中、冠心病等慢性病的机会性筛查”,并提出“到 2030 年,实现全人群、全生命周期的慢性病健康管理,总体癌症 5 年生存率提高 15％”的目标。在所有的癌症中,消化道肿瘤发病率占到成人肿瘤发病率半数以上,严重威胁着国民生命健康。然而,大多数消化道肿瘤早期并无明显症状,容易被忽视,很多病变被发现时已经是晚期。而早期消化道肿瘤经过规范的内镜微创治疗后,患者的 5 年生存率可超过 90％。因此,提高消化道肿瘤生存率最核心、最有效的方式,就是早期发现、早期治疗。为此,在全国上下各级医院消化及消化内镜医生的共同努力下,消化道早癌的早诊早治工作在各地如火如荼地开展,大大提高了我国消化道早癌的发现率,更多的消化道肿瘤被早期发现、早期治疗,明显改善了患者的健康状态和生活质量,真正践行了“发现一例早癌,拯救一条生命,幸福一个家庭”这一消化界广为流传的名言。

放大内镜联合电子染色技术在消化道早癌的发现、诊断和鉴别诊断中起到了至关重要的作用,也是医工结合在医学领域的重要应用和体现。目前,对于早期胃癌的放大内镜下表现,应用最为广泛的是根据放大内镜下胃黏膜表面的微表面结构和微血管结构进行分型的“VS 分型”“pit-villi 分型”和“mesh-loop 分型”三种理论。通常,放大内镜的放大倍数为 100 倍左右,而放大倍数在数百甚至上千的共聚焦激光显微内镜和细胞内镜,则被称为"超放大内镜"。山东大学齐鲁医院李延青教授团队在世界上较早使用共聚焦激光显微内镜对消化道早癌和癌前病变进行诊断,并取得了卓有成效的工作,所制定的胃部病变诊断标准被国际学者称为"齐鲁标准"(Qilu Classification),在国际范围内被广泛应用,体现了国内消化内镜学者为消化道早期病变的诊断做出的重要贡献。

## 参考文献

[1]中华医学会消化内镜学分会,中国抗癌协会肿瘤内镜学专业委员会.中国早期食管癌筛查及内镜诊治专家共识意见(2014,北京)[J].中华消化内镜杂志,2015,32(4):205-224.

[2]中华医学会消化内镜学分会消化系早癌内镜诊断与治疗协作组,中华医学会消化病学分会消化道肿瘤协作组,中华医学会消化内镜学分会肠道学组,等.中国早期食管鳞状细胞癌及癌前病变筛查与诊治共识(2015,北京)[J].中华内科杂志,2016,55(1):73-85.

[3]中华医学会消化内镜学分会,中国抗癌协会肿瘤内镜学专业委员会.中国早期胃癌筛查及内镜诊治共识意见(2014,长沙)[J].中华消化杂志,2014,34(7):433-448.

[4]中华医学会消化内镜学分会,中国抗癌协会肿瘤内镜学专业委员会.中国早期结直肠癌筛查及内镜诊治指南(2014,北京)[J].中华医学杂志,2015,95(28):2235-2252.

[5]中华医学会消化内镜学分会消化系早癌内镜诊断与治疗协作组,中华医学会消化病学分会消化道肿瘤协作组,中华医学会消化内镜学分会肠道学组,等.中国早期结直肠癌及癌前病变筛查与诊治共识[J].中国实用内科杂志,2015,35(3):211-227.

[6]左秀丽,李长青,李延青.消化道共聚焦显微内镜诊断[M].北京:人民卫生出版社,2014.

[7]MOORE M, SHARMA P. Updates in artificial intelligence in gastroenterology endoscopy in 2020[J]. Curr Opin Gastroenterol,2021,37(5):428-433.

[8]BOŠKOSKI I, COSTAMAGNA G. Endoscopy robotics:Current and future applications[J]. Dig Endosc,2019,31(2):119-124.

(戚庆庆)

# 急性胰腺炎

1.了解急性胰腺炎的定义、病因及发病机制。

2.熟悉急性胰腺炎的临床表现和诊断方法。

3.熟悉急性胰腺炎相关医工结合的现状及进展。

4.掌握急性胰腺炎的治疗。

患者男性,31岁。患者2年前曾因"上腹痛1天"入院,诊为"急性胰腺炎、高脂血症、脂肪肝",予以抑酸、补液、降脂、抗凝、血液灌流等治疗,患者好转出院。2个月前患者无明显诱因出现腹痛、腹胀,伴发热,诊断为"急性胰腺炎"。给予禁食、补液、抗感染、抗炎治疗,症状缓解后出院。1个月前,患者再次因"腹痛、腹胀伴发热2天"入院,给予禁饮食、抗感染、抑酸、补液、降血脂等对症治疗,患者症状明显缓解。1周后患者再次出现腹痛、腹胀,伴发热,体温最高达39 ℃,伴恶心、呕吐,呕吐物为胃内容物。予以肠内营养、抗感染等治疗,患者一般情况较前明显好转。出院2天后,患者无明显诱因出现间断性发热,体温最高达38.4 ℃,伴腹胀、恶心、呕吐。患者2年间在经过积极抗感染及支持治疗后仍反复出现腹痛、发热等症状,且影像学变化不显著。因"反复腹胀伴发热2年,加重1月余",第6次就诊于医院消化内科。

腹部查体:腹部平坦,无胃肠型及蠕动波,无腹壁静脉曲张,腹部无异常隆起,左上腹轻压痛,无反跳痛,余腹部无压痛及反跳痛,无腹肌紧张,肝脾肋下未触及,墨菲征阴性,移动性浊音阴性,双肾区无叩痛,肠鸣音为4次/分,未闻及血管杂音。

入院后查胰腺损伤标志物:淀粉酶和脂肪酶水平均在正常范围。血常规检查显示感染象。超敏C反应蛋白浓度为122.55 mg/L。魏氏法血沉为116.00 mm/h。尿常规显示尿胆原弱阳性。肝功显示谷丙转氨酶为6 U/L,谷草转氨酶为8 U/L,γ-谷氨酰基转肽酶为123 U/L,直接胆红素为8.2 μmol/L,间接胆红素正常,白蛋白为39.6 g/L。肾功显示肌酐为46 μmol/L。血脂显示高密度脂蛋白胆固醇为0.48 mmol/L,低密度脂蛋白胆固醇为 3.66 mmol/L,甘油三酯为2.86 mmol/L。查胸腹部增强 CT 显示胃腔见置管;胰腺体积增大,形态饱满,胰腺周围脂肪间隙见渗出性改变;双侧肾周筋膜、左下腹膜增厚;左侧胸腔见少量液体密度(见图 9-1)。改良 CT 严重指数评分为 8 分。

经患者及家属同意后行胃肠镜检查,胃体中上部后壁可见两处瘘管开口、十二指肠球部前壁可见一处瘘管开口、降结肠腔内可见三处瘘管开口。影像科医师再次仔细阅片后,发现胃后壁、十二指肠旁、降结肠旁有不典型的气泡征,考虑患者为"高脂血症型急性重症胰腺炎伴胰周脓肿"。由于该患者已经形成了自然瘘管,综合影像科、介入科和普外科的意见,最终决定超声内镜引导下放置鼻囊肿管引流为创伤最小的首选治疗方案。患者术后恢复

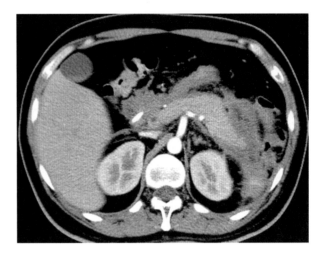

图 9-1 胸腹部增强 CT

良好,未再出现发热、腹痛等症状,逐渐恢复经口饮食,拔除鼻囊肿引流管后未诉不适。

医工结合点:急性胰腺炎的严重程度分级、预后评估是将人体生理学、影像学、信息工程学等结合起来的一种更加精准的风险评估及预测模型。急性胰腺炎患者通过准确的病情评估得到个体化的综合治疗,从而提高了患者的生存率,减少了并发症。

**思考题**

哪些医工结合的进展改善了此类患者的诊疗?

## 案例解析

### 一、疾病概述

#### (一)定义

急性胰腺炎(acute pancreatitis,AP)是指由多种病因引起胰酶激活,从而导致胰腺组织自身消化,以胰腺局部炎症性损伤为主要特征,伴或不伴有其他器官功能改变的一种急腹症,病情严重者可继发全身多器官功能衰竭。

#### (二)病因

1.胆源性胰腺炎

胆源性胰腺炎指由胆道系统病因诱发的急性胰腺炎。在我国,胆石症及胆道感染仍

是急性胰腺炎的主要病因。胰管与胆总管汇合,共同开口于十二指肠壶腹部,结石、胆管内炎症、胆道蛔虫、肿瘤等引起的十二指肠乳头水肿或狭窄、Oddi 括约肌痉挛可造成胆总管末端阻塞,使胰管流出道不畅,造成胰管内高压、胰腺腺泡细胞坏死,从而引起胰酶异常激活。

2.酒精性胰腺炎

乙醇可直接损伤腺泡细胞,同时提高对胆囊收缩素的敏感性。胰管内胰蛋白酶提前激活或将活性胰蛋白酶反流入胰管会促进酒精性胰腺炎的发生。

3.高脂血症性胰腺炎

原发性高脂蛋白血症(Ⅰ、Ⅳ 和 Ⅴ 型)可引起急性胰腺炎,称为高脂血症性胰腺炎。甘油三酯本身对胰腺没有毒性,但胰脂肪酶可将甘油三酯分解成有毒性的游离脂肪酸。胰腺炎的严重程度取决于炎症反应和脂肪毒性引起的损伤。

4.其他病因

奥狄氏括约肌功能障碍(sphincter of Oddi dysfunction,SOD)、壶腹部及胰腺肿瘤、药物和毒物、胰腺外伤、高钙血症、血管炎性、先天性结构不良、病毒或细菌感染、自身免疫性疾病、$\alpha_1$-抗胰蛋白酶缺乏症、经内镜逆行胰胆管造影后、腹部手术后等医源性因素引起的急性胰腺炎也呈上升状态。少数病因不明的 AP 为特发性急性胰腺炎(idiopathic acute pancreatitis,IAP)。

(三)发病机制及病理生理

目前,对于急性胰腺炎的发病机制仍存在争议。其发病机制主要包括胆胰管共同通路学说、胰腺自消化学说、胆结石迁移学说、胰酶激活学说、激肽和补体系统激活学说、微循环障碍学说、白细胞过度激活学说、胰腺腺泡细胞凋亡坏死学说等。由于各种病因导致腺泡细胞内线粒体功能障碍,释放过多其内储存的 $Ca^{2+}$ 激活细胞内和细胞周酶,产生活性氧(ROS)和细胞因子,从而加重胰腺细胞损伤,导致胰腺自我消化。此外,其他因素如胰腺微循环障碍等也在一定程度上促进了急性胰腺炎的发展。

(四)分型

2012 版亚特兰大分类标准(the Revised Atlanta Classification,RAC)按照有无器官功能衰竭和并发症将 AP 按病情严重程度分为 3 级:①轻症急性胰腺炎(mild acute pancreatitis,MAP):AP 不伴有脏器衰竭,无局部或全身并发症,通常在 1~2 周可恢复,病死率极低。②中度重症急性胰腺炎(moderately severe acute pancreatitis, MSAP):AP 伴有一过性(<48 小时)的器官功能障碍 ,或伴有局部或全身并发症。部分患者可进展为重症 AP,病死率小于 5%。③重症急性胰腺炎(severe acute pancreatitis,SAP):AP 伴有持续器官功能衰竭(>48 小时),病死率为 36%~50%。

基于决定因素的急性胰腺炎严重程度分类法(Determinant-Based Classification of Acute Pancreatitis Severity, DBC)在 SAP 基础上提出了危重急性胰腺炎(critical acute pancreatitis,CAP),即伴有持续的器官功能衰竭合并感染性胰腺坏死,患者死亡风险最高,具有一定的临床价值。

(五)分期

急性胰腺炎根据病程中的两个死亡高峰,分为早期和后期,两个阶段可互相重叠。

（1）早期：通常指发病第1周内，但偶尔会延伸到第2周。其特点为由胰腺炎症引起的细胞因子级联反应导致全身炎症反应综合征（systemic inflammatory response syndrome，SIRS）。如果SIRS持续存在，可能会发生器官衰竭。亚特兰大分类将持续时间在48小时内或更短时间内的暂时性器官衰竭称为一过性器官衰竭，如果持续时间超过48小时，则定义为持续性器官衰竭（persistent organ failure，POF），当影响到多个器官时称为多器官功能障碍综合征（multiple organ dysfunction syndrome，MODS）。在早期阶段，不能由局部并发症决定其严重程度，因为MSAP或SAP是根据器官衰竭的存在和持续时间来定义的。

（2）晚期：为发病1周后，可持续数周或数月，仅发生在MSAP或SAP中，为持续存在的SIRS、器官功能障碍、局部或全身并发症的发展。

（六）临床表现

1.急性腹痛

急性腹痛为主要症状，绝大多数患者表现为突然快速发作的剧烈腹痛，呈持续性，蜷曲体位或前倾位可能缓解，常由饱餐、酗酒等诱因引起。疼痛多位于中左上腹甚至全腹，可向背部和胸部放射。发病时可伴有恶心、呕吐、腹胀、黄疸、轻度发热等，但腹痛的程度和部位与病情严重度并不平行。

2.局部并发症

局部并发症包括：①急性胰周液体积聚（acute peripancreatic fluid collection，APFC）：起病后1~2周内，为胰腺内、胰周的渗出液积聚，无包膜和纤维隔，约半数患者可随病情好转而自发消退。②胰腺假性囊肿（pancreatic pseudocyst，PPC）：起病后4~6周，由积聚的渗出液周围纤维组织增生形成包膜，为薄壁均匀的囊性病变，常难以吸收，体积较大的囊肿可引起腹胀、消化道梗阻、门静脉受压等症状。③急性坏死物积聚（acute necrotic collection，ANC）：起病后2~3周，为胰腺或胰周急性坏死组织和液体积聚的混合物，一般无明显组织壁。④包裹性坏死（walled-off necrosis，WON）：起病4周，胰腺或胰周坏死病变周围被网膜包裹并被纤维组织增生加强的囊实性结构，与周围界限清晰，结构成熟。⑤感染性胰腺坏死（infected pancreatic necrosis，IPN）：起病3~4周，主要为ANC或WON继发感染时的病变，为胰腺或胰周内含脓液及坏死组织的混合物，若CT检查提示"气泡征"，通过外科或内镜干预获取引流液或穿刺液查见病原体则可以诊断IPN。⑥左侧门静脉高压（left-side portal hypertension，LSPH）：由于肠系膜上静脉和脾静脉通常在胰腺颈部后方汇合成门静脉，而脾静脉大部分位于胰体部背面，急性胰腺炎时血液处于高凝状态，同时胰酶或炎症因子对血管内皮的进一步损伤促进了脾静脉血栓形成，引起脾大或脾功能亢进、胃底静脉曲张性上消化道出血等症状。

3.全身并发症

全身并发症包括急性呼吸窘迫综合征（acute respiratory distress syndrome，ARDS）、SIRS、MODS、POF、脓毒症（sepsis）、腹腔内高压（intra-abdominal hypertension，IAH）或腹腔间隔室综合征（abdominal compartment syndrome，ACS）等。

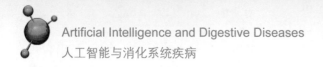
## 二、疾病预防、诊断、治疗、康复

### (一)预防

饮酒及吸烟是急性胰腺炎的重要危险因素。研究发现,控制饮酒能减少四分之一的急性胰腺炎发病,且戒烟对于胰腺炎的预防具有重要作用。饮食同样为胰腺炎的重要发病因素,流行病学研究发现,长期食用蔬菜水果可显著减少急性胰腺炎发生。肥胖为急性胰腺炎的独立高危因素,进行患者教育时应注意积极控制体重,均衡膳食营养,避免暴饮暴食。积极治疗胆道结石及胆囊炎可有效预防胆源性急性胰腺炎。同时,积极治疗高脂血症对减少急性胰腺炎发病同样重要,坚持清淡低脂饮食,必要时应用他汀类等降脂药物,将低密度脂蛋白胆固醇(LDL-C)降至其对应的分级标准。避免不必要的 ERCP 检查带来的上腹部损伤可减少医源性急性胰腺炎的发生。

### (二)诊断

#### 1.实验室检查

(1)血清淀粉酶和脂肪酶:淀粉酶主要由胰腺腺泡细胞和唾液腺合成,大多数由肾小管重吸收,肝脏可分解大部分淀粉酶,极少部分淀粉酶通过尿液排泄。急性胰腺炎发作时,血清淀粉酶被释放,迅速升高至正常上限的至少三倍,通常在出现症状后 3～6 小时升高,在 24～48 小时达到峰值,持续升高 3～5 天后降至正常。其他疾病如肠穿孔、腹膜炎、急性主动脉夹层、头部外伤等也可引起血清淀粉酶水平的升高,但一般不会超过正常上限的 3 倍。

血清脂肪酶主要由腺泡细胞生成,急性胰腺炎发作时,产生血清脂肪酶的细胞通透性增加,使得脂肪酶浓度迅速上升。血清脂肪酶的升高在出现症状的 3～6 小时出现,24 小时内达到峰值,持续升高长达两周后下降到正常或接近正常水平。与淀粉酶相比,脂肪酶诊断窗更宽。此外,脂肪酶主要由胰腺产生,因此比淀粉酶具有更高的特异性。然而,在肝肾功能不全、脂肪栓塞和高甘油三酯血症中,脂肪酶也可能假性升高。血清淀粉酶和脂肪酶大于正常值的 3 倍及以上是急性胰腺炎的重要诊断指标,但其浓度不能反映病情的严重程度。

(2)其他项目指标:炎性标志物——C 反应蛋白(C-reactive protein,CRP)被认为是急性胰腺炎预后严重性评估的最佳实验室指标;血清降钙素原(procalcitonin,PCT)大于 2.0 ng/mL 常提示脓毒血症;肝酶和甘油三酯水平可用于胆源性或高甘油三脂血症性病因鉴别;血常规、血尿素氮、血肌酐、血糖、电解质、尿淀粉酶和动脉血气等检验对是否存在并发症和病情严重程度评估也有重要价值。

#### 2.影像学检查

腹部 CT 是急性胰腺炎诊断和严重程度判断的首选方法,但发病初的影像学特征不能反映疾病的严重程度。CT 平扫可以评估胰腺炎症的渗出范围,同时亦可鉴别其他急腹症。而增强 CT 检查可显示胰周液体积聚和胰腺坏死范围。AP 的典型 CT 表现为胰腺水肿、胰腺密度不均和胰周液体渗出等。腹部超声可诊断超 90%的胆道结石,因此可排查胆源性病因和 X 线阴性结石。急性胰腺炎超声下的特征包括胰腺体积局限性或弥漫性增大、伴回声降低（低于肝脏）、胰周积液等。超声的优点在于无射线辐射，成本低并可用于床旁评估，但超声可见的范围有限，胆总管和胰体尾位于较深的腹膜后，其覆盖肠气也不利于观察，因此限制了超声检查诊断的敏感性。

3.诊断标准

目前，研究者一致认为符合以下 3 项特征中的至少 2 项即可诊断为急性胰腺炎：①上腹部持续性剧烈疼痛。②血清脂肪酶和（或）淀粉酶浓度升高，至少超过正常值上限的三倍。③具有符合急性胰腺炎的典型影像学表现（CT、MRI 或腹部超声）。

（三）治疗

AP 的治疗分为基础治疗、维护脏器功能、处理局部并发症、预防复发和患者管理四个方面。MAP 病程短，无脏器衰竭、无局部或全身并发症发生，治疗以禁食、补液、抑酸、抑酶、镇痛等基础治疗为主，一般不需要肠内营养。而 MSAP 及 SAP 则需要在基础治疗上采取早期肠内营养、预防感染、维护脏器功能、处理局部或全身并发症等措施。

1.基础治疗

（1）禁食：对 AP 患者进行常规短期禁食可减少胰液分泌，降低胰酶引起的炎性反应，加快 AP 恢复。而持续胃肠减压可防止呕吐，有助于减小腹内压，缓解腹胀及腹痛症状。当 MAP 患者腹痛及腹胀症状好转、肠道动力恢复时可考虑开放饮食，由流质饮食逐渐过渡到低脂饮食。

（2）液体复苏：早期液体复苏的目的是维持足够的有效循环血管内容量，增加器官内灌注，维持电解质及酸碱平衡，改善微循环。乳酸林格液、生理盐水等晶体液可作为液体治疗的首选。补液量包括生理需要量和流入组织间隙的液体量。应根据每日出入量定时评估补液总量和补液速度，过快或过量补液可导致急性肺间质水肿甚至加重脏器负担。

（3）抑制胰液分泌和胰酶抑制剂：生长抑素及其类似物（如奥曲肽等）可直接抑制胰液分泌，更有助于控制炎症反应，有效对抗 SIRS、预防 SAP、减缓 AP 病情；同时，质子泵抑制剂（如奥美拉唑、兰索拉唑等）或 $H_2$ 受体拮抗剂（如西咪替丁、雷尼替丁等）可通过减少胃酸分泌而间接抑制胰液分泌，还可以预防应激性溃疡的发生。由于胰蛋白酶活化后将激活各种蛋白水解酶，可造成胰腺实质和周围脏器的损伤，故主张早期足量应用蛋白酶抑制剂（如乌司他丁、加贝酯等），可抑制与 AP 发展有关的胰蛋白酶、弹性蛋白酶、磷脂酶 A 等的释放和活性，还可稳定溶酶体膜，改善胰腺微循环，减少 AP 并发症。

（4）营养：MAP 患者在可耐受的情况下应早期恢复经口进食，通常在起病 1 周内可逐渐恢复，一般不需要肠内营养。根据患者病情优先采用流质、低脂、软质饮食。若起病 1 周后仍不能经口进食，只要无明显恶心、呕吐症状即可给予肠内营养。而 MSAP 和 SAP 患者通常无法耐受经口饮食，应在入院后 72 小时内放置肠内营养管，输注要素营养物质，有助于降低感染以及防止发生其他严重并发症；肠内营养的途径以通过内镜引导或 X 线引导下放置鼻空肠管为主，在可以耐受、无胃流出道梗阻的情况下，可采用鼻胃管营养。可先采用短肽类制剂，再逐渐过渡到整蛋白类制剂。若肠内营养能量不足，可辅以肠外营养。

（5）预防感染及抗生素的应用：由于 AP 的感染源主要来自肠道细菌移位，故保持大便通畅、尽早恢复肠内营养、口服益生菌等措施可减轻肠道炎症反应，有助于肠道黏膜屏障修复和肠道内菌群纠正，从而预防胰腺感染发生。研究结果显示，对于无感染证据的 AP 患者，预防性使用抗菌药物不能减少感染及坏死发生率，且可能增加多重耐药菌及真菌感染风险，故不推荐对 AP 患者常规预防性使用抗生素。对可疑的胰周坏死感染、胰腺外感染（如胆管炎、肺炎、尿路感染、菌血症和导管相关性感染等）、胆源性 AP、有脓毒症迹象的患者，应根据穿刺物、引流物、血培养等细菌学培养及药物敏感试验选择合理的抗菌药物。

（6）内镜治疗：对合并胆道梗阻或胆管炎的胆源性 SAP 患者，应早期行内镜下括约肌切开术、取石术、鼻胆管引流术等，可迅速去除病因，缓解患者症状，且应在入院后 24 小时内完成。而不伴胆总管结石嵌顿或急性胆管炎的急性胆源性胰腺炎患者，以及预测为轻症的急性胰腺炎患者，则不宜行急诊 ERCP 术。

2.维护脏器功能

维护脏器功能主要针对伴有器官功能衰竭的 SAP，包括早期液体复苏（前已详述）、呼吸功能支持、肾脏功能支持，以及腹腔内高压/腹腔间隔室综合征（IAH/ACS）处理。轻症患者可予鼻导管或面罩吸氧，维持动脉氧饱和度在 95% 以上。当发生 ARDS 时，应加强监护，给予机械正压机械通气治疗。发生急性肾衰竭时，可用连续性肾脏替代治疗（continuous renal replacement therapy，CRRT）。腹腔内高压（IAH）指持续或反复出现腹内压超过 12 mmHg（1 mmHg≈0.133 kPa）。腹腔内高压分为四级：①I级：腹腔内压力为 12～15 mmHg。②Ⅱ级：腹腔内压力为 16～20 mmHg。③Ⅲ级：腹腔内压力为 21～25 mmHg。④Ⅳ级：腹腔内压力大于 25 mmHg。腹腔间隔室综合征（ACS）指 IAH 大于 20 mmHg，合并新发脏器功能不全或衰竭。如果腹腔内压大于 30 mmHg，且合并呼吸功能障碍，心输出量减少，呈现进行性少尿现象，应及时进行腹腔降压处理，包括但不限于合理补液以控制循环容量、改善肠道功能、胃肠减压、腹腔积液引流等。若保守治疗无效，还可采取内镜微创减压及开腹减压术等治疗。

3.局部并发症的处理

（1）胰性积液：修订的亚特兰大分类标准将急性胰周液体积聚、胰腺假性囊肿、急性坏死物积聚、包裹性坏死归为胰性积液（peripancreatic fluid collections，PFC），均分为感染性和无菌性两种类型。大多数 PFC 是无菌的，在发病后数周内可自行吸收，行保守治疗效果较好。对于少数具有明显症状的 PFC，可考虑行外科引流、B 超或 CT 引导下经皮囊肿穿刺引流术、内镜治疗。

（2）感染性胰腺坏死：对于有感染征象的患者，可先给予广谱抗菌药物抗感染，根据穿刺液培养结果选择针对性抗菌药物。坏死伴感染是坏死组织清除术治疗的指征，优先选择 CT 引导下经皮穿刺置管引流术（percutaneous catheter drainage，PCD）或超声内镜经胃/十二指肠穿刺支架引流（endoscopic transmural drainage，ETD），可在 PCD 及 ETD 基础上行坏死组织清除术。

（四）康复

对于轻度或中度急性胰腺炎患者，尽早开始经口饮食可有效减少住院天数。急性期时患者应绝对卧床休息。协助患者取舒适卧位、适当应用镇痛解痉药物可有效减轻患者腹痛。应严密观察患者病情变化，特别注意患者生命体征、血尿淀粉酶的动态变化，有无发热、腹胀及腹膜刺激征。急性胰腺炎发病急、症状重、变化快，因此给予患者心理安慰与开导十分必要，应运用通俗易懂的语言帮助患者树立正确的疾病认识。出院时对患者进行健康指导，使其掌握正确的膳食营养结构，改变不良行为，建立健康的生活方式。

### 三、医工交叉应用的展望

#### (一)急性胰腺炎评分模型及其预测价值

针对急性胰腺炎患者的病情严重程度分级，已有几十种评分模型，这些模型大多数是在患者临床表现、检验结果或影像学特点等基础上提出的，可用于入院早期的病情评估和发展为 SAP 的风险预测。这些模型主要包括 CT 严重程度指数(CT severity index，CTSI)评分、急性胰腺炎床旁严重程度指数((bedside index for severity in acute pancreatitis，BISAP)评分、急性生理学和慢性健康评分(Acute Physiology and Chronic Health Evaluation Ⅱ，APACHE Ⅱ)、Ranson 评分等，但均存在不足，目前仍缺乏"金标准"来预测其不良结局。另外，日本急性胰腺炎严重程度评分(Japanese Severity Score，JSS)、Glasgow-Imrie 评分、全身炎症反应综合征(SIRS)评分等现代评分也被证明对 AP 严重程度有一定预测价值。

1.CTSI 评分(见表 9-1)

CTSI 评分标准于 1990 年制定，是由 Balthazar CT 分级(1985 年)演化而来，基于 CT 对比增强表现进行评估。CTSI 评分可评估胰腺病变性质、判断炎症范围，并可补充胰腺实质和胰腺周围坏死组织的范围。作为最为临床广泛应用的 CT 评分系统，CTSI 评分已被证明对 AP 的诊断及疾病分期具有指导性的意义。但有研究认为，CTSI 评分仅反映胰腺局部并发症，不能反映全身炎症反应状况，且对器官衰竭、死亡的预测价值较低。Mortele 等人提出了改良的 CT 严重指数(modified CT severity index，MCTSI)评分，CTSI 和 MCTSI 之间有很好的一致性，但在急性胰腺炎患者管理准确度中仍存在争议。

表 9-1　CTSI 评分标准

| 预测指标 | 评分/分 |
| --- | --- |
| 胰腺炎症 CT 分级 | |
| 　A 级：正常胰腺 | 0 |
| 　B 级：胰腺局限性或弥漫性增大 | 1 |
| 　C 级：胰腺＋胰周轻度炎症改变 | 2 |
| 　D 级：胰周严重改变＋1 处胰周积液 | 3 |
| 　E 级：多发胰腺外积液或胰周坏死 | 4 |

| 预测指标 | 评分/分 |
| --- | --- |
| 胰腺坏死面积 | |
| 无 | 0 |
| ≤1/3 | 2 |
| 1/3～1/2 | 4 |
| >1/2 | 6 |

注:CTSI＝胰腺炎症 CT 分级＋坏死面积评分。

2.BISAP 评分(见表 9-2)

BISAP 评分是于 2008 年开发的一种预后评分系统。评分内容包括血清尿素氮、受损的精神神经状态、SIRS、年龄、胸腔积液 5 项内容,以此 5 项内容英文首字母命名为"BISAP"。评分使用体格检查、生命体征、检验和影像学检查结果等各项指标,这些指标均可提示病情严重程度,具有临床相关性,并且很容易在 24 小时内计算出来,故 BISAP 评分可轻松预测入院 24 小时内急性胰腺炎患者发生严重并发症、器官衰竭和死亡的风险,可用于初始识别 AP 患者的病情轻重分类。BISAP 评分在病程中可多次进行,可用于动态监测 SAP 患者的病情变化。BISAP 评分的劣势在于不能轻易区分 24 小时内一过性器官功能障碍和持续性器官功能障碍,不适用于评估持续性器官衰竭及其后果。

表 9-2　BISAP 评分标准

| 指标 | 标准 |
| --- | --- |
| B | 血清尿素氮>25 mg/dL |
| I | 受损的精神神经状态(Glasgow 昏迷评分<15 分) |
| S | SIRS 评分(以下 4 项指标,每项计 1 分,>2 分诊断为 SIRS)<br>(1)体温:>38 ℃或<36 ℃<br>(2)呼吸>20 次/分,或二氧化碳分压<32 mmHg(1 mmHg≈0.133 kPa)<br>(3)心率>90 次/分<br>(4)外周血白细胞计数>12×10⁹/L 或<4×10⁹/L,或幼稚中性粒细胞比例>10% |
| A | 年龄>60 岁 |
| P | 胸腔积液 |

注:以上 5 项指标,24 小时内出现 1 项记 1 分,总分 0～5 分。

3.APACHE Ⅱ评分

APACHE Ⅱ评分于 1985 年开发,最初是为 ICU 病房患者进行生理状态评估而设计的,用于预测危重患者的死亡率及住院时间,是目前应用最广泛的预后评分系统之一。

然而 APACHE Ⅱ 评分需要收集大量参数,其中一些参数可能与 AP 预后无关,评分过程较为复杂,并且预测急性胰腺炎严重程度及持续器官功能不全的能力较其他评分更弱。

APACHE Ⅱ 评分变量包括体温、平均动脉压、心率、呼吸频率、氧分压、动脉血 pH 值、血钠、血钾、血肌酐、血细胞比容、外周血白细胞计数、格拉斯哥昏迷评分、血 $HCO_3^-$、年龄评分、慢性器官功能不全或免疫功能抑制状态者的慢性健康评分。

4. Ranson 评分(见表 9-3)

Ranson 评分最初于 1974 年制定,包括入院时和入院后 48 小时的指标,预测 3 分及以上的患者可能会发生严重并发症,死亡率也会随之上升。Ranson 评分主要用于评价手术治疗对急性胰腺炎的作用,其指标与 SIRS 及 MODS 的检测具有重要意义,并且对 AP 病情严重程度评估的有效性和准确性都已经得到大量研究的证实和认可。但 Ranson 评分应用大多针对住院患者,对急性胰腺炎的评分和严重程度分级要到入院 48 小时获取相关指标后才能确定,这限制了 Ranson 评分在急诊快速评估中的应用。

**表 9-3  Ranson 评分标准**

| 指标 | 标准 |
| --- | --- |
| 入院时指标 | 年龄>55 岁<br>WBC>$16\times10^9$/L<br>血糖>11.1 mmol/L<br>AST>250 U/L<br>LDH>350 U/L |
| 入院后 48 小时指标 | 血细胞比容较入院时下降>10%<br>BUN 较入院时上升>0.72 mmol/L<br>血钙<2 mmol/L<br>$PaO_2$<60 mmHg<br>体液丢失量>6 L<br>碱缺乏>5 mmol/L |

注:以上 11 项指标,每项指标各计 1 分,总分 0~11 分。0~2 分者一般不会发生严重并发症,预测死亡率小于 3%;3~4 分者预测死亡率约为 15%;5~6 分者预测死亡率约为 40%;7~11 分者预测死亡率可接近 100%。

## (二)CT、MRI 和 EUS 的诊断价值

1. CT 检查

CT 检查具有良好的空间分辨率和密度分辨率,可早期识别胰腺坏死,是目前急性胰腺炎诊断的重要影像学检查手段。可准确诊断疾病、判断炎症反应分期、评估胰腺实质和胰腺周围坏死组织的严重程度。CT 也常用于引导急性胰腺炎的感染并发症介入手术治疗,这主要是因为胰腺是位置较深的腹膜后器官。此外,CT 可显示胰腺周围解剖结构以及是否存在其他病变,如胰管扩张和钙化、胆总管扩张等。胰腺假性囊肿在 CT 上的表

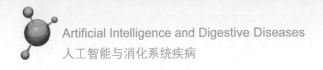

现为薄壁(1～2 mm)、圆形或椭圆形的囊性病变,密度小于 20 HU。但 CT 相对无法区分假性囊肿和囊性肿瘤,尤其是黏液性囊腺瘤和导管内乳头状黏液性肿瘤(intraductal papillary mucinous neoplasm,IPMN)。此外,增强 CT 检查需要静脉注射造影剂,可能会导致或加重肾功能不全。

2.MRI 检查

MRI 检查能用于判断胰腺坏死及胰周积液的程度和范围,在检测轻度急性胰腺炎、胰腺假性囊肿、积液等方面的灵敏度优于 CT;磁共振胰胆管成像(magnetic resonance cholangiopancreatography,MRCP)可用于评估胰腺和胆管系统的完整性,有助于发现隐匿性胆道系统结石。T1 加权序列可以体现胰腺实质水肿和出血,对检测复杂积液的出血较 CT 敏感;在 T2 加权序列上,假性囊肿内的液体呈现明亮的高信号,胰管和胆管结构显示相对清晰,适用于评估胰腺水肿和炎性改变的程度。弥散加权成像(diffusion weighted imaging,DWI)可反映水分子的扩散程度,可用于区分水肿性和坏死性、无菌坏死性和感染坏死性胰腺炎。MRI 适用于碘对比剂过敏者、肾功能不全者以及孕妇和儿童患者,缺点是扫描时间长、存在运动伪影,不适用于需持续监测的危重患者及无法配合的患者;同时,MRI 对气泡和钙化的检测不如 CT 敏感,故在急性胰腺炎的诊断中,一般不常使用 MRI 及 MRCP。

3.超声内镜(EUS)和内镜逆行胰胆管造影(ERCP)

EUS 检查和 ERCP:AP 在 EUS 图像上的典型表现为胰腺增大,边缘轮廓不清,内部回声明显减低。坏死性 AP 在胰腺实质内和胰腺周围可见高回声"肿块"。此外,EUS 是胆总管结石诊断的"金标准",若探及高回声光团伴有后声影,则高度提示结石,可为之后制定治疗方案奠定基础。在大多数 AP 中能看到整个胰腺、胆囊和胆管的结构,通常用作进一步评估超声、CT 或 MRI 等检查显示的胰腺假性囊肿;并且 EUS 有助于内镜下透壁囊肿和脓肿引流,在假性囊肿和包裹性坏死的治疗中具有重要作用。假性囊肿的 EUS 特点为边缘清晰、无分隔和结节的液性暗区(见图 9-2)。超声内镜引导细针穿刺抽吸术(EUS guided-fine needle aspiration,EUS-FNA)进行抽取囊液有助于和胰腺囊性肿瘤进行鉴别诊断,一般假性囊肿的肿瘤标志物表达较低,而淀粉酶水平通常在假性囊肿中较高,细胞学则一般不能查见恶性细胞。EUS 也可用于引导假性囊肿的微创内镜引流治疗。由于 ERCP 为侵入性检查,有出血、穿孔及诱发 AP 的风险,故 ERCP 在 AP 及假性囊肿的诊断并不常用,但 ERCP 对小结石(＜4 mm)、小壶腹病变和导管狭窄的敏感性更高,且具有用于结石取出、支架插入或活检的介入能力;对于严重胆石性胰腺炎,特别是当存在伴结石嵌顿的胆管炎时,早期使用 ERCP 解除梗阻可降低发病率和死亡率。研究表明,ERCP 及 EUS 对诊断不常见的急性胰腺炎病因如胆道结石、Oddi 括约肌功能障碍、胰腺分裂症、胰管狭窄等具有十分有益的作用。

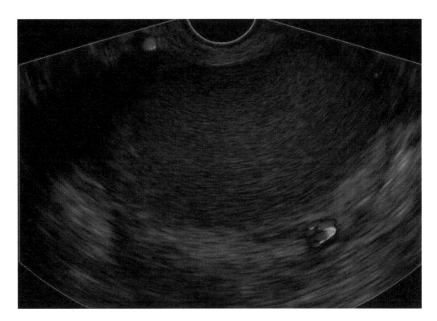

图 9-2  胰腺假性囊肿 EUS 表现

### (三)急性胰腺炎局部并发症的内镜微创治疗技术

AP 的局部并发症多见胰性积液,胰性积液的治疗分为 3 个步骤,即延迟干预、引流和必要时清创。目前,国际大多数指南认为,对于临床上不能自行吸收,伴有感染、疼痛、梗阻和(或)出血等症状的胰腺假性囊肿或包裹性坏死(WON)可进行内镜治疗。近十余年来,随着超声内镜技术以及相关内镜器械的发展,内镜治疗因具有微创、疗效好、并发症少的优点而逐渐替代传统开放手术治疗,治疗 AP 并发症的适应证范围也随之逐渐扩大。

1.胰腺假性囊肿的内镜治疗

当假性囊肿位于穿刺囊液可引流到胃或十二指肠的位置时,内镜下开窗引流则成为这种假性囊肿的首选治疗方法,可采取经乳头引流和透壁引流等方式。内镜下经胃或十二指肠透壁引流最为常用,但要求胃壁或十二指肠壁与囊肿壁的距离不超过 1 cm;仅在假性囊肿与胰管连通时采用 ERCP 经乳头胰管支架植入术引流。

经胃或经十二指肠透壁引流方法分为单步法和两步法。单步法是在 EUS 引导下直接将导丝引入假性囊肿;两步法是在 EUS 引导下将穿刺针缩入内含导丝的外鞘内,若穿刺困难,则使用高频电切,再放入治疗内镜,引流成功后可沿导丝置入支架和(或)鼻囊管。目前,单步法引流更为常用。

目前,用于 EUS 引导下假性囊肿引流的支架包括双猪尾塑料支架(double pigtail plastic stent,DPPS)、全覆膜自膨式金属支架(fully covered self-expanding metal stent,FCSEMS)和腔壁贴合型金属支架(lumen-apposing metal stent, LAMS)。最初,在 EUS 引流治疗中 DPPS 最为常用。但 DPPS 直径较小,需要放置多个支架以保证导管引流通畅;准确放置多个大直径 DPPS(如 10 F 支架)到假性囊肿中相对困难且耗时较多,小直径 DPPS(5 F 或 7 F 支架)则可能会引起支架闭塞、引流少等不良事件。随后具有较 DPPS 更宽直径的 FCSEMS 被开发出来,可实现更通畅的引流,从而减少继发感染以及再次干预。并且,FCSEMS 只需放置一根支架,操作难度较 DDPS 明显降低。但 FCSEMS 易发生支架移位,损伤假性囊肿的包裹囊壁以及周围消化道,引起继发出血。为了克服支架移位,具有独特"哑铃"外形的 LAMS 被设计出来。LAMS 两头呈蘑菇头状,不仅与 FCSEMS 一样具有大直径,也可为直接内窥镜坏死切除术(direct endoscopic necrosectomy,DEN)的进行创造条件。最近的研究表明,LAMS 并不明显优于 DPPS,LAMS 的出血风险高于 FCSEMS。另外,LAMS 价格昂贵,故哪种支架更为优越尚未定论。

2.包裹性坏死(WON)的内镜治疗

通常,不建议过早干预 WON,直到形成包膜壁,否则易导致不良结果。"升阶梯法"对于治疗有明显症状、迁延不愈的 WON 以及继发感染引起的感染性胰腺坏死(IPN)得到了许多指南以及研究的支持。首先,需保证患者全身条件稳定,一般至少等待 4 周,使 WON 包裹完全后再开始内镜介入治疗;然后,可采用类似假性囊肿的内镜引流方式,若单纯支架置入引流效果不佳,必要时可采取直接内窥镜坏死切除术(DEN),或视频辅助腹膜后清创术(video-assisted retroperitoneal debridement,VARD)。坏死组织具有更高风险的支架阻塞风险,LAMS 可充分紧密地固定消化道与囊壁开口,支架移位和消化道漏发生率小,为进一步的支架操作提供了良好的条件,是更适用于 WON 及 IPN 引流的支架。DEN 的操作为通过内镜开窗放置的支架或鼻囊管冲洗并引流,然后在内镜直视下对胰腺坏死物进行机械清创。VARD 指利用内镜、腹腔镜或肾镜等经皮穿刺腹膜后进入坏死灶进行清创的微创技术。这些微创技术在降低病死率、缩短住院时间以及提高患者生活质量方面均有很大的优势。

(四)急性胰腺炎医工结合的发展方向

1.人工智能的预测能力

大多数传统的风险评分系统是使用生物统计方法创建的,具有线性关系假设的广义线性模型。急性胰腺炎的病程复杂,各种国际指南对其病情评估具有各自的推荐,传统临床评分系统难以准确预测不同地区患者的病情发展。基于人工智能的强大算法和模型构建能力,许多研究利用临床数据建立了多种疾病辅助诊断模型,已被广泛用于临床诊断、干预治疗、生存分析等方面。

利用人工智能中的数据库、数据挖掘和机器学习算法(machine learning algorithms,MLA)等手段可通过存储和解释多个来源的数据,建立完善的急性胰腺炎病情严重程度预测模型,从而辅助疾病的个性化诊疗。MLA 是人工智能的核心,而在急性胰腺炎的应用中,以人工神经网络(artificial neural networks,ANN)最为受支持和流行。ANN 因具有类似生物神经组织的结构和功能而得名。其数据模型由多个"神经元"节点构成,而每个节点通过"突触"相互连接。典型的 ANN 网络构架包括三层结构,第一层为神经元储存特定自变量,如年龄、体重、检验结果等(输入层);中间层为由 ANN 管理员配置的隐藏神经元(隐藏层);最后一层为输出结果变量的神经元(输出层)。ANN 经过学习训练数据中输入变量与输出结果的关联,当修改每层神经元之间突触连接的权重,并适当地使输入变量与训练数据中的观察结果相关联时,称为反向传播(back propagation,BP)。既往研究证明,与临床评分系统相比,ANN 可通过使用更少的变量构建关于疾病结局和不同并发症的智能预测模型,更快地完成急性胰腺炎患者严重程度的评估及预测,将更好地帮助临床医师判断疾病的进程以及作出临床决策。而建立急性胰腺炎的智能数据库不仅可自动收集数据,还可以更好地挖掘现有数据的新价值,有助于预测模型的进一步改善。

人工智能中的 ANN 以非线性方式工作,具有强大的数据处理和分析能力,可以更好地描述健康风险因素之间的相互作用。Pofahl 等人于 1998 年首次使用 BP 算法的 ANN 预测 AP 住院天数,若超过 7 天则代表病情危重,结果表明,ANN 的预测准确性与 APACHE Ⅱ和 Ranson 评分相似。但亚特兰大标准的 AP 病情分级并不包含住院天数,因此也许不能很好地代表病情严重程度。随后,Mofidi 等人首次证明了 ANN 预测 SAP 器官衰竭、病情进展和死亡率的准确性优于其他临床风险评分系统。但 ANN 也有一定缺陷,过度训练模型可能导致过拟合;自变量数量过多可能降低 ANN 的判定能力;缺乏自变量系数决定不同自变量在模型中的重要性,因此 ANN 可用于医学研究时选择最相关的自变量,这在塑造训练良好的 ANN 模型预测能力方面至关重要。然而,用于早期评估 AP 严重程度的理想生化标志物及相关因素尚未确定。Andersson 等人使用六个变量(包括入院前的疼痛持续时间、血肌酐、血红蛋白、丙氨酸氨基转移酶、心率和白细胞计数)构建了一个用于预测入院后发生 SAP 风险的 ANN 模型,ANN、LRM 和 APACHE Ⅱ对严重病程判定的受试者操作特征曲线下面积(area under the curve,AUC)分别为 0.92、0.84 和 0.63,证明了入院前疼痛持续时间这一以前从未发现的风险因素,其开发的 ANN 严重性分类优于 LRM 和 APACHE Ⅱ。但其研究的局限性在于用作变量之一的天冬氨酸氨基转移酶在大多数紧急情况下不可用,可能会限制其 ANN 模型普遍适用性。随后,多个研究者针对 AP 并发症的发生预测进行了研究。Qiu 等人运用了血常规、凝血功能、血栓弹力图、炎症标志物等 19 个参数预测 MASP 和 SAP 腹腔内感染,这项回顾性研究中 ANN 和 LRM 的灵敏度分别为 80.99% 和 70.25%,而特异度为 89.44% 和 77.46%,证明了 ANN 能比 LRM 更好地预测腹内感染的风险,其中,凝血参数在预测机制中发挥了重要作用。费阳等人基于呼吸机动态参数及血气分析指标,构建了预测 AP 伴急性肺损伤发生的 ANN 模型,ANN 模型应用于测试集时,灵敏度、特异度和准确度分别为 87.5%、83.3% 和 84.43%。随后应用 ANN 模型预测 SAP 后 ARDS 风险和严重程度,灵敏度和准确度分别为 87.5% 和 84.43%,同样被证明其预测能力高于 LRM。其中,胰腺坏死率、乳酸脱氢酶和氧合血红蛋白饱和度是急性肺损伤所有 13 个自变量中的重要因素。ANN 普遍被认为只需相对传统评分系统和 LRM 等算法更少的步骤便能实现快速判断,目前,在自变量的特异性选择上存在争议,未来仍需要大量前瞻性研究开发出更具准确预测能力的 ANN 模型。

2.大数据与数据挖掘

大数据(big data)的定义为具有高速多样大容量的信息资产,需要特定的数据挖掘方法和技术才能赋予其价值。数据挖掘(data minin)指检查大数据库的计算过程,目的是从数据中生成新的或找寻以前未知的信息。由于临床工作的信息化,从中产生了迅速增加的巨大数据,医疗工作者们逐渐认识到数据收集和分析的重要性。这些数据不仅可使公共卫生部门评估医疗资源分配的合理性,而且也能帮助临床医师提高各种疾病的管理和预后。AP 的病因复杂,临床表现由轻到重不等,完善的数字诊疗系统不仅有利于 AP 的分级诊疗和疾病预防,更有利于评估患者病程中的治疗效果,针对各种并发症进行个性化处理。在一些研究中,数据挖掘已经为 AP 领域提供了许多有用的信息。由东部战区总医院倡导建立 AP 的多学科协作诊疗信息平台(APnet)为目前国际上规模最大的 AP 多学科诊疗平台,实现了区域内的网络互联和医疗机构间的双向转诊。同时,数据挖掘可支持 ANN 的内部验证和外部验证,促进建立性能更好的疾病预测模型。可访问当前指南及 ANN 建议的数据库能对 AP 的治疗提供实时建议,通过结合数据的自动提取和上传可最大程度地减少临床决策错误。建立 AP 数据库的非临床优势包括促成多中心试验,实现多个实验室的同期研究,优化整合数据。当前 AP 诊疗信息化仍存在明显不足,许多数据挖掘项目正在开展中,建设科学且完善的 AP 疾病数据库,充分地挖掘数据,无疑将提高临床实践、节约医疗资源和扩展临床研究。

### 3.人工智能在 AP 影像学中的作用

AP 是由胰腺和邻近组织的急性炎症引起的,目前对 AP 的 CT 和 MRI 评估主要基于形态学特征,人工智能为图像采集和分析的最新进展提供了超越形态特征的机会。放射组学技术的应用有望为我们提供额外的 AP 分类和预后信息。放射组学是一种新兴技术,可利用人工智能和其他影像学方法从临床图像中提取定量信息。放射组学提供了放射学家无法单独检测的图像信息的分析,并补充了现有的医学成像知识系统。放射组学与建模工具、统计建模和机器学习的结合可以帮助医生做出正确的临床决策。Lin 等人从 AP 患者门静脉期 MRI 图像上的整个胰腺区域中提取了 353 个放射组学特征,采用"Boruta"算法进行特征选择,建立了具有最优特征的支持向量机模型。在训练队列中,放射组学模型在区分轻度、中重度或重度 AP 患者方面的准确率达到了 85.6%。与其他临床模型相比,放射组学模型具有更高的 AUC。这就表明,与一些现有的临床模型相比,放射组学模型能够更准确地预测早期 AP 的严重程度。Iranmahboob 等人证实,放射组学特征可以用来预测与 AP 相关的并发症。表观扩散系数(apparent diffusion coefficient, ADC)是 DWI 的一种定量指标,可用于胰腺组织改变的标记,对 AP 患者的 ADC 图进行直方图分析,发现一些特征与新并发症的发生有关,包括新的局部积液、胰腺坏死、静脉血栓形成或假性动脉瘤。急性胰腺炎初始发作后的复发率高,目前,单独依据影像学技术缺乏定量预测 AP 复发率的方法。Wang 等人从初发 AP 患者的动脉期、静脉期的造影增强计算机断层扫描图像中提取放射组学特征,并收集临床特征以建立临床模型;使用多变量逻辑回归或支持向量机选择最佳放射组学特征。通过结合最佳的放射组学特征和临床特征开发并验证了放射组学模型,它很好地预测了初始队列和验证队列的 AP 复发率(分别为 87.1% 和 89.0%),放射组学的 AUC 显著优于临床模型,证实了基于 CECT 的放射组学模型在预测 AP 复发方面表现出良好的性能。

※ 拓展阅读 ※

# LAMS 在内镜治疗中的应用

目前,LAMS 在 EUS 引导下胰腺假性囊肿引流术中的应用最为广泛,不仅手术成功率较高,且临床疗效满意,并发症少。此外,LAMS 通过内窥镜穿过支架管腔,这可为 DEN 进行支持,成为内镜下 WON 引流清创治疗的标准方法。目前,常见的 LAMS 支架品牌有 Spaxus(韩国)、Hanarostent(韩国)、Nagi(韩国)和 Axios(美国)。由我国南微医学科技公司研发的国产 LAMS 正处于多中心临床试验中,尚未上市。其中,Axios 是美国食品药物管理局唯一批准的,也是目前文献报道应用最广泛的 LAMS。LAMS 选用镍钛合金材料,属于金属支架的一种。两侧哑铃样结构可将两侧接触的腔壁固定在一起,起到防止支架移位的作用。同时,LAMS 内侧的硅胶膜可防止组织内生,并有助于支架回收。与 DPPS 和 SEMS 相比,LAMS 在假性囊肿治疗上的优点包括管径大、哑铃样外观更易贴合管壁、一步法置入更为简易和节约时间。2012 年,Itoi 等首次报道了在胰腺假性囊肿的治疗中应用 LAMS。用 LAMS 治疗 15 例假性囊肿患者,均成功置入支架,单次引流均获得临床缓解且无一例复发。我国研究者孙思予教授团队成功在 12 例假性囊肿患者中使用 LAMS,其技术成功率和临床成功率与 40 例塑料支架引流相比,同样达到了 100%;研究还对治疗干预进行了多元回归分析,使用塑料支架和较大的囊肿是治疗干预的危险因素。

EUS 引导下假性囊肿引流的 LAMS 置入治疗的并发症包括继发性感染、出血、支架移位和穿孔。随着抗生素的使用,目前内镜治疗假性囊肿发生术后感染的概率已有所减少。一般认为支架置入时间越长,其出血的风险越高,同时在支架拔除时也可发生出血。支架移位通常不会引起严重后果,并可通过内镜和其他影像学手段及时发现。移位支架可自行排出,必要时可选择内镜治疗或外科手术干预。穿孔通常在内镜操作时即可发现,较小穿孔在有效抗感染治疗后不会影响支架的继续置入,而较大穿孔具有较高死亡率,需要尽早选择外科手术治疗。术前应严格把握适应证,避免术中误操作,从而减少上述并发症的发生。

## 参考文献

[1]费阳.基于互联网的急性胰腺炎多学科诊疗平台(APnet)的构建及应用[D].南京:南京大学,2019.

[2]POFAHL W E, WALCZAK S M, RHONE E, et al.Use of an artificial neural network to predict length of stay in acute pancreatitis[J].Am Surg,1998, 64 (9): 868-872.

［3］MOFIDI R，DUFF M D，MADHAVAN K K，et al.Identification of severe acute pancreatitis using an artificial neural network[J].Surgery,2007，141（1）：59-66.

［4］ANDERSSON B，ANDERSSON R，OHLSSON M，et al.Prediction of severe acute pancreatitis at admission to hospital using artificial neural networks［J］. Pancreatology,2011，11（3）：328-335.

［5］QIU Q，NIAN Y J，TANG L，et al.Artificial neural networks accurately predict intra-abdominal infection in moderately severe and severe acute pancreatitis[J].J Dig Dis,2019，20（9）：486-494.

［6］FEI Y，GAO K，LI W Q.Prediction and evaluation of the severity of acute respiratory distress syndrome following severe acute pancreatitis using an artificial neural network algorithm model[J].HPB（Oxford）,2019，21（7）:891-897.

［7］GHANDILI S，SHAYESTEH S，FOULADI D F，et al.Emerging imaging techniques for acute pancreatitis[J].Abdom Radiol（NY）,2020，45（5）：1299-1307.

［8］CHEN Y，CHEN T W，WU C Q，et al.Radiomics model of contrast-enhanced computed tomography for predicting the recurrence of acute pancreatitis[J].Eur Radiol，2019，29（8）：4408-4417.

［9］LIN Q，JI Y F，CHEN Y，et al.Radiomics model of contrast-enhanced MRI for early prediction of acute pancreatitis severity[J].J Magn Reson Imaging,2020，51（2）：397-406.

［10］IRANMAHBOOB A K，KIERANS A S，HUANG C，et al.Preliminary investigation of whole-pancreas 3D histogram ADC metrics for predicting progression of acute pancreatitis[J].Clin Imaging,2017，42：172-177.

［11］WANG Y，LIU K，XIE X，et al.Potential role of imaging for assessing acute pancreatitis-induced acute kidney injury[J].Br J Radiol,2021，94（1118）：20200802.

（李真）

# 第十章

# 胰腺癌

1.了解胰腺癌的定义和危险因素。

2.熟悉胰腺癌的临床表现和诊断方法。

3.掌握胰腺癌的治疗方法和进展。

4.熟悉胰腺癌的相关医工结合的现状及进展。

## 案例

患者男性,60岁,年轻时是工地工人,工作期间饮食不规律,有吸烟、饮酒不良嗜好,此次因"上腹部疼痛伴黄疸2月余"来医院消化内科住院治疗。

目前情况:2个月前无明显诱因出现上腹部疼痛,呈持续性钝痛,可忍受,伴后腰部疼痛,进食后上腹部不适加重,抱膝位可缓解,伴恶心、呕吐,呕吐物为胃内容物及胆汁,伴腹胀、食欲减退,厌油腻,伴巩膜及全身皮肤黄疸、瘙痒,大便1~2天一次,呈陶土色,无畏寒、发热,无反酸、嗳气,无腹胀、腹泻等不适。患者于当地门诊治疗,效果不佳。现患者为求进一步诊治来到我院,门诊以"胰腺癌"收入院。

专科检查:腹式呼吸,腹部平坦,未见胃肠型及蠕动波,腹壁静脉无曲张。腹软,剑突下及上腹部、右季肋区触及明显压痛,未触及包块,肝脾肋下未触及,Murphy征阴性,肝区叩击痛阳性,双肾区无叩痛,移动性浊音阴性,肠鸣音4~5次/分。

肿瘤系列:CA199>1200 U/mL,CA125 145 U/mL。

腹部CT平扫+增强:胰头密度不均,见不规则软组织密度灶,周围界限不清,强化扫描呈低强化,肠系膜上静脉包绕其中,大小约为5.5 cm×4.1 cm,与围兜、十二指肠分界欠清。肝内见多发小圆形低密度灶(见图10-1)。

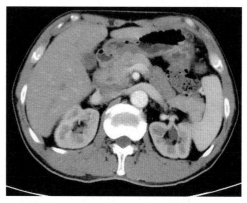

图 10-1　腹部 CT 平扫＋增强

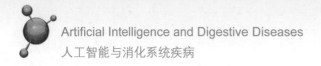

EUS：胃体探查见胰腺头部向脚侧延伸，于胃窦间可探及一不规则回声团块，内部回声欠均质，边界不清晰，长径约 4 cm，与正常胰头分界不清，病变与钩突关系密切（见图10-2）。肠系膜上静脉探查不清晰，肠系膜上静脉部形成多个细小不规则分支，位于胰头内及周围。镜下诊断提示胰腺头部占位。于胰腺头部占位处行 EUS-FNA，获取穿刺物的病理诊断，提示胰腺导管细胞癌Ⅵ级。

入院诊断：①胰腺癌；②肝囊肿。

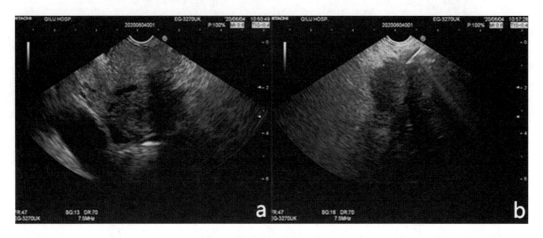

图 10-2　EUS

EUS-FNA（见图 10-3）手术方法：按无痛胃镜检查做术前准备，超声内镜引导下确定穿刺路径，多普勒协助避开大血管。首先行常规 EUS 检查，通过 EUS 定位扫查胰腺病灶。从十二指肠第三段开始扫描胰腺，将探头送至十二指肠水平段，而后抽取肠内气体，水囊注水，从而获得胰腺钩突部超声图像，后将探头回拉至十二指肠乳头水平，自十二指肠第一、第二段交界处扫描胰头，再将探头退回胃内，使探头与水囊、胃体后壁接触，探查胰体及胰尾，定位可疑病灶，观察病灶位置、大小、数量、形态、回声、内部及周围血供、周围组织侵犯、淋巴结等情况。在病灶显示清晰后，选择 COOK22G 穿刺针，在 EUS 引导下避开血管，选择合

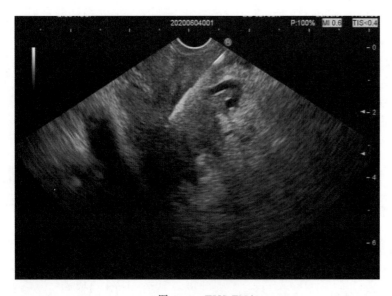

图 10-3　EUS-FNA

适的穿刺路径,以最短距离将穿刺针刺入病灶内。共穿刺 4 针,获得满意组织后,用甲醛固定组织送病理检查,用 95% 乙醇喷洒固定后行细胞学检查。手术过程顺利,术后患者安返病房。

患者一般情况较差,目前情况不适合行手术治疗,给予吉西他滨+S-1 治疗五周期。具体给药方式:吉西他滨 1200 mg/m² ,静脉点滴 2 小时,在第 1 天给药;S-1 80 mg/m² 口服,每日 2 次,在第 1~10 天给药;每 2 周重复。后给予同步放化疗,即胰腺病灶 4500 cGy/25 F,同步口服 S-1 40 mg 化疗,过程顺利,患者症状较前稍缓解。

医工结合点:EUS 是将内镜与超声技术相结合的临床检查方法。与传统影像学检查方法相比,EUS 在诊断胰腺病变方面更具优势,它可以诊断被体表超声或 CT 忽略的远处淋巴结、腹膜或肝脏转移,且 EUS-FNA 检出率更高,特别是对于较小病变。对不能手术切除,且没有姑息手术指征的胰腺癌患者,拟行放化疗前,需要病理学诊断,首选EUS-FNA。

**思考题**

除了 EUS-FNA 技术的使用,还有哪些医工结合的进展对胰腺癌的诊断有重要价值?

## 案例解析

### 一、疾病概述

#### (一)定义

胰腺癌(pancreatic cancer)是一种起病隐匿,进展迅速,早期诊断困难,治疗效果及预后极差的消化道恶性肿瘤,主要起源于胰腺导管上皮及腺泡细胞,90% 的胰腺癌为导管细胞癌;胰头癌占 70%~80%,恶性程度高。胰腺癌进展较快,且胰腺血管和淋巴管丰富,腺泡无包膜,容易发生早期转移,常见的转移方式有直接蔓延、淋巴转移、血行转移和沿神经鞘转移,确诊时大多已有转移。胰腺癌的发病率和死亡率在全球范围呈明显上升趋势,五年生存率低于 5%。

#### (二)危险因素

**1.吸烟**

吸烟是胰腺癌最重要的可改变危险因素。胰腺癌的患病风险与吸烟数量、吸烟时间成正比,与不吸烟者相比,吸烟者胰腺癌的患病风险增加约 74%,已戒烟者患胰腺癌的风险增加 40%,且戒烟后患病风险至少持续 10 年。

**2.肥胖**

肥胖(BMI≥30 kg/m²)和 BMI 增加均是胰腺癌的危险因素。BMI 每增加 5 个单位,胰腺癌的发病风险增加约 10%。

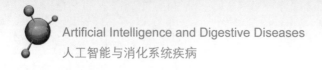

3.饮酒

饮酒者患胰腺癌的风险可能增加。高酒精摄入量,特别是白酒摄入量,在胰腺癌的发病中可能起重要作用,而更低的酒精摄入量、啤酒和葡萄酒与胰腺癌的发病风险无明显相关性,当酒精摄入量超过 15 g/d 时,胰腺癌的发病风险明显增加。

4.慢性胰腺炎

慢性胰腺炎,特别是家族性胰腺炎是胰腺癌的危险因素。慢性胰腺炎已被证实是胰腺癌发病的强烈危险因素,表现为炎症伴胰腺腺泡细胞破坏和渐进性胰腺纤维化,是胰腺的进行性炎症。

5.糖尿病

糖尿病是胰腺癌发展的明确危险因素。新发葡萄糖耐受不良或糖尿病可能是胰腺癌的早期症状,另外,糖尿病可能同时是胰腺癌的危险因素和并发症。约 85% 胰腺癌患者的葡萄糖耐量下降可能与糖尿病有关,并且胰腺癌切除术可以改善糖尿病症状。

6.男性及绝经期后的女性

男性及绝经期后女性的胰腺癌发病风险增加。

7.家族史

家族史是疾病风险的重要预测因子,也是胰腺癌长期公认的危险因素,有胰腺癌家族史的个体发病风险增加 7~9 倍。患者在确诊胰腺癌时,如果已有两个及以上的一级亲属患胰腺癌,则认为其疾病是家族性的。

8.某些遗传综合征

家族性非典型多痣及黑素瘤综合征,Peutz-Jeghers 综合征,Lynch 综合征,常染色体隐性共济失调毛细血管扩张症及 PALB 2 基因、BRCA 2 基因的常染色体显性遗传突变,家族性腺瘤息肉病等也是胰腺癌的危险因素。

(三)临床表现

胰腺癌的发病年龄以 40~65 岁为多见,男女比例为(1.5~2.1):1。胰腺癌起病隐匿,早期常无特殊症状,当患者出现明显症状时,多已进入晚期。胰腺癌的病程短,病情常迅速恶化,最终导致死亡。

1.腹痛

腹痛常为首发症状。早期因肿块压迫胰管,导致胰管发生不同程度的梗阻、扩张、扭曲及压力增高,进而出现上腹不适,或隐痛、胀痛、钝痛。少数患者(约 15%)可无疼痛。患者通常因忽视早期症状而延误诊治。中晚期肿瘤侵及腹腔神经丛,引起持续性剧烈腹痛,疼痛向腰背部放射,导致不能平卧,俯卧、弯腰坐位、蹲位或蜷膝侧卧位可使腹痛减轻,严重影响睡眠和饮食。

2.消化不良

胆总管下端和胰腺导管被肿瘤阻塞,胆汁和胰液不能进入十二指肠,再加上胰腺外分泌功能不全,大多数患者有食欲缺乏、消化不良、粪便恶臭、脂肪泻等症状。

3.黄疸

胰腺癌患者黄疸的特点是进行性加重,由癌肿浸润胆总管或癌肿压迫所致。患者表现为小便深黄,大便陶土色,伴皮肤瘙痒,久之可有出血倾向。黄疸出现的时间和肿瘤位置密切相关,癌肿距胆总管近者,黄疸出现早;胆道梗阻越完全,黄疸则越深。查体可见皮肤及巩膜黄染,肝大,多数患者可触及肿大的胆囊。

4.症状性糖尿病

在诊断时,50%的胰腺癌患者伴有糖尿病,新发糖尿病常是胰腺癌的早期征象。

5.焦虑及抑郁

腹痛、失眠、消化不良可导致患者个性改变、焦虑及抑郁。

6.消瘦

焦虑、消化吸收不良导致患者体重减轻,晚期常呈恶病质状态。

7.其他症状

其他症状包括:少数胰腺癌患者因病变侵及胃、十二指肠壁发生上消化道出血;影响胃排空导致腹胀、呕吐;游走性血栓性静脉炎或动脉血栓形成;持续或间歇性低热。晚期偶可扪及上腹肿块,固定、质硬,腹水征阳性。少数患者可发生左锁骨上淋巴结转移和直肠指诊扪及盆腔转移。

## 二、疾病预防、诊断、治疗、康复

(一)预防

胰腺癌起病隐匿,一旦发现往往病情已较为严重。因此,胰腺癌的预防至关重要。

1.合理膳食、均衡营养

多食新鲜水果和蔬菜,日常饮食注意保持谷类、豆类、甘薯等高纤维粗粮的摄入,其中的微量元素和维生素可抗氧化和抗自由基,有利于防癌抗癌。避免长期进食高热量、高胆固醇食物。

2.生活规律

保持规律饮食,勿暴饮暴食;戒烟戒酒,控制体重。

3.积极预防和治疗与胰腺癌相关的疾病

积极预防和治疗与胰腺癌相关的疾病,如慢性胰腺炎、胆囊炎、胆囊结石、糖尿病等。此外,对于部分胰腺良性疾病,需积极进行外科干预,预防和降低胰腺癌的发生。

(二)诊断

1.实验室检查

(1)血清生化学检查:在胰头癌导致胰管梗阻的早期阶段,可有血、尿淀粉酶的一过性升高,糖耐量试验有异常曲线,空腹或餐后血糖升高。胆道梗阻时,血清总胆红素和结合胆红素升高,转氨酶、碱性磷酸酶也可轻度升高,重度黄疸时尿胆红素阳性,尿胆原阴性,粪胆原减少或消失,粪便可呈灰白色。并发胰腺炎时,血清淀粉酶、脂肪酶可升高。

(2)免疫学检查:目前,血清CA199是胰腺癌最常用的诊断标记物,在诊断胰腺癌时,其敏感度为79%~81%,特异度为82%~90%。血清CA199水平可在一定程度上提示有微转移灶的可能或反映肿瘤负荷,常用于胰腺癌的辅助诊断和术后随访。由于在胆道

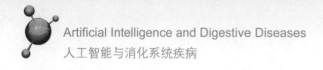

梗阻及感染状态下CA199亦可异常升高,故应在炎症得到控制、黄疸缓解后再对其进行基线检测。虽然胰腺癌患者术后血清CA199水平升高可提示肿瘤的复发或转移,但仍应结合影像学等证据进行综合判断。

大约10%的胰腺癌患者不表达CA199,需结合其他肿瘤标记物进行诊断。诊断胰腺癌时,癌胚抗原的特异度与CA199类似,但敏感度仅为44.2%。胰腺癌患者CA125升高与肿瘤术后早期远处转移有关,可在一定程度上反映肿瘤转移潜能及其相关负荷,尤其对不表达CA199的胰腺癌患者,CA125具有一定的预后评估价值。临床上常用的其他肿瘤标记物还有CA50、CA242、CA724等,这些肿瘤标记物的联合应用有助于提高胰腺癌诊断的敏感度和特异度,但仍需高级别证据支持。

2.影像学检查

(1)CT:可显示2 cm以上的胰腺癌。目前,诊断胰腺癌的首选检查方法是多期增强CT,CT薄层重建能够清晰显示胰腺肿瘤的位置、大小、密度及血供情况,并可依此判断肿瘤与周围器官及血管的毗邻关系,帮助评估肿瘤的可切除性及辅助治疗的效果。

(2)MRI和磁共振胰胆管成像(MRCP):MRI可显示胰腺肿瘤解剖学特征,结合DWI和肝细胞特异性对比剂对诊断肝脏转移病灶更具优势;对于密度相近的病灶与正常胰腺实质、胰腺高密度囊性病变、肿块型胰腺炎或肿瘤继发胰腺炎等影像学表现不典型的患者,MRI多序列多参数成像可作为CT检查的重要补充,有助于鉴别诊断。MRCP可以显示胰管、胆管的梗阻部位和扩张程度,联合应用MRCP与MRI薄层动态增强检查,有助于胰腺囊实性病变的鉴别诊断,并进一步明确胰、胆管的扩张及受累情况。

(3)B型超声:主要用于胰腺癌的常规检查,对胰胆管的扩张比较敏感,但不能清楚显示胰腺。

(4)超声内镜(EUS):与体表超声相比,图像显示更为清晰,能探测到直径约5 mm的小肿瘤,呈局限性低回声区(见图10-4),回声不均,肿块边缘凹凸不规整,结合细针穿刺活检,可以提高肿瘤检出率。EUS及其引导下的细针穿刺活检不仅可获取组织学标本以明确病理学诊断,还有助于判断肿瘤T分期及胰周淋巴结转移,在对门静脉及肠系膜上静脉是否受累以及浸润范围的判断上优于CT和MRI检查。EUS为有创操作,操作者技术水平及经验对其准确性的影响较大,临床上更多的是以EUS引导下穿刺获取组织标本为目的,对于诊断和手术指征明确的胰腺癌患者,术前无须常规行EUS。

(5)经内镜逆行性胰胆管造影术(endoscopic retrograde cholangio-pancreatography,EPCR):有助于直接观察壶腹部和十二指肠壁有无癌肿浸润,诊断正确率可达90%。EPCR能在壶腹部取活检做病理检查及直接收集胰液做细胞学检查,可提高诊断率,但易出现术后并发症,如胰腺炎、感染、出血或穿孔等,因而主要用于治疗而非诊断。

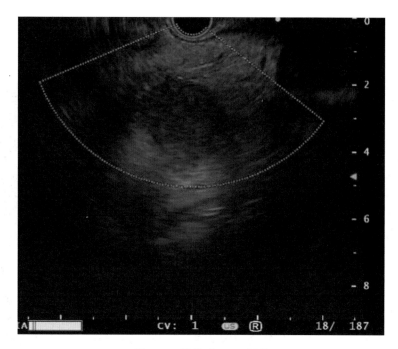

图 10-4　胰腺癌 EUS 图像

（6）选择性动脉造影：经腹腔动脉做肝动脉、肠系膜上动脉、脾动脉选择性动脉造影，可以显示胰腺肿块和血管推压移位征象，能帮助判断病变范围和手术切除的可能性。

（7）正电子发射计算机体层成像（positron emission computed tomography，PET）：主要用于胰腺癌的鉴别诊断，评估肿瘤有无转移，以及判断术后肿瘤有无复发。

3.组织病理学和细胞学检查

在 CT、经腹壁超声或超声内镜的定位和引导下，或在剖腹探查中用细针穿刺，获得多处细胞学或活体组织进行检查，确诊率高。

4.诊断与鉴别诊断

（1）诊断：主要依据临床表现、血清肿瘤标记物和影像学技术进行诊断。胰腺癌的早期诊断困难；当出现上腹痛、黄疸、上腹部包块、明显消瘦、食欲减退，影像学发现胰腺癌征象时，已属疾病晚期，此期绝大多数患者已失去手术机会。因此，对 40 岁以上、近期出现以下临床表现者应进行前述检查及随访：①不能解释的进行性消瘦；②持续性上腹不适，进餐后加重伴食欲下降；③新发糖尿病或糖尿病突然加重；④大量吸烟、有胰腺癌家族史、慢性胰腺炎者；⑤多发性深静脉血栓或游走性静脉炎。

（2）鉴别诊断：胰腺癌需要与慢性胰腺炎、壶腹癌、胰管结石、胆总管结石、胰腺囊肿等进行鉴别诊断。

1)慢性胰腺炎：以缓慢起病的上腹部疼痛不适、腹泻、消化不良、消瘦等为主要表现，应注意与胰腺癌的鉴别，尤其是肿块型慢性胰腺炎。慢性胰腺炎多呈慢性病程，有反复的急性发作史，黄疸少见，而腹泻比较显著，若影像学检查发现胰腺部位的钙化点，则有助于诊断慢性胰腺炎。有时，胰腺癌与慢性胰腺炎的鉴别诊断较为困难，需在 EUS 引导下行细针穿刺活组织检查(见图10-5),甚至开腹手术探查才能加以鉴别。胰腺外分泌功能检查、CT、EUS、CA199、ERCP、MRCP等检查有助于鉴别本病。

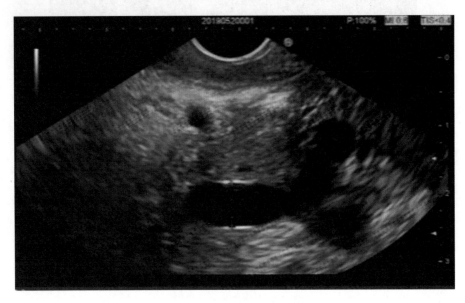

图 10-5　慢性胰腺炎 EUS 图像

2)壶腹癌:常见临床症状为黄疸、腹痛和消瘦,易与胰头癌的临床表现相混淆。壶腹癌的黄疸出现早,可呈波动性,与肿瘤组织的坏死脱落相关,大便潜血可为阳性;合并胆道感染者可有高热、寒战,甚至发生中毒性休克。壶腹癌在 ERCP 下可见十二指肠乳头隆起的菜花样肿物,检查因管腔狭窄堵塞常不易成功;胰头癌在 ERCP 下常显示胰管狭窄或中断,或呈双管征,需要结合 CT 和超声来提高确诊率。壶腹癌的手术切除率及 5 年生存率都明显高于胰头癌。

3)胰管结石、胆总管结石:胰管结石最常见的症状是左上腹部痛,呈发作性绞痛或持续性钝痛;其次为糖代谢异常、腹泻及消瘦,40%的患者有胰腺外分泌功能减退。阵发性右上腹绞痛后出现黄疸是胆总管结石的临床特点,常伴有寒战和发热,既往可有同样的发作史。B超可显示胆总管扩张,内有强回声光团。ERCP可清楚地显示胰管、胆道全貌及结石病变。CT 及 MRCP 检查可帮助诊断以上两种疾病。

4)胰腺囊肿:胰腺囊肿较小时多无明显症状,体积比较大时,由于囊肿压迫、囊腔内和(或)胰管高压,患者除了上腹部不适,还会出现背部疼痛和消化系统症状,如恶心、呕吐、饱胀、腹部肿块、便秘等。包块为球状,位于上腹部或左季部,表面光滑,少有结节感,但可有波动感,移动度不大,常有压痛。部分患者可因囊肿压迫或破入胆总管下段导致胆道梗阻和感染,表现为进行性阻塞性黄疸。胰腺囊肿的超声表现显示胰区液性暗区;CT 显示胰区有密度均匀减低区;ERCP 显示胰管分布异常、移位或阻塞;血管造影显示血管走行异常或囊肿处无血管区。超声内镜检查可探及一位置肯定、范围明确的液性暗区,有助于了解囊肿的内部结构及多房性(见图10-6),判断囊肿与胰腺的邻近关系,抽取囊液做细胞学、淀粉酶与肿瘤标志物的检测,以及进行细针穿刺活检,这些均有助于胰腺囊肿的鉴别诊断。

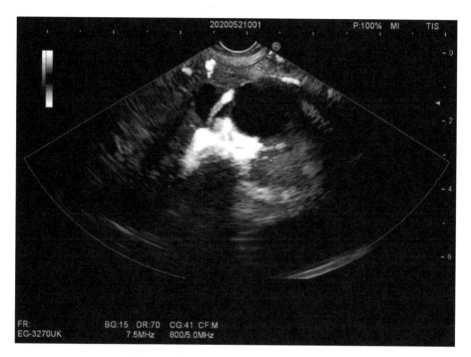

图 10-6　先天性多发性胰腺囊肿 EUS 图像

注:胰颈部可见多发的无回声结构,内部见分隔,边界尚完整。

（三）治疗

胰腺癌的治疗原则是以手术治疗为主,同时结合放疗、化疗等综合治疗。当胰腺癌病灶较小时,应争取手术切除,对失去手术机会者,常行姑息性短路手术、化疗和放疗。

1.外科治疗

手术是唯一可能根治胰腺癌的方法。手术方式包括胰头十二指肠切除术、根治性顺行模块化胰脾切除术、全胰腺切除术等。胰腺癌的早期诊断困难,手术切除率低,术后五年生存率也低。

（1）胰头十二指肠切除术（Whipple 手术）:是治疗胰腺癌最常用的根治手术,经典 Whipple 手术切除范围包括胰头（含钩突）、十二指肠、远端胃、上段空肠、胆囊和胆总管;同时需要清扫相应区域的淋巴结。切除上述部位后再将胰腺、肝管与胃和空肠进行吻合,重建消化道。术后五年存活率不足 10%。

（2）根治性顺行模块化胰脾切除术（radical antegrade modular pancreatosplenectomy,RAMPS）:治疗胰体尾癌的标准术式,RAMPS 强调更深层面的切除以提高 R0 切除率。具体步骤如下:首先,切断胰腺颈部,再从根部结扎并离断脾动脉和脾静脉,同时清扫肠系膜上动脉及腹腔干左侧淋巴结,然后沿左肾静脉表面自左侧肾前筋膜的后方向左完整切除含有肿瘤的胰腺体尾部、左侧肾前筋膜的整块及脾脏。RAMPS 可分为前、后路径,若术

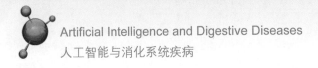

前 CT 扫描显示肿瘤尚未穿透胰腺后囊,肾前筋膜位于切除平面前方,行前路径;否则,行后路径,切除 Gerota 筋膜及左侧肾上腺。尽管 RAMPS 对改善胰腺癌远期预后的作用仍存在争议,但因其具有围手术期的安全性及理论上的合理性,可以提高胰体尾癌 RO 切除率,近年来应用逐渐广泛。

(3)不可切除胰腺癌的姑息性外科治疗:胰头癌合并消化道梗阻的治疗方式尚未达成共识,内镜下消化道支架置入以及开放或腹腔镜下胃空肠吻合术等均为可行的治疗方法。内镜下消化道支架置入术具有耐受性好、创伤小、术后恢复快、住院时间短、并发症发生率低等优势,但支架长期留置有闭塞、移位等风险,再干预率较高。外科手术围手术期的并发症发生率比内镜治疗高,但外科手术术后消化道功能恢复更可靠,再干预率较低。对于晚期胰腺癌患者,若合并消化道梗阻,患者一般情况良好且预计生存期较长(>6个月)时,建议行胃空肠吻合术;一般情况较差无法耐受手术或预计生存期较短(<3个月)的患者,可行内镜下支架置入。对于在外科手术探查中发现肿瘤无法根治性切除,且尚无消化道梗阻的胰腺癌患者,目前不建议行预防性胃空肠吻合术,因为没有证据表明其可使患者获益,且可能增加围手术期并发症的发生风险而推迟全身系统治疗时间。

对于不可切除的合并梗阻性黄疸的胰腺癌患者,首选内镜胆道支架置入术。对于无法行内镜治疗的患者,如因支架留置失败或其他原因,可选择经皮肝穿刺胆道引流术。姑息性胆肠吻合术仅适用于因存在禁忌证或技术困难无法通过内镜或经皮肝穿刺胆道引流术(percutaneous transhepatic cholangial drainage,PTCD)减黄的患者。对于因消化道梗阻行胃空肠吻合术或在外科探查术中发现肿瘤无法根治性切除的患者,若已合并胆道梗阻,可行双旁路手术(胆肠吻合+胃空肠吻合术)或姑息性胆肠吻合术。建议切除胆囊,行胆总管-空肠 Roux-en-Y 吻合。

2.新辅助治疗

对可切除胰腺癌患者,新辅助治疗的作用尚无确切数据,其优势主要包括消灭微转移灶、缩小原发肿瘤、提高肿瘤切除率和术后总生存率、减少肿瘤的复发。然而,放化疗可诱导胰腺组织的纤维化,进而增加胰腺切除术相关的并发症,并且接受新辅助治疗的患者可能出现肿瘤对放化疗无反应的现象,最终导致疾病进展甚至发展至不能手术切除。目前,仍需更多的临床试验和长期观察来进一步评估新辅助治疗能否改善患者的临床预后。

目前,对于合并高危因素且病理学诊断明确的可切除胰腺癌患者,国内外指南多提倡对其开展新辅助治疗。已知高危因素包括瘤体较大、CA199 水平显著增高、体重显著降低、伴有明显疼痛和区域淋巴结肿大疑似转移等。有关可切除胰腺癌患者的新辅助治疗尚无标准化方案,对于体能状态好(美国东部肿瘤协作组评分 0~1 分)的患者,推荐行白蛋白紫杉醇联合吉西他滨或改良 FOLFIRINOX 等多药联合方案。在新辅助治疗期间密切监测影像学评估结果及肿瘤指标变化趋势,注意控制严重不良反应并给予营养支持治疗。对于新辅助治疗效果不佳的患者,可及时进行手术干预。如果患者因疾病进展无法行手术切除治疗,应遵循不可切除胰腺癌的治疗原则。

3.辅助治疗

胰腺癌术后辅助化疗在防止和延缓肿瘤复发方面效果确切,行胰腺癌根治术后的患者如无禁忌证,均应行辅助化疗。既往推荐以吉西他滨或氟尿嘧啶类药物为主的联合化疗方案,对于体能状态好的患者,首选联合方案,对于体能状态较差者,可予以单药化疗方案。目前,尚无免疫治疗、细胞治疗、分子靶向治疗等应用于胰腺癌术后辅助治疗并为患者带来生存获益的高级别证据,仍需开展相关临床研究。

尽早开始辅助化疗。对于术后体能状态较差的患者,开始时间不宜超过术后12周,一般建议化疗6~8个周期,总疗程24周;对于体能状态恢复较好的患者,应尽可能将辅助化疗起始时间控制在术后8周内。因为部分患者术后早期即发生转移,所以在辅助化疗开始前应行包括影像学检查在内的全面基线评估。

4.不可切除胰腺癌的化疗、靶向治疗与免疫治疗

积极化疗有助于缓解症状、延长胰腺癌患者生存期并改善生活质量。根据患者体能状态,首选联合治疗方案,如吉西他滨联合替吉奥或吉西他滨联合白蛋白紫杉醇、FOLFIRI-NOX等,分子靶向药物联合吉西他滨治疗亦为可行之选。对于体能状态差者,可选择替吉奥或吉西他滨单药方案。对于体能状态较好者,推荐使用奥沙利铂联合氟尿嘧啶,或纳米脂质体伊立替康联合氟尿嘧啶。

建议对所有转移性或局部进展期胰腺癌患者进行基因检测,包括 *RAS*、*ATM/ATR*、*PALB 2*、*BRCA 1/BRCA 2* 和 *NTRK 1/NTRK 2/NTRK 3* 等,有助于指导最佳药物治疗方案。存在致病性胚系 *BRCA 1/BRCA 2* 基因突变的胰腺癌患者,一线化疗首选含铂方案,如吉西他滨联合顺铂或 FOLFIRINOX 方案,若铂类药物治疗后患者无进展生存期大于等于 16 周,建议使用奥拉帕尼(Olaparib)进行维持治疗。对于存在 *NTRK* 融合基因的患者,首选恩曲替尼(Entrectinib)或拉罗替尼(Larotrectinib)进行治疗。吉西他滨联合厄洛替尼可应用于 EGFR 基因突变的患者。对于局部进展期或转移性胰腺癌患者,使用吉西他滨联合尼妥珠单抗可延长 *KRAS* 基因野生型患者,尤其是合并表皮生长因子受体(EGFR)基因扩增患者的总生存期。目前,仍缺乏证据支持抗血管生成靶向药物可用于晚期胰腺癌治疗。

晚期胰腺癌患者均应进行 *MMR/MSI/TMB* 检测,建议将免疫检查点抑制剂如程序性死亡受体 1(PD-1)单克隆抗体用于具有错配修复缺陷(different mismatch repair,dMMR)或高度微卫星不稳定性(microsatellite instability-high,MSI-H)分子特征的转移性胰腺癌患者。目前,无上述分子特征的胰腺癌患者是否可从免疫检查点抑制剂 CTLA-4/PD-1/PD-L1 抗体的使用中获益尚缺乏证据支持。

5.对症支持治疗

胰腺癌晚期,对于因胰腺外分泌功能不足引起营养吸收障碍的患者,可给予胰酶制剂改善消化吸收功能。对有顽固性腹痛者,可给予镇痛及麻醉药,必要时可用神经麻醉剂或 50％乙醇行腹腔神经丛注射或腹腔神经切除术、交感神经节阻滞疗法,也可于硬膜外应用麻醉药缓解腹痛。此外,对晚期胰腺癌及术后患者进行各种支持治疗是十分必要的,如肠外营养改善营养状况,治疗精神症状或糖尿病等。

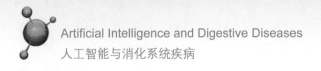

### （四）康复

胰腺癌具有较高病死率。目前，手术治疗是帮助延长胰腺癌患者生存周期的主要手段，但是由于手术治疗的创口较大，且操作复杂、难度大、风险高，患者出现术后并发症的概率较高，往往需要较长时间才能康复。

加速康复外科（enhanced recovery after surgery，ERAS）是一种多学科、多模式的综合干预方法，在围手术期通过采取一系列经循证医学验证的有效优化处理措施，减轻患者在治疗过程中产生的生理和心理方面的应激。ERAS 主要涉及早期进食、患者教育、提早运动等内容，将其运用于胰腺癌患者的康复治疗中，可有效改善患者机体的营养状况和免疫功能，从而降低患者并发症的发生率，对提高患者治疗效果、延长其生命周期具有非常重要的意义。

预康复（prehabilitation）是基于 ERAS 理念提出的术前优化策略。目前，胰腺癌患者的术前预康复主要包括营养预康复、运动预康复和心理预康复等。通过这些方式对术前患者进行干预，可提升患者机体功能，改善患者健康水平，从而规避胰腺癌术后不良事件的发生，达到加速康复的目的。

## 三、医工交叉应用的展望

近年来，随着人工智能技术的飞速发展，消化内科学进入到医工交叉这个崭新的研究领域。

### （一）超声内镜引导细针穿刺抽吸术（EUS-FNA）对胰腺占位病变的诊断价值

胰腺占位性病变是临床上常见的胰腺疾病，如胰腺癌、胰腺囊腺瘤、胰腺囊肿等都属于胰腺占位病变。在人体结构中，胰腺的位置较深，属于后腹膜脏器，导致诊断胰腺病变较为困难，尤其是胰腺占位性病变。CT、磁共振、腹部 B 超等传统影像学检查对诊断胰腺疾病均存在一定的局限性。

超声内镜（EUS）是一种将内镜与超声技术相结合的临床检查方法，超声探头可以通过内镜引入体内进行超声扫描，能有效避开消化道气体和腹壁的干扰，并获得清晰超声图像。与传统影像学检查方法相比，EUS 在诊断胰腺病变方面更具优势，因为 EUS 可以直接通过胃、十二指肠壁对邻近胰腺组织进行扫描，可以清晰显示胰腺实质和导管等的详细情况。超声内镜引导细针穿刺抽吸术（EUS-FNA）则是指在线阵超声内镜的引导下，通过内镜管道穿刺入目标组织，穿刺针在 0～20 mL 的负压吸引下进行来回的切割或抽吸，以获取组织或细胞等的方法（见图 10-7）。通过 EUS-FNA 获取的穿刺物可用于肿瘤标志物或病理等检查，并进行组织学和细胞学定性诊断，有助于对胰腺占位性病变的性质进行判断，使发现胰腺微小病变、早期诊断胰腺癌成为可能。

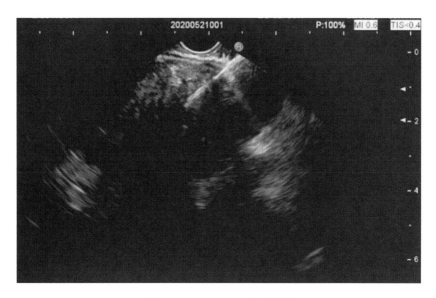

图 10-7　EUS-FNA 胰腺穿刺

注:EUS-FNA 穿刺部位:胰腺体部;穿刺针选择:22G。

在胰腺占位性病变的诊断中,EUS、EUS-FNA 因具有以下优势而有良好应用价值:①病灶定位准确;②可绕开机体重要脏器及血管,降低 EUS-FNA 对组织的创伤性;③可获得充足的组织学、细胞学及体液标本,穿刺成功率高;④在诊断胰腺占位性病变时,EUS-FNA 的敏感性和特异性比传统影像学检查高,且并发症少。

在 EUS-FNA 诊断中,也存在一定的影响因素,病灶形状、病灶大小、操作医师经验、患者的体质量指数等都可能对诊断造成影响。因此,在诊断过程中,需结合患者的实际情况,选择经验丰富的医师开展手术。对于较小的胰腺病灶,需仔细观察,以便提高诊断的准确率。

总之,EUS-FNA 作为一种新兴的诊断技术,可以通过对穿刺物(血性物、条状物和囊液等)进行病理学检查来提高对胰腺占位性病变的诊断率,为临床医生提供了更好的辅助治疗手段,该操作方法有效、安全,具有重要临床意义。

(二)超声内镜介入治疗在胰腺癌治疗中的应用

胰腺癌是一种恶性程度极高的消化系肿瘤,其早期诊断困难、治疗难度高、预后差,是有待攻克的临床难题。经过近 40 年的发展,超声内镜介入技术在胰腺癌的诊断、治疗中展现出独特的优势。EUS 引导下放射性粒子植入术、腹腔神经丛毁损术、药物注射治疗、抗肿瘤病毒载体植入等技术的临床与基础研究,为晚期胰腺癌患者的治疗开辟了新途径。

1.胰腺放射性粒子植入术

超声内镜引导下放射性粒子植入术是放疗与介入性超声内镜技术交叉领域诞生的一种治疗胰腺癌的创新型技术,可通过不同方式实现放射线对肿瘤的集中治疗,能够有效提高疗效,减少对周围组织损伤,而且较为安全。

放射性粒子植入术在影像设备定位引导下按肿瘤大小、形态将放射性粒子植入肿瘤内或受肿瘤浸润侵犯的组织中,然后通过微型放射源发出持续、短距离的局部 γ 射线,使肿瘤组织遭受最大程度的损伤和破坏,而不损伤或仅微小损伤正常组织的一种近距离放射治疗方法。将放射性粒子植入术应用于胰腺癌的研究在国内比国外更广泛,主要方法包括超声引导术中粒子植入、影像学引导下经皮穿刺粒子植入和超声内镜引导粒子植入等。植入方法的选择主要取决于患者胰腺肿瘤的形态、位置、大小及其与周围脏器的毗邻关系、脉管系统受侵犯的程度、操作人员对不同引导方式的熟悉程度、仪器设备等。但 EUS 引导下穿刺与其他方式相比,具有角度灵活、图像分辨率高、设备移动性强、费用低、操作时间短等优点,尤其适用于胰腺等位置较深的后腹膜脏器。

$^{125}$I 是最常用的放射性粒子,是一种微型放射源,其半衰期为 59.6 天,组织穿透力为 1.7 cm,在体内有效作用时间为 120 天。在半衰期内,放射性粒子能够持续性发出低能量射线,破坏肿瘤细胞核内 DNA 合成,抑制肿瘤细胞的有丝分裂并使其对射线更为敏感,使肿瘤细胞受到最大程度的杀伤,因而适合用于生长较快的胰腺癌的治疗。已有的研究表明,EUS 引导下 $^{125}$I 粒子植入术有一定的治疗效果,并且在术后短期内可以明显缓解患者的疼痛症状,但对生存期没有明显影响。

放射性 $^{125}$I 粒子植入术治疗胰腺癌的适应证包括:①胰腺癌转移灶及局部转移淋巴结;②胰腺肿瘤切除术中瘤床位置和(或)残留病灶;③不愿意和(或)因其他伴随疾病不能接受手术者;④预计生存期大于 3 个月,不能手术切除者;⑤预计生存期小于 3 个月,为缓解持续性上腹痛和腰背部疼痛可谨慎选择本治疗方法。对于最大径大于 6.0 cm 的原发肿瘤,应谨慎选择本治疗。放射性 $^{125}$I 粒子植入术治疗胰腺癌的禁忌证包括:①严重出血倾向,肿瘤伴发腹膜炎、急性胰腺炎、大量腹水者;②有证据证明肿瘤已广泛转移者;③恶液质,不能承受放射性 $^{125}$I 粒子植入手术者。

EUS 引导下放射性粒子植入术的不良反应和并发症主要有假性囊肿、胰腺炎、腹膜炎、粒子脱落移位、消化道出血以及放疗相关的血液毒性反应(血细胞减少)、腹泻、厌食、脱发等,但尚未发生严重不良事件或出现致死病例。总体而言,EUS 引导下粒子植入术是一项安全、简单、微创的胰腺癌治疗方法,但手术者仍需谨慎注意植入粒子与周围脏器的毗邻关系,以减少其对周围组织的损伤。

植入放射性 $^{125}$I 粒子后进行化疗,可以明显延长患者生存周期和无进展生存期(progress free survival,PFS)。因此,对于晚期胰腺癌患者来说,$^{125}$I 粒子定向植入术可能是一种安全的治疗选择,但它属于局部治疗,仍需联合放化疗、手术治疗等手段,以期达到更好的效果。

2.腹腔神经丛毁损术

胰腺癌具有早期起病隐匿、进展迅速等特点,发现时多已属晚期。晚期胰腺癌患者由于腹腔神经丛受到癌细胞的严重侵犯而发生顽固性的、剧烈的癌性腹痛,即神经源性疼痛,疼痛是晚期胰腺癌患者最常见、最严重的并发症。目前,药物镇痛是临床上最常用的镇痛方法,但药物治疗存在较多的缺陷,如药物不良反应大、药物依赖、易成瘾、药效低等,这些缺陷可进一步降低患者的生活质量,故不能作为治疗胰腺癌性腹痛的最佳方法。

超声内镜引导腹腔神经丛毁损术(EUS-CPN)通过向腹腔神经丛注射化学药物来阻滞神经、缓解疼痛,是胰腺癌镇痛的安全、有效方法。

腹腔神经丛毁损术的原理:腹腔神经丛是腹腔内脏器官的痛觉传入神经,腹腔神经丛位于腹腔动脉(celiac artery,CA)和肠系膜上动脉(superior mesenteric artery,SMA)的起点周围,它包含几个神经节和相互连接的神经分支。神经丛负责传递来自上腹部器官的疼痛感觉,包括胰腺、肝脏、胆囊、胃、升结肠和横结肠,故阻断腹腔神经丛痛觉传导能够发挥止痛作用。腹腔神经丛毁损术(CPN)是指在腹腔神经节解剖定位的基础上进行穿刺,然后将无水乙醇注射到腹腔神经丛区域以破坏神经丛,导致痛觉神经传入通路受到阻滞或破坏,在痛觉通路中断后可达到止痛作用。

目前,有两种技术用于 EUS-CPN:①经典的方法为中央技术,在 CA 底部注射一种神经溶解剂;②双侧技术,在 CA 两侧注射神经溶解剂。无水乙醇是 EUS-CPN 中常用的神经溶解剂。尽管中心技术更简单且可能更安全,但双侧技术可能比中央技术更有效。

在中央技术中,腹主动脉最初是通过上胃体后壁在 EUS 图像的纵向平面上显示的,然后追踪主动脉以确定 CA。随后,将针推进到腹腔动脉(CA)起源于主动脉(Ao)的点的正上方,将药物注入该区域,直到回声能够充分扩散。EUS-CPN 中的乙醇总量通常为 10～20 mL。

在双侧技术中(见图 10-8),确定 CA 的起源后,顺时针旋转超声内镜探头,直到视野中看不到 CA 和 SMA。然后将针沿着 CA 和 SMA 向左侧移动,直到 SMA 起始于主动脉的点的外侧位置,将药剂注入这个区域,然后拔针,逆时针旋转超声内镜探头,直到 CA 和 SMA 不再可见,将针推进 SMA 的右侧基底部,再次注射药剂。乙醇的使用总量与中央技术相同。

EUS-CPN 常见的并发症包括暂时性疼痛加重、暂时性腹泻、暂时性低血压和醉酒,虽然大多数并发症并不严重,但严重的不良事件如脓肿、腹膜后出血、缺血性并发症时有发生。EUS-CPN 治疗胰腺癌引起的疼痛具有安全性好、效果理想、创伤小、并发症发生率低的优势,能有效缓解胰腺癌及其腹腔转移引起的顽固性疼痛,是一种极具临床价值的胰腺癌镇痛方法。

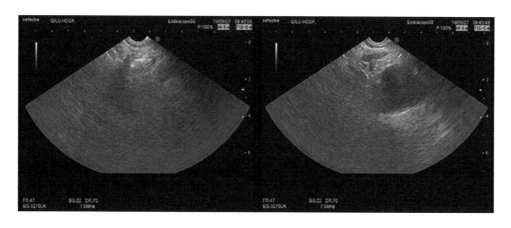

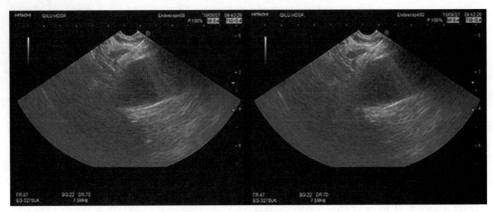

图 10-8 双侧入路

注:超声内镜探查,见腹膜后不规则低回声,浸润性生长,行腹腔神经丛阻滞及毁损治疗。超声监视下确定腹腔动脉起始部,分别在左侧、右侧注射利多卡因 2.5 mL 及无水酒精 10 mL,注射后局部产生云雾状回声。

总之,超声内镜介入治疗在胰腺癌治疗方面的应用越来越多,已涉及分子生物学领域,部分治疗技术仍处于探索研究及尝试阶段,尚有许多有待解决的难题,EUS 技术的不断进步与完善将会为胰腺癌的治疗拓宽思路。

（三）人工智能辅助超声内镜辅助鉴别胰腺癌与自身免疫性胰腺炎的研究进展

胰腺癌与自身免疫性胰腺炎(autoimmune pancreatitis,AIP)的鉴别诊断非常困难。自身免疫性胰腺炎的主要临床症状为黄疸、体重减轻、腹痛和新发糖尿病。然而,同样的症状也可以在胰腺癌患者身上观察到。AIP 的超声和横断面影像学表现与胰腺导管腺癌(pancreatic ductal adenocarcinoma,PDAC)非常相似,而目前 AIP 的组织取样技术并不理想。除此之外,PDAC 患者通常需要进行手术切除治疗或化疗,而 AIP 患者不需要,AIP 患者通常对免疫抑制治疗有反应,因此迫切需要准确鉴别 PDAC 和 AIP。鉴于目前用于区分 PDAC 和 AIP 的诊断模式存在局限性,应考虑人工智能等新技术。

虽然人工智能对胰腺 EUS 成像的研究还处于起步阶段,但人工智能有潜力为 EUS 的应用做出巨大贡献。基于内镜超声(EUS)的卷积神经网络(convolutional neural network,CNN)模型能准确区分 PDAC 与 AIP 和其他胰腺良性病变,并具有足够的实时分析 EUS 视频的能力,从而提供更早期、更准确的诊断。

随着计算机处理技术的进步,现在可以利用多层神经网络来开发深度学习模型,这种神经网络能够自主地分析大型数据集,并能在广泛的应用中提供高水平的见解。CNN 是基于人类视觉信号的处理而发展起来的一种深入学习算法。CNN 对计算机视觉(计算机从一系列图像或视频中获取和识别信息的过程)做出了重大贡献,并在医学图像分析中继续发挥着关键作用。与传统计算机辅助诊断中需要人工反复试验的特征提取算法不同,CNN 使用图像本身作为输入层,并自动学习识别最适合的特征。在以医学图像分析为目的的不同研究中,CNN 的有效性被反复证明,已被用于鉴别皮肤病变、乳房 X

线片上的病变,鉴别腺瘤性和增生性结肠息肉。基于 EUS 的 CNN 模型利用 EUS 检查获得的 PDAC、AIP、慢性胰腺炎(chronic pancreatitis,CP)和正常胰腺(normal pancreas,NP)患者的静态图像和视频数据建立 CNN 数据库,通过遮挡热图分析用于确定 CNN 在区分 AIP 和 PDAC 时的超声特征。

基于 EUS 的 CNN 模型的设计是一个复杂的过程,具体如下:①机器学习的数据架构和处理:通过将每个患者分配到 60%、20% 和 20% 的训练、验证或测试子集,分割完整的静态图像数据集。其中,训练和验证子集被用于 EUS-CNN 架构选择、配置和训练,测试子集被用于经训练后的 EUS-CNN 的最终评估。②CNN 模型的选择:使用来自训练和验证子集的数据,通过实现、训练和评估各种候选 CNN 架构、优化程序和配置来确定 EUS-CNN 的有效设计,由于需要满足平衡的性能和合适的硬件要求,选择了 ResNet50V2 来实现。③CNN 模型的训练和验证:模型分为两个不同的阶段进行训练。在训练的第一阶段,使用组合训练和验证子集以快速的学习速率改进四个训练阶段(即在训练和验证结合的数据集上的迭代)的随机初始化输出;在第二阶段,整个 CNN 的连接权重在三个训练时期得到改善,学习速率显著降低。在第二阶段结束后,使用经过训练的 EUS-CNN 生成测试子集中所有静态图像的预测类概率分数,以供分析。对于视频资源,计算所有提取的视频静止帧的概率分数,然后对分数进行平均,得出每个视频的类别概率分数。④遮挡热图分析:通过选择具有最高预测分类概率的图像来识别每个诊断分类的代表性图像。为了验证模型,生成了这些代表性图像的遮挡热图,生成的遮挡热图用于评估被 CNN 模型识别为 PDAC 和 AIP 超声鉴别因素的特征。⑤CNN 模型性能与人体超声内窥镜检查的比较:在评估 CNN 模型对 PDAC、AIP、CP 和 NP 的分类性能时,CNN 模型对每个病例的预测是通过识别输出得分最高的诊断来确定的。此外,还将最优 AIP 的 CNN 模型的性能与人类的性能进行了比较。分析得出,CNN 模型预测不是归因于最高分类分数,而是基于最优 AIP 阈值。最优 AIP 阈值评分是通过受试者工作特征(receiver operating characteristic,ROC)分析确定 CNN 评分与 AIP 检测的最佳敏感性和特异性的调和平均值。

CNN 模型的遮挡热图分析能够鉴别 PDAC 与 AIP,所有通过遮挡热图进行特征识别和验证分析的图像都显示 AIP 或 PDAC 识别概率分数大于等于 99%。遮挡热图分析显示实质和胰腺导管或血管之间的高回声界面增强对 AIP 具有较高预测性;相反,扩张的胰腺导管或血管深部的后方回声增强对 PDAC 有很高的预测价值。与 AIP 患者相比,PDAC 患者的后腹膜内可识别出明显更多的高分亚区。另外,热图分析显示,AIP 患者胰腺内高分区域明显多于 PDAC 患者。扩张性胰腺导管深部的声后增强是 CNN 模型的一个高度鉴别特征,这个特殊的特征以前被认为在鉴别 PDAC 和 AIP 的横截面成像中很有用。

通过比较 CNN 模型和人类超声专家正确识别四种诊断中任何一种的表现,发现 CNN 模型对四种疾病分类的诊断准确率显著高于人类超声内镜组。在仅区分 PDAC 和 AIP 的子集分析中,CNN 模型的敏感性和特异性均高于人类超声内窥镜检查。

人工智能和 CNN 在医学领域的研究拓展了诊断成像的新领域,基于 EUS 的 CNN 模型,可以成功将 AIP 和 PDAC 与其他良性胰腺疾病准确区分开来。EUS-CNN 模型可以帮助临床医生更加准确和及时地诊断 PDAC 或 AIP,以使靶向治疗更早开始,并有可

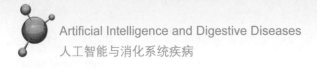

能改善患者的预后。

（四）该疾病领域医工结合的发展方向

胰腺癌是最致命的恶性肿瘤之一，五年生存率低于5％。如果通过干预能够在早期发现癌症患者，那么胰腺癌患者的生存率将会上升。然而，目前仍没有可行的胰腺癌筛查试验。超声内镜（EUS）是诊断胰腺肿瘤、慢性胰腺炎等多种胰腺疾病的重要工具，EUS的诊断能力高于计算机断层扫描、经腹超声和磁共振成像。然而，EUS成像对胰腺肿瘤的诊断特异性较低。与人类诊断和传统的EUS特征相比，人工智能深度学习算法可能是一种诊断恶性肿瘤的更准确、更客观的方法。

人工智能通常是指能够模仿人类认知功能（如学习和解决问题）的计算机程序，以强大的学习和计算能力而广泛应用于临床实践的各个领域。人工智能研究领域很广，包括机器学习、模糊逻辑、进化计算、计算机视觉、自然语言处理等，其中机器学习与医学研究关系最为紧密。机器学习（machine learning，ML）涉及统计学和计算机科学，其运用算法来解析已有的临床数据并从中学习，然后对临床事件做出决策和预测。机器学习使用大量的数据进行"训练"，然后通过各种算法从数据中学习如何完成任务，这与传统的硬编码、解决特定任务的软件程序不同。传统的机器学习算法包括聚类、决策树、支持向量机、贝叶斯分类等。如按学习方法进行分类，机器学习算法可以分为监督学习（如分类问题）、半监督学习、无监督学习（如聚类问题）、深度学习、强化学习和集成学习等。由于医疗数据具有庞大性、无序性、复杂性，传统的机器学习方法不能胜任这样繁杂的任务。目前，深度学习（DL）方法在医学研究中应用最广泛。深度学习通过建立和模拟人脑分析学习的神经网络，可以通过模仿人脑机制来解释数据（如声音、文本、图象）。与传统计算机回归分析的单层结构不同，深度学习采用了卷积神经网络（CNN）、深度神经网络（deep neural network，DNN）等方法，是复杂的多层感知模型（见图10-9），包括了输入层、隐含层、输出层三部分。深度学习可以分析传统回归分析无法处理的非线性数据。首先选择合适的输入层与输出层，运用神经网络模型对大量临床数据进行学习和训练，得到一个无限靠近现实真相的输入层与输出层之间的函数关系。训练成功的神经网络模型对临床研究具有巨大的推动作用。部分神经网络模型已经被应用到肝、胰等疾病的智能诊断领域，并取得了突破性进展。

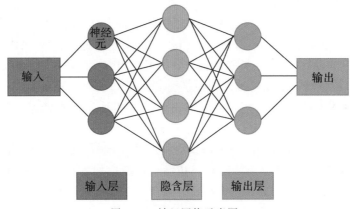

图10-9　神经网络示意图

近年来,一些基于 EUS 图像分析的深度研究模型均被证实对胰腺癌的诊断有较好的临床价值,如人工神经网络(ANN)模型、支持向量机(support vector machine,SVM)预测模型、卷积神经网络(CNN)模型等。此外,也有基于 CT、MRI 的 AI 研究,基于 CNN 深度学习的增强 CT 图像模型是一种客观、有效、高精度的胰腺癌诊断方法;基于 PET/CT 图像的 AI 研究,SVM-随机森林(random forest,RF)联合传统模型双阈值-主成分分析(dual threshold principal component analysis,DT-PCA)经评估对胰腺癌的鉴别诊断有较好的效果。

导管内乳头状黏液性肿瘤(IPMN)是胰腺癌的癌前病变。一旦 IPMN 进展为浸润性癌,其预后可能与常规胰腺导管腺癌一样差。切除 IPMN,尤其是在高级别发育异常的阶段切除,被认为能提高生存率。与人类诊断和传统 EUS 特征相比,人工智能深度学习算法可能是诊断 IPMN 恶性肿瘤更准确、更客观的方法。深度学习是训练神经网络(一个有数百万个参数的大型数学函数)执行任务的过程。CNN 是一种特殊的神经网络结构,已被证明是各种视觉任务的有效模型,基于 CNN 技术生成了 AlexNet、GoogleNet、VGG 和 ResNet 等高性能算法。在深度学习的训练过程中,基于 ResNet50 算法,将病理诊断为 IPMN 的 EUS 图像作为输入资料,经预处理后所有的 EUS 图像都被转换成数学信息并被放入算法中,对算法的参数(偏差和权重)进行数学调整,以减小实际结果与输出值之间的误差。在训练过程中使用优化算法,并在训练集中的每个图像上重复多次。训练完成后,在测试集中通过输出的 AI(AI 值:0~1 的连续变量)计算出恶性概率(AI 恶性概率:每个患者所有图像的平均 AI 值)的预测值,将其作为深度学习的输出值。在各种临床特征中,AI 恶性概率是唯一能显著预测 IPMN 恶性程度的独立诊断因素,当 AI 值接近 1 时,恶性概率增加。研究得出,恶性 IPMN 患者的 AI 值高于良性 IPMN 患者,使用深度学习算法评估的 AI 值与 IPMN 的恶性程度显著相关,人工智能诊断恶性肿瘤的准确率为 86.2%,人工智能的诊断性能高于人类诊断、常规 logistic 回归分析以及指南中报告的相对和绝对指征。人工智能被推荐用于术前客观评估 IPMN 的恶性程度。

胰腺囊性病变有多种类型,如导管内乳头状黏液性肿瘤(IPMN)、黏液性囊性肿瘤(MCN)、浆液性囊性肿瘤(serous cystic neoplasm,SCN)和胰腺假性囊肿(PPC)。其中,部分肿瘤有发展成浸润性癌的风险。因此,鉴别胰腺囊性病变的良恶性对确定合适的治疗策略具有重要意义。很难根据临床表现、成像方式和肿瘤标志物区分胰腺囊性病变的恶性或良性,经研究,人工智能可提高对良恶性囊性病变的鉴别诊断能力。在深度学习的训练过程中,基于多隐层神经网络的深度学习方法,将 CEA、CA199、CA125、囊液淀粉酶、性别、囊肿位置、胰管与囊肿的连接、囊肿类型(单房或多房)和细胞学作为输入层输到深度学习算法中,输入层的值被标准化并输入算法。隐含层有两层,每个隐含层有九个节点,隐含层激活函数采用双曲正切函数。输出层的激活函数采用 softmax 函数,输出层的定义为人工智能通过深度学习计算出的恶性预测值,恶性预测值是一个从 0~1 的连续变量,当恶性预测值接近 1 时,采用深度学习的人工智能诊断为恶性囊性病变。研究结果显示,与 CEA、细胞学等胰腺囊液分析相比,AI 在区分良恶性囊性病变方面具有足够的诊断能力。AI 和 CEA 也是恶性囊性病变多因素分析的重要因素。具体来说,

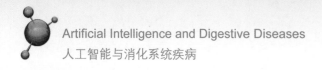

细胞学诊断的敏感性较低是一个普遍的问题,但采用深度学习的人工智能获得了较高的敏感性(95.7%)。人工智能可作为胰腺恶性囊性病变诊断的有力工具,以提高对良恶性囊性病变的鉴别诊断能力。

ANN 是最受欢迎的人工智能技术之一,其目的是通过模仿人脑的操作来创建一个类似于人脑操作的系统,采用多层前馈感知器对胰腺癌和非胰腺癌进行分类。基于 ANN 模型,对不同年龄组的 EUS 图像特征进行训练,可以用于计算机辅助诊断胰腺癌。近年来,生物医学领域的许多研究都集中在计算机辅助诊断(CAD)系统上,以便于识别各种疾病。目前的研究提出了一种新的 CAD 系统来区分健康人群和胰腺癌患者在40岁以下、40~60岁和60岁以上三个不同年龄组的 EUS 图像,所设计的分类器可以同时接收各年龄组的 EUS 图像,作为训练和测试的输入,也可以分别接收。该系统由四个主要阶段组成。为提高图像质量,在第一阶段对研究获得的 EUS 图像进行预处理。在第二阶段,由两位经验丰富的胃肠病学专家从整个图像中提取胰腺区域,并完成分割。在第三阶段进行特征提取,以确定感兴趣区域的特征,并采用 Relief-F 方法进行特征筛选和简化,选择最合适的特征。在最后一个阶段将选定的特征作为 ANN 的输入进行分类,进而对胰腺癌和正常组织进行区分。研究结果显示,设计的计算机辅助诊断系统对胰腺癌图像按年龄分类的诊断效果优于未分类的诊断,基于不同年龄段患者 EUS 图像的 ANN 模型有助于计算机辅助诊断胰腺癌。

胰腺癌和慢性胰腺炎的早期临床鉴别诊断具有一定的挑战性。目前,EUS 对胰腺疾病诊断的敏感性为 85%~90%,与其他诊断方法相比,该技术具有显著优势。然而,基于 EUS 图像的诊断易受医生经验和主观因素的影响,EUS-FNA 检测的假阴性率较高。研究表明,通过支持向量机(support vector machine,SVM)预测模型的验证,应用 CAD 技术提取 EUS 图像参数用于胰腺癌和慢性胰腺炎的鉴别诊断具有高度的准确性和无创性。从胰腺癌和慢性胰腺炎患者样本集中选择典型的 EUS 图像,利用计算机技术从感兴趣区域提取纹理特征,然后利用类间距离算法和序列前向选择(sequential forward selection,SFS)算法选择最优的特征组合;随后,建立 SVM 预测模型,将 EUS 图像作为输入向量,进行训练和验证。将所有病例随机分为训练集和测试集,训练集用于训练 SVM,测试集用于评价 SVM 的性能。经过 200 次随机试验,胰腺癌的平均准确率、敏感性、特异性、阳性预测值和阴性预测值分别为 94.2%±0.1749%、96.25%±0.4460%、93.38%±0.2076%、92.21%±0.4249% 和 96.68%±0.1471%。该研究成功评估了基于 SVM 的 EUS 图像鉴别系统鉴别胰腺癌和慢性胰腺炎图像的能力,该技术为胰腺癌的临床检测提供了一种新的、有价值的诊断工具。此外,基于多层感知器(multilayer perceptron,MLP)模型的单一 ANN 分析,CAD 技术评估实时 EUS 弹性成像有利于准确诊断胰腺局灶性病变,能够为胰腺癌和慢性胰腺炎的鉴别诊断提供可靠的实时决策支持。通过使用后处理软件分析来计算从 EUS 弹性成像的动态序列中检索色调直方图数据到数字矩阵中记录的弹性成像图片的各个帧,然后对数据进行扩展神经网络分析,以自动区分良性和恶性模式。通过 ANN 使用人工智能方法支持医疗决策过程,能够为胰腺癌和慢性胰腺炎提供快速准确的诊断。

细胞病理学快速现场评估（rapid on-site evaluation，ROSE）是一种常规评估细胞学样本的快速诊断方法。因其用时短、制作简便而被用于胰腺细针穿刺后的初步诊断。由于细胞病理学家资源限制，ROSE 在国内的发展也受到很大阻碍。AI 可帮助内镜医师评估 ROSE 涂片细胞的充分性，以判断是否需要再次穿刺。Inoue 等采用平稳高斯混合模型（GMM）对样本图像的局部统计信息进行分类，将 ROSE 涂片中肿瘤细胞含量的等级分为五个级别，并使用红色分量图像作为训练图像，以减少血液伪影的影响。结果表明，该方法可有效辅助判断 ROSE 中肿瘤细胞密集的可能区域。同时多个研究致力于训练深入学习的 AI 系统，从而实现对 ROSE 独立准确初步诊断。基于 ROSE 人工智能的软件如 ROSEAIdTM 对恶性胰腺实体肿瘤的总体准确率为 87%，在包括评估同一套 77 张玻片的 18 名医生内排名第四。多层感知器神经网络（MNN）经细胞形态学评估训练后对胰腺良恶性病变判断的准确率为 100%，对非典型细胞学结果的预测准确率为 77%。经胰腺导管腺癌深度学习的高性能 CAD 在第一学习阶段和第二学习阶段的灵敏度、特异度、准确度分别为 78%、60%、69% 和 80%、80%、80%。两种新的目标检测网络方法，即批量归一化卷积神经网络（CNNbn）和用于密集目标检测的焦点丢失（RetinaNet）对 ROSE 良性细胞学结果（非诊断性或非恶性）的诊断准确率分别为 86.7% 和 89.47%。在细胞病理学家不在现场的情况下，AI 辅助 ROSE 初步诊断无疑将成为胰腺细针穿刺样本有力的筛查工具。

在胰腺疾病方面，与传统的 EUS、EUS-FNA 相比，AI 可提高对胰腺癌的诊断准确性。AI 凭借其高性能被越来越多地应用于医学图像诊断，并将很快成为医学诊断的关键技术。在未来，AI 可以用来帮助医生检测和区分胰胆管疾病，如囊肿、肿瘤等，可以成为诊断、预测和评估医生无法诊断的胰腺疾病的超人系统。然而，AI 技术仍有需要改进之处，目前缺乏可以用于医学影像数据分析的高质量 ML 数据集，大多依据临床前研究开发 ML 算法，还未广泛运用于临床实践，此外，各研究采用的算法不尽相同，缺乏证明何种算法最适合于此类研究的证据。虽然研究证实 AI 技术可以作出准确的预测，但它不可能完全取代医务工作者，在临床工作中，医务工作者需结合 AI 和患者实际情况、主观意愿，以及医学伦理等作出合适决策。

※ **拓展阅读** ※

人工智能（AI）的概念在 20 世纪 50 年代被首次提出，是指通过使用计算机模拟特定的思维过程和智能行为形式。20 世纪 80 年代，AI 开始进入机器学习阶段，近年来，机器学习已被应用于放射学、病理学、眼科、骨科、妇产科等多个医学领域，以提高医生的诊断水平。在 2010 年后开始进入深度学习时期，利用传统机器学习进行人工提取特征所导致的低效和不完整的问题得到彻底解决，这给人工智能的研究和开发带来了革命性的变化。

Norton 等人在 2001 年首次报告基于数字成像分析（digital imaging analysis，DIA）的计算机辅助诊断（CAD）系统成功鉴别了在 EUS 上的局灶性胰腺炎图像和胰腺癌图像,该项目为在 EUS 成像中进一步研究 AI 奠定了基础。2012 年,欧洲多中心 EUS 弹性成像小组启动了一项前瞻性盲法研究,表明实时 EUS 弹性成像在基于 ANN 的 CAD 模式诊断胰腺局灶性病变中具有良好的准确性。Inoue 等人提出了一种基于机器学习的自动视觉检查方法,以协助 EUS-FNA 的快速现场评估(ROSE),该方法可以有效显示含有肿瘤细胞的区域,从而辅助 ROSE 与 EUS-FNA。近年来,我国研究者在人工智能结合超声内镜领域卓有建树。山东大学齐鲁医院的李延青教授团队开发了一种基于深度学习卷积神经网络(DCNN)的 AI 模型,可以检测和区分早期食管鳞状细胞癌、正常黏膜、良性病变和晚期食管癌,该模型可以为早期食管鳞状细胞癌的检测和诊断提供有效的性能。李全林等人构建了一个基于内窥镜图像的卷积神经网络计算机辅助诊断(CNN-CAD)系统来确定胃癌的侵袭深度并筛选患者进行内窥镜切除,具有较高的准确性和特异性。于红刚等构建了一个名为"BP MASTER"(胰胆管大师)的系统,基于深度学习的 EUS 站点识别和胰腺分割系统,未来有可能在缩短胰腺 EUS 学习曲线和改善 EUS 质量控制方面发挥重要作用,有助于协助 EUS 培训和监测高危人群的胰腺癌。

## 参考文献

[1]中华人民共和国国家卫生健康委员会.胰腺癌诊疗规范(2018 年版)[J].中华普通外科学文献(电子版),2019,13(4):253-262.

[2]葛均波,徐永健,王辰.内科学[M].9 版.北京:人民卫生出版社,2018.

[3]陈孝平,汪建平,赵继宗.外科学[M].9 版.北京:人民卫生出版社,2018.

[4]杨尹默,田孝东.中国胰腺癌诊治指南(2021)[J].中国实用外科杂志,2021,41(7):725-738.

[5]尉秀清,王天宝.消化系统内镜解剖与诊断图谱[M].广州:广东科技出版社,2014.

[6]姚黎超,武伦,王伟,等.胰腺癌的风险因素、早期诊断和治疗方案研究进展[J].肿瘤药学,2021,11(3):284-288.

[7]聂晓涵,耿诚,程坤,等.根治性顺行性模块化胰脾切除术与传统胰体尾脾切除术治疗胰体尾癌的临床经验[J].腹腔镜外科杂志,2020,25(9):646-650.

[8]徐永辉.超声内镜引导下细针穿刺活检在胰腺占位中的诊断[J].黑龙江医学,2018,42(11):1082-1083+1086.

[9]姚国鹏,李联杰,李启祥,等.内镜超声引导下细针穿刺抽吸术对胰腺占位病变的诊断价值及其影响因素[J].临床医学工程,2020,27(6):685-686.

[10]余保平,冯秋曲,丁祥武.超声内镜引导下细针穿刺活检对胰腺占位性病变的诊断价值[J].临床消化病杂志,2016,28(2):67-70.

[11]李诗钰,王凯旋.超声内镜引导下放射性粒子和金标植入在进展期胰腺癌治疗中

的应用[J].临床肝胆病杂志,2020,36(8):1710-1713.

[12]于昆,李炜,杨佳华,等.超声内镜介入技术在胆胰肿瘤诊治中的应用[J].肝胆胰外科杂志,2020,32(12):763-768.

[13]李超斌,杨成刚,李森林.超声内镜在胰腺癌诊断与治疗中的应用研究进展[J].山东医药,2017,57(10):109-111.

[14]盖保东.放射性$^{125}$I粒子植入治疗胰腺癌中国专家共识(2017年版)[J].临床肝胆病杂志,2018,34(4):716-723.

[15]蒋武,何应科,罗坤,等.超声内镜引导下腹腔神经丛毁损术缓解胰腺癌所致癌性腹痛的效果[J].医学综述,2016,22(20):4094-4096+4100.

[16]金玉琴,钟良,金忱,等.应用SF-3量表评估腹腔神经丛毁损术对胰腺癌患者的治疗价值[J].国际消化病杂志,2019,39(5):373-376.

[17]郭秀鏐,丁莺,徐秋萍.人工智能在胰腺疾病诊断及治疗中的应用及展望[J].中国现代医生,2020,58(17):188-192.

[18]龚航,黄忠,刘先丽.人工智能在多种肝脏和胰腺疾病诊断中的作用[J].临床肝胆病杂志,2020,36(12):2865-2869.

[19]ZHU M, XU C, YU J, et al. Differentiation of pancreatic cancer and chronic pancreatitis using computer-aided diagnosis of endoscopic ultrasound (EUS) images: A diagnostic test[J]. PLoS One,2013,8(5): e63820.

[20]SUN S, LÜ Q, GUO Q, et al. EUS-guided interstitial brachytherapy of the pancreas: a feasibility study[J]. Gastrointest Endosc,2005,62(5): 775-779.

[21]YASUDA I, WANG H. Endoscopic ultrasound-guided celiac plexus block and neurolysis[J]. Dig Endosc,2017,29(4):455-462.

[22]DÍTE P, UVÍROVÁ M, BOJKOVÁ M, et al. Differentiating autoimmune pancreatitis from pancreatic cancer[J]. Minerva Gastroenterol Dietol,2014,60(4): 247-253.

[23]MARYA N B, POWERS P D, CHARI S T, et al. Utilisation of artificial intelligence for the development of an EUS-convolutional neural network model trained to enhance the diagnosis of autoimmune pancreatitis[J]. Gut,2021,70(7): 1335-1344.

[24]TONOZUKA R, MUKAI S, ITOI T. The role of artificial intelligence in endoscopic ultrasound for pancreatic disorders[J]. Diagnostics (Basel),2020,11(1): 18.

[25]YOUNG M R, ABRAMS N, GHOSH S, et al. Prediagnostic image data, artificial intelligence, and pancreatic cancer: A tell-tale sign to early detection[J]. Pancreas,2020,49(7):882-886.

[26]KUWAHARA T, HARA K, MIZUNO N, et al. Current status of artificial intelligence analysis for endoscopic ultrasonography[J]. Dig Endosc,2021,33(2): 298-305.

[27]KUWAHARA T, HARA K, MIZUNO N, et al. Usefulness of deep learning

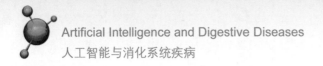

analysis for the diagnosis of malignancy in intraductal papillary mucinous neoplasms of the pancreas[J]. Clin Transl Gastroenterol,2019,10(5): 1-8.

[28]KURITA Y, KUWAHARA T, HARA K, et al. Diagnostic ability of artificial intelligence using deep learning analysis of cyst fluid in differentiating malignant from benign pancreatic cystic lesions[J]. Sci Rep,2019,9(1): 6893.

[29]OZKAN M, CAKIROGLU M, KOCAMAN O, et al. Age-based computer-aided diagnosis approach for pancreatic cancer on endoscopic ultrasound images[J]. Endosc Ultrasound,2016,5(2): 101-107.

[30]SĂFTOIU A, VILMANN P, DIETRICH C F, et al. Quantitative contrast-enhanced harmonic EUS in differential diagnosis of focal pancreatic masses (with videos)[J]. Gastrointest Endosc,2015,82(1): 59-69.

[31]SĂFTOIU A, VILMANN P, GORUNESCU F. Efficacy of an artificial neural network-based approach to endoscopic ultrasound elastography in diagnosis of focal pancreatic masses[J]. Clin Gastroenterol Hepatol,2012,10(1): 84-90.e1.

[32]INOUE H, OGO K, TABUCHI M, et al. An automatic visual inspection method based on supervised machine learning for rapid on-site evaluation in EUS-FNA [J]. 2014 Proceedings of the Sice Annual Conference (Sice),2014: 1114-1119.

[33]PATEL J, BHAKTA D, ELZAMLY S, et al. Artificial intelligence based rapid onsite cytopathology evaluation (rose-aidtm) vs. physician interpretation of cytopathology images of endoscopic ultrasound-guided fine-needle aspiration (EUS-FNA) of pancreatic solid lesions[J]. Gastrointestinal Endoscopy,2021,93(6): AB193-AB194.

[34]MOMENI-BOROUJENI A, YOUSEFI E, SOMMA J. Computer-assisted cytologic diagnosis in pancreatic FNA: An application of neural networks to image analysis[J]. Cancer Cytopathol,2017,125(12): 926-933.

[35]HASHIMOTO Y, OHNO I, IMAOKA H, et al. Preliminary result of computer aided diagnosis (CAD) performance using deep learning in EUS-FNA cytology of pancreatic cancer (abs)[J]. Gastrointestinal Endoscopy,2018, 87(6): AB434

[36]HASHIMOTO Y, WATANABE Y, TAKANO H, et al. High diagnostic yield using advanced artificial intelligence in cytology of pancreatic cancer by EUS-FNA [J]. Gastroenterology,2019, 156(6): S115-S115.

（李真）

# 第十一章　胆道肿瘤

## 学习目的

1.掌握胆道肿瘤的定义、临床表现、诊断和治疗现状。

2.了解医工结合的现状:经口胆道镜技术、胆道共聚焦内镜;ERCP内镜减黄的技术。

3.了解医工结合的发展方向。

## 案例

患者男性,63岁,因发现尿黄、皮肤黄染1周来医院消化内科就诊。

目前情况:患者近1个月食欲不振,进食量较前减少,伴腹胀,尿色逐渐加深,近1周出现皮肤及巩膜黄染来医院就诊。无明显腹痛,无恶心及呕吐,无发热。近半年体重下降约3 kg。

辅助检查:血常规、心肌酶、淀粉酶等检查基本正常,入院后查肝功显示胆红素明显增高,总胆红素为230 mmol/L,直接胆红素为152 mmol/L,间接胆红素为78 mmol/L。腹部CT平扫提示肝内胆管、胆总管均扩张,胆总管下段可见狭窄,胆囊增大(见图11-1)。

入院诊断:黄疸待查;胆总管肿瘤?

目前,患者肝内外胆管均扩张,胆总管下段可见狭窄,结合患者黄疸症状及腹部CT表现,考虑黄疸为胆管下段肿瘤堵塞引起的梗阻性黄疸,考虑胆管肿瘤可能大,医生建议行内镜逆行胆管造影(ERCP),同时行胆道镜检查并活检明确诊断。

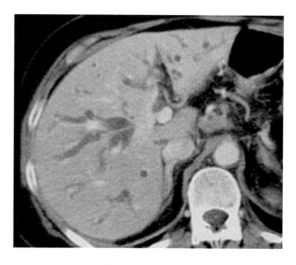

图 11-1　腹部 CT 可见肝内外胆管扩张

　　手术过程:患者在 ERCP 手术间进行诊断和治疗,在静脉麻醉后,ERCP 操作首先要将内镜送至十二指肠乳头开口处。选择性向胆管插管成功,注射造影剂,与术前的 CT 结果类似,造影发现下段胆管管腔狭窄,造影剂充盈不佳(见图 11-2)。随后行乳头切开,沿导丝置入经口胆道镜进入胆总管,在胆道镜下观察,见胆总管下段管壁有新生物,表面充血,伴微血管扩张(见图 11-3),进入专用活检钳取活检组织 3 块。之后放置侧翼塑料支架,远端越过狭窄段位于胆总管上段,下段通过乳头位于十二指肠腔内,放置支架后可见较多胆汁流出(见图 11-4)。术后患者黄疸症状好转,胆红素逐渐降至正常,术后病理显示为胆管癌,1 周后患者接受外科手术治疗。

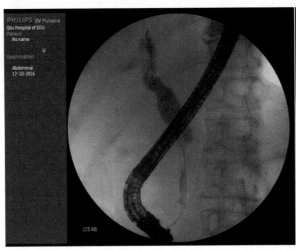 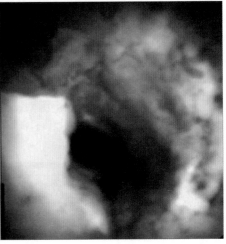

图 11-2　ERCP 造影发现末端狭窄　　　　图 11-3　经口胆道镜见胆总管内占位性病变

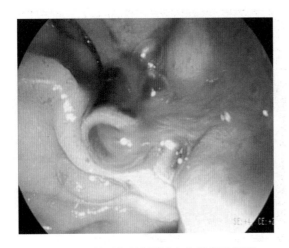

图 11-4　放置塑料侧翼支架解除胆道梗阻

　　**医工结合点**:胆管肿瘤的诊断和治疗都与 ERCP、超声内镜等有着密切关系。我国已成为世界医疗器械的第二大市场,并将继续以每年 10% 左右的速度增长,而胆胰内镜是医疗器械创新的重要领域,各种新器械、智能工具产品层出不穷。

　　**思考题**

　　1.在胆道肿瘤诊疗中,为解除梗阻,有哪些种类的内镜设备和器械被设计出来并在临床使用?

　　2.塑料支架生物膜的形成会影响其通畅期,可采用什么方案来减少生物膜形成?

案例解析

一、胆管癌

（一）疾病概述

胆道系统肿瘤是起源于胆管上皮细胞的恶性肿瘤,包括肝内胆管癌、肝外胆管癌和胆囊癌,占肝脏原发肿瘤的 10％～15％。患者的预后不佳,平均 5 年生存率只有约 5％。对于没有远处转移和血管侵犯的患者,外科手术切除和肝移植是唯一可能治愈胆道肿瘤的手段。但是,由于胆道系统肿瘤起病隐匿,早期患者常缺乏症状,辅助诊断方法的特异性和敏感性不高,大多数患者在发现时已属于晚期,失去了根治性手术治疗的机会,即使行根治性手术治疗,患者的 5 年生存率也只有 10％～40％。不能手术的患者中位生存时间多不足 1 年。

胆管癌的危险因素包括胰胆管合流异常、先天性胆管扩张、原发性硬化性胆管炎、长期胆管结石刺激、寄生虫感染等。胆道肿瘤的典型症状包括黄疸、右上腹部疼痛及体重下降,大多数胆道肿瘤患者可伴有黄疸。胆囊癌的主要症状包括右季肋区疼痛、黄疸、恶心、呕吐。部分患者因行腹部超声检查或因胆囊结石行胆囊切除术偶然发现胆道肿瘤。壶腹癌最常见的症状是黄疸,患者有时因行腹部超声检查或上消化道内镜检查发现。

（二）疾病预防、诊断、治疗、康复

1.预防

日常生活中应健康规律饮食,积极治疗肝内胆管结石、寄生虫感染、硬化性胆管炎、胆管囊肿等易诱发胆管癌的相关疾病。定期体检,如发现胆管局部扩张、结石等情况,更应追踪检查,发现病情有变化应及早进行治疗。

2.诊断

（1）血清学检查:胆管肿瘤患者的血总胆红素、直接胆红素、碱性磷酸酶和 $\gamma$-谷胺酰转移酶可不同程度升高。转氨酶一般轻度异常,部分患者 CA199、CEA 可升高。

（2）腹部 B 超:腹部 B 超检查具有无创、简便、费用低、可重复检查等优点,是胆管癌诊断的首要方法,亦可作为筛查手段之一。但由于肠管内气体干扰,对末端胆管显示效果不佳。

（3）腹部 CT:对胆管癌的诊断符合率优于 B 超。腹部 CT 可显示胆管肿块的部位、大小、密度,血管有无侵犯,淋巴结及邻近器官是否受累,有无远处转移,胆管扩张程度及有无腹水等,对估计预后具有重要意义。

（4）磁共振胆道造影:磁共振胆道造影为三维立体成像,可显示整个胆道系统的全貌,且无须注射造影剂即可获得良好的图像,在判断肿瘤的位置、大小、形态和局部浸润方面更直观;对胆管肿块内的血流以及肿块与门静脉、肝动脉关系的判断有很高的价值。

（5）ERCP:随着影像学的发展,强化 CT、MRI 等技术为胆道疾病的诊断提供了更加无创的方法,ERCP 技术最初应用于胆胰疾病的诊断,目前几乎均应用于胆胰疾病的治疗。然而 ERCP 在胆道疾病的诊断中仍有重要的地位,尤其是随着经口胆道镜直视系统技术的出现,医生可直接通过胆道镜肉眼观察胆管及胰管内的病变,对胆道内不明原因的狭窄提供更精确的诊断,同时运用该技术对胆道恶性梗阻患者进行术前胆道测绘,可发现术前影像学所不能发现的胆道肿瘤侵犯边界,很多患者因而重新制定了手术切除范围,或避免了非治愈性手术切除。ERCP 在胆道恶性狭窄中的应用主要体现在诊断和治疗上。总体来说,诊断可通过肉眼观察、造影、活检等手段获得,而治疗包括内镜下肿瘤切除、各种消融技术,以及各种引流技术。

(6)胆道共聚焦内镜:胆管癌的诊断方法如 ERCP 活检、细胞刷的诊断准确性非常低,微探头共聚焦激光显微内镜(probe-based confocal laser endomicroscopy,pCLE)能实时提供显微组织信息,包括血流、细胞结构、荧光剂摄取和渗漏等动态信息,从而提高诊断胆管恶性肿瘤的准确性。

pCLE 是一种能够提供体内、实时显微组织信息的新型成像技术。该技术使上皮和上皮下黏膜可视化并包含动态信息,如组织形态、血流、对比剂摄取和渗漏。这种成像方式的原理是使激光通过共焦孔径,减少平面上下的散射光。一次只有一个单一的点,即"共焦点"可以成像,在水平和垂直平面上对所有的光点进行扫描即得到动态图像。为了提高图像对比度,术前需要静脉注射荧光素钠等对比剂。荧光素可通过毛细血管扩散并使表面上皮细胞外基质染色,对比剂分布的差异有助于分析识别肿瘤组织表面黏膜。pCLE 微探头可通过胆管镜通道或 ERCP 导管腔导入胆道内。它的外径为 0.94 mm,视野直径为 325 mm,侧向分辨率为 3.5 mm,光学切片厚度为 30 mm,可观察黏膜表面下 40~70 mm 的组织结构。探头不透射线的特征有助于其在狭窄通道内的 X 线定位。通过 ERCP 操作将探头伸到目标部位,然后静脉注射 10%荧光素钠 2 mL,大约 10 秒钟后即可进行 pCLE 检查。在pCLE 检查后可在胆道镜引导下活检或 X 线透视引导下活检(见图 11-5)。

诊断标准:2012 年,Meining 等制定了 pCLE 鉴别良恶性胆道狭窄的标准分类(Miami 分类),并通过一项多中心研究来检验,高度提示胆管恶性肿瘤的图像特征包括粗大的白色条带(>20 μm)、粗大的黑色条带(>40 μm)、黑色团块、上皮结构(绒毛状和腺体)或荧光素渗漏;正常胆管图像特征为薄黑带和薄白带(见图 11-6)。一项大型多中心前瞻性研究利用Miami 标准对 89 例同时接受ERCP 和 pCLE 的患者(61 例

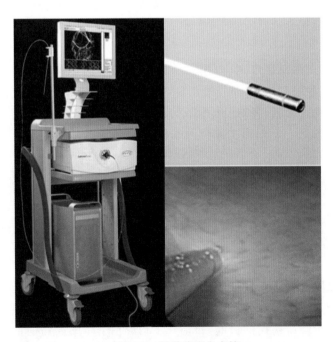

图 11-5　胆道共聚焦内镜

性质不明胆道狭窄患者)进行研究,评估 pCLE 诊断的准确性。研究发现,pCLE 检测恶性肿瘤的敏感度、特异度、阳性预测值和阴性预测值分别为 98%、67%、71% 和 97%,而组织病理学取样分别为 45%、100%、100% 和 69%。pCLE 的总准确率为 81%,而组织病理学的总准确率为 75%。研究表明,ERCP 结合 pCLE 比 ERCP 结合组织取样具有更高的准确率(90%:73%)。

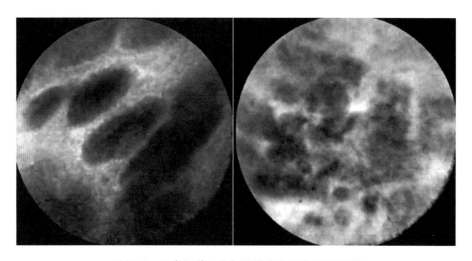

图 11-6　正常胆道上皮与胆管癌上皮的 CLE 图像

(7)经口胆道镜系统:准确诊断胆管狭窄的性质对于后续治疗至关重要,会影响患者的预后,有助于避免不必要的外科手术。然而,不明原因的胆管狭窄在诊断上存在较大的难度,单纯的胆管造影、断层影像检查有时难以确定病变的性质,而传统的胆管细胞刷以及透视下胆管活检的阳性率较低,难以满足临床需求。经口胆道镜可以直接观察胆管壁黏膜的变化,并实施直视下精确活检,为不明原因胆管狭窄的诊断提供帮助。但是,传统的经口胆道镜由一根母镜和一根子镜组成,并需要两位有经验的操作者来配合操作,过程烦琐,器械昂贵且容易损坏,这在很大程度上限制了它在临床上的广泛应用。

近年来出现的单人操作经口胆道镜(如 SpyGlass)可以从普通十二指肠镜钳道内直接插入胆管,单人即可完成操作,相对简便,图像质量也有较大提高,可清晰显示胆管内黏膜形态(见图 11-7)。

以商品化的 SpyGlass 为例,其胆道镜导管直径为 3.3 mm,内置四个通道,包括两个专用冲洗通道、一个光学观察镜通道与直径 1.2 mm 的治疗通道,实现了光纤与导管的分离,从而使其可以重复利用。导管还可实现四方向头端偏移,便于在狭小管腔内精确操控治疗。工作管道还支持液电碎石术(electrohydraulic lithotripsy,EHL)或激光碎石术,在可视化技术的支持下还可应用组织活检钳对病灶组织进行精确取样和诊断。

胆管恶性狭窄的内镜诊断包括以下四个方面:①不规则的导管黏膜形态;②导管内可见占位性病变或新生物;③接触性出血;④可见肿瘤血管。通过 SpyGlass 诊断肝门部胆道恶性狭窄的灵敏度、特异度、阳性预测值和阴性预测值,分别为 90.0%、95.8%、94.7% 和 92.0%。

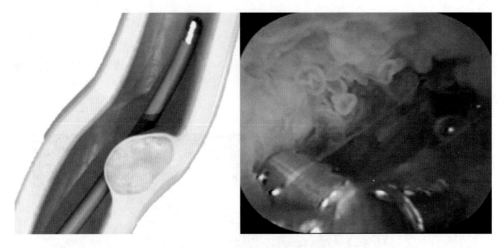

图 11-7　胆道镜探查示意图及活检

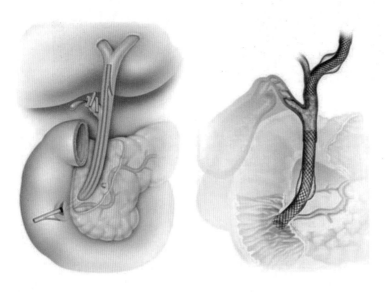

图 11-8　塑料支架与金属支架示意图

3.治疗

（1）胆道内支架置入术：对于胆总管远段的胆管癌患者，通常于内镜下放置一个支架即可缓解梗阻性黄疸。至于放置塑料支架还是金属支架，目前已经通过费用-效果分析随机研究的结果表明了自扩张金属支架（self-expanding metal stent，SEMS）具有更好的疗效。由于这种金属支架具有良好的通畅性，可减少反复内镜下再次干预，解除复发的梗阻性黄疸。图 11-8 所示为塑料支架与金属支架示意图。

1)塑料支架（plastic stent）：胆道塑料支架常用材料包括特氟纶（teflon）、聚乙烯（polyethylene）、聚氨基甲酸乙酯（polyurethane）等。其标准直径为 7 F、8.5 F、10 F 和 11.5 F，长度一般为 5～18 cm。塑料支架有的具有侧孔，即使末端堵塞也可引流；圣诞树支架、侧翼支架还具有锚瓣设计，猪尾支架的末端可以弯曲成袢，可以防止支架移位。塑料支架的优点为，在胆管内拔出容易，当再次阻塞时可通过内镜对其进行更换，价格较金属内支架便宜。塑料支架的主要缺点为，管径相对较小，常出现细菌生物膜的形成，细菌具有解偶联胆红素的能力，产生胆红素盐，胆汁很快在管腔内沉积，支架易移位和被胆泥、细胞碎屑、结石等堵塞。塑料支架引发胆管炎的概率高，通畅期多为 3～6 个月。图

11-9 所示为一次性胆道塑料支架的主要种类。

2）金属支架：内镜胆管金属支架引流术适用于无法根治性切除的恶性胆管梗阻患者，最好是引流胆系丰富、估计引流效果理想，且无其他重要器官功能障碍、预计生存期大于 3 个月的患者。

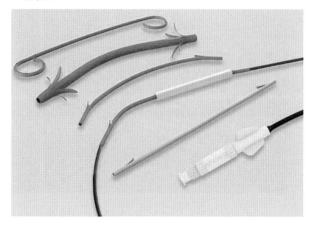

图 11-9　一次性胆道塑料支架的主要种类

置入的金属胆道支架以自膨式支架为主，主要有不锈钢和镍钛合金两种材质；镍钛锗合金丝生物相容性好，具有形态记忆特性，弹性佳，目前较常用。制造方法可分为激光雕刻成形（见图 11-10）和金属丝编织成形（见图 11-11）两种。按是否覆膜又分为不覆膜支架、部分覆膜（见图 11-12A）和全覆膜支架（见图 11-12B）三种。全覆膜金属支架有些带有回收线，便于取出支架。

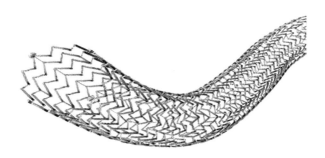

图 11-10　激光雕刻成形 Zilver 支架

金属支架的主要特点包括：①自膨胀性：支架平时被压缩在推送管鞘间，完全释放膨胀后的直径可达6 mm、8 mm 或 10 mm（30 F）等，是普通塑料支架直径（7 F～10 F）的数倍，引流效果及支架通畅期时长明显优于塑料支架。②塑形性：金属支架在胆道内释放后，初期可适应胆管走行，随着时间延长，其纵向延展力又有助于对胆管进行塑形作用。激光雕刻支架释放后不会缩短，编织形支架释放且逐步膨胀后会有一定程度缩短。无覆膜的支架植入胆管内且完

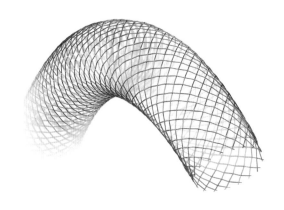

图 11-11　金属丝编织 Wallstent 支架

全膨胀后通常无法取出，因此只用于恶性胆管梗阻。金属支架的网眼一般不影响胆管侧枝引流，但肿瘤也容易长入支架网眼内，时间延长后也可造成支架堵塞。半覆膜支架在支架两端各有 1 cm 左右的非覆膜区域，可防止支架移位，但肿瘤或正常胆管壁组织增生也可从支架无覆膜区长入，导致支架堵塞。

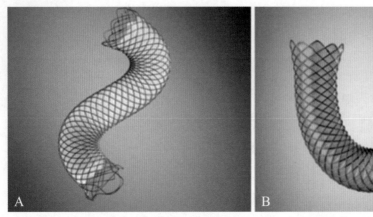

图 11-12　部分覆膜支架与全覆膜支架

镍钛合金切割的自张式支架具有释放回缩率小、定位精确,径向支撑力好,透视显影好,纵向柔顺性较好,与磁共振检查相容性好等优点,目前使用最为广泛。Wallstent 支架具有良好的纵向容顺性,可放置于扭曲的胆道内,但其径向支撑力不如镍钛合金切割支架,与磁共振检查不相容。Wallstent 最大的特点是释放后回缩率大,给定位带来了一定困难,Wallstent 特殊的释放系统,使支架释放 85% 时,仍可以全部回收,从一定程度上弥补了上述缺点。

(2)光动力治疗:德国学者 Raab 于 1887 年发现了光敏效应,于 20 世纪在美国首先应用于临床。近年来,随着激光和光敏技术的不断进步,光动力治疗(photodymatic therapy,PDT)迅速发展,并成为治疗体表和内腔肿瘤的有效方法。光动力治疗前先用 CT、MRCP 等影像学方法确定肿瘤位置及扩散的程度,再在患者的机体内注射无毒,可选择性聚集在肿瘤组织中的光敏剂(血卟啉或其衍生物),然后进行 ERCP 操作进入胆管内目标部位,应用激光激活光敏剂并产生具有细胞毒作用的氧自由基,氧自由基导致胆管癌细胞局部缺血、诱导肿瘤细胞凋亡等导致细胞死亡。一项有关光动力治疗的前瞻性研究发现,胆管支架置入联合光动力治疗与单纯支架置入治疗相比,中位数生存率明显增加,胆汁淤积明显好转,患者生活质量也明显提高。随着对该治疗方法的进一步研究,相信会有越来越多的相关技术应用在临床,与内镜下支架置入引流一并成为针对外科不能切除的胆管癌患者的重要治疗方法。图 11-13 所示为光动力治疗原理的示意图以及操作设备。

(3)射频消融治疗(radiofrequency ablation,RFA):肿瘤组织与正常组织相比,血供更为丰富,但其耐热能力比正常组织差,在温度达到 39~40 ℃时肿瘤细胞停止分裂,温度达到 41~42 ℃后可引起肿瘤细胞 DNA 损伤。射频消融是通过射频发生装置发出一定频率的射频波(460 kHz)来激发组织细胞进行等离子振荡,离子间相互撞击摩擦发热,局部达到80~100 ℃的高温,能快速有效地使局部组织脱水,使肿瘤组织产生凝固性坏死,同时可使肿瘤组织与周围正常组织形成一定厚度的凝固带,以切断肿瘤血供并延缓肿瘤转移。

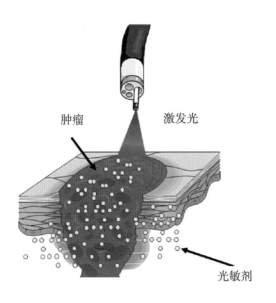

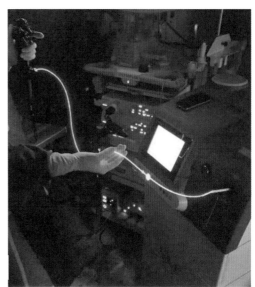

图 11-13　光动力治疗

射频消融导管（见图 11-14）由英国帝国理工大学 Habib 教授发明，以商品化的 Habib EndoHPB 双极胆道内射频导管为例，其长 1.8 m，直径为 8 F（2.6 mm），可通过 0.035 的导丝操作，既可经皮经肝途径（PTC），也可经 ERCP 内镜途径应用。2012 年，其获中国 SFDA 认证用于恶性胆道梗阻的治疗，该技术的优势是在不损伤正常胆管的情况下，使腔内的肿瘤凝固坏死，阻碍肿瘤的生长浸润。植入支架后可保持胆管的长期畅通，既减轻了患者的痛苦，又延长了生存时间。

4.康复

行 ERCP 治疗的胆管肿瘤患者住院时间短，恢复快，主要是要保证支架植入位置准确，保证胆道通畅，以免堵塞。塑料支架需要 3 个月左右进行更换。ERCP 治疗通过改善患者黄疸和胆管炎症状，提高了患者生活质量，为其下一步放化疗、免疫治疗创造了条件。胆管癌外科手术患者恢复相对较慢，应用加速康复外科模式能有效缩短住院时间，降低住院费用及减少术后并发症，促进患者快速康复。

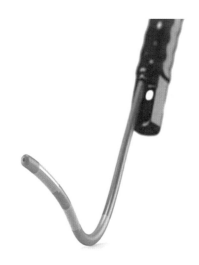

图 11-14　ERCP 用射频消融导管

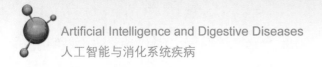
## 二、肝门部胆管癌

### (一)疾病概述

肝门部胆管癌是胆管癌中最常见的类型,诊断和治疗都有其特殊性,好发于中老年男性,临床上以无痛性进行性黄疸为主要表现,部分患者还可出现上腹胀痛、发热、皮肤瘙痒等症状。由于病变位置特殊,常规检查难以早期发现,患者在出现黄疸症状以后往往已经进展至疾病的中晚期。针对肝门部胆管癌的上述特点,临床上以减黄治疗为主,通过 ERCP 或者 PTCD 途径建立引流通道以减轻黄疸症状从而改善患者肝功能。待患者肝功能好转后再考虑进一步的外科手术治疗或放化疗。

### (二)术前减黄

在肝门部胆管癌的整个治疗过程当中,减黄手术起到了承上启下的关键作用。由于目前临床常用的减黄途径,即经肝途径(ERCP 途径)和经皮途径(PTCD 途径)各有优缺点,因此,如何选择引流途径特别是外科手术前的引流方法还存在诸多争议。

在内镜下经肝引流更加符合人体的生理特点,同时能够综合使用多种手段对梗阻部位进行腔内超声检查术(intraductal ultrasonography,IDUS)检查或活检以明确占位性质,并判断肿瘤侵犯胆道的范围,为后续治疗提供依据。但是,由于在传统的 ERCP 引流过程中常常需要大量使用造影剂并放置塑料支架,导致十二指肠液的反流,因此术后胆管炎的发生率居高不下。既往文献报道,ERCP 术后胆管炎的发病率在 40% 左右,且疾病分期越晚术后胆管炎的发生率越高。因此,为避免胆管炎对手术的不利影响,通常不建议外科医师在手术前行 ERCP 途径减黄。相对于 ERCP 术后胆管炎发病率较高,经PTCD 途径引流的患者,其术后胆管炎发病率则相对较低。但是由于 PTCD 途径引流需要经皮穿刺胆管,术中有可能造成门静脉甚至是肝动脉损伤,出血是经皮穿刺引流最主要的并发症之一。另外,由于穿刺部位会有少量胆汁渗漏,肿瘤细胞有可能经窦道转移甚至导致腹腔播散从而影响外科手术患者远期预后。因此,如何取长补短充分发挥ERCP 的固有优势是广大消化内镜医师所面临的一个挑战。

### (三)治疗方法的选择

根据肿瘤发生的解剖位置不同,临床最常应用 Bismuth-Corlette 分型(见图 11-15)。其中,Ⅲ型是指肿瘤源于胆管汇合部,侵犯至肝左管或肝右管(肝右管:Ⅲa;肝左管:Ⅲb)。实际上,临床中应根据患者本身情况进行选择,通常在Ⅰ型和Ⅱ型肝门部胆管癌患者中,ERCP 成功率较高;而在Ⅲ型和Ⅳ型肝门部胆管癌患者中,ERCP 胆管梗阻缓解成功率较低,术后胆管炎发生率较高。因此,在此类患者中,可优先选择 PTCD。

目前,研究者对于单侧或双侧胆道引流取得了共识,认为只要引流的肝脏体积大于50% 即可提高患者的生存时间。因此,需要根据患者引流的肝脏体积选择单侧引流或双侧引流。引流方式推荐使用裸金属支架,因为金属支架通畅时间更长,术后干预次数更少。

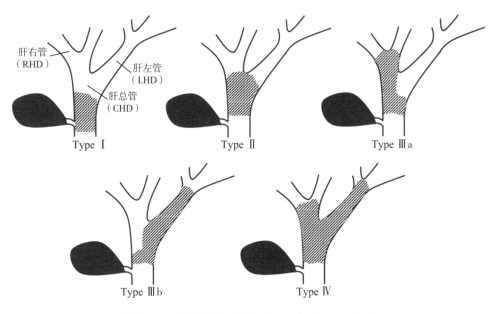

图 11-15  肝门部胆管癌的 Bismuth-Corlette 分型

肝门部胆管癌胆管双金属支架置入有"side-in-side"（SIS）与"side-by-side"（SBS）两种方法。

SBS 法即并排放置双侧金属支架，肝外胆管直径较细者不适用 SBS 法，第二根金属支架有时不易通过严重的狭窄段。双侧金属支架平行置入有两种方法，第一种为顺序放置法，即先置入一侧金属支架，再置入另一侧金属支架；第二种为两侧金属支架同步置入法，即两根金属支架（支架推送器直径均为 6 F）均放置到位后同步释放。狭窄较重时，建议使用柱状气囊扩张。一般来说，双金属支架末端位于乳头外有利于再次内镜下干预。

SIS 法需要使用特殊的金属支架，支架中段网眼设计较稀疏，可将第二根支架从第一根支架的稀疏网眼里穿进另外一侧胆管，双支架置入后呈"Y"形；缺点在于支架在肝门部较薄弱，可能无法很好地将狭窄段支撑开，肿瘤组织也较容易从该薄弱处长入支架内造成支架堵塞，且二次干预较为困难。

### 三、医工交叉应用的展望

#### （一）新型抗反流支架的研发

在正常生理状态下，十二指肠乳头括约肌的开关功能可确保胆管内胆汁的单向流动，使十二指肠内容物不易反流入胆管内。但由于 ERCP 术中胆道支架的置入，乳头括约肌功能丧失，肠内容物及细菌容易反流入胆管并在支架内附着定植，引起反流性胆管炎的发生及支架堵塞，导致反复发生的胆管炎及支架堵塞，患者往往需要反复就医治疗，这会给患者心身带来很大痛苦，并导致医疗费用增加。

因此，研发抗反流支架可为解决以上问题提供新的方向。但因抗反流金属支架存在价格昂贵以及置入后无法取出等问题，这些问题在一定程度上限制了其广泛应用。此

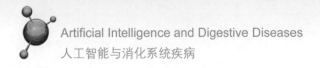
外,根据关于抗反流塑料支架的研究报道,其治疗效果也不尽如人意,相关研究还处于起步阶段,无法达到理想的治疗效果。

近期,国内有研究者研发了抗反流塑料支架(见图 11-16)。该支架的主体由聚四氟乙烯制成,呈"圣诞树"形,无侧孔;抗反流瓣膜由硅橡胶制成,呈"鸭嘴"形,长约 1.5 cm,无侧孔。文献报道,该抗反流塑料支架的通畅时间长达 359 天,明显长于传统塑料支架的通畅时间(3~6 个月),减少了支架更换次数,降低了患者医疗费用。随访过程中,患者也未出现发热等反流性胆管炎症状,生活质量得到明显改善。该新型抗反流塑料支架或许可成为胆道梗阻患者的一种治疗选择。

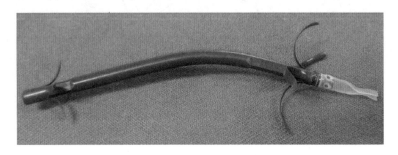

图 11-16　抗反流塑料支架

※ 拓展阅读 ※

ERCP 是诊治胆胰疾病的重要方法,已在临床工作中得到广泛应用。然而传统 ERCP 在胆胰疾病的诊疗中仍存在诸多不足,主要包括无法进行直视化诊治、病变范围判断的精确度不足以及单纯 X 线造影无法精准判断病变范围等。因此,近年来,随着技术的进步,以 ERCP 为基础的经口胆胰直视化子镜系统得到越来越多的应用。2005 年,美国波士顿科学公司研发了第一种单人操作的间接经口胆道镜系统 SpyGlass,并于 2007 年投入临床应用,只需单人操作的便利、四方位转向和独立的冲洗通道弥补了其他胆道镜和常规 ERCP 的诸多不足,是近年来胆胰系统内镜领域的重大突破。2015 年,新型 SpyGlass 内镜直视系统,即 SpyGlassDS 系统正式投入临床使用,该系统针对初代系统的不足进行了光源与工作通道等的升级和改进。然而 SpyGlassDS 系统仍存在以下问题:①清晰度仍不能达到临床需求;②工作钳道直径较小,无法通过单个较大直径或多个治疗器械导管;③该系统导管和专用活检钳为一次性耗材,价格昂贵,多数患者难以承受。因此,积极开发和研究国产经口胆胰直视化子镜系统具有重大意义。

在我国经济水平不断提升以及人口老龄化的背景下,ERCP 需求攀升。2019 年,我国胆石病、胆囊炎及胰腺炎等三种常见胆胰疾病出院患者数量达到 185 万。中国内镜诊疗器械耗材起步较晚,但发展速度较快。诊疗器材方面,进口品牌虽然同样占据优势,但我国部分品牌发展快速,凭借着产品种类齐全以及政策支持,内镜诊疗器材正逐渐突破瓶颈,实现进口替代。以南微医学、杭州久虹、乐奥、安瑞、安杰思等企业为代表的国产厂家开始涉足此领域,进口产品主导此领域的局面正在被突破。

南微医学研发的新型国产经口胆胰直视化子镜系统"eyeMax 洞察"已于 2021 年上市,其技术优势包括:①图像清晰度显著提升,像素提升到 160000。②包括两种不同直径的导管,适用于不同病例:较细的导管直径为 9 F,适用于胆管直径或十二指肠乳头开口较小的病例,仅能通过特制的超细活检钳;较粗的导管直径为 11 F,其工作通道直径由 SpyGlass 系统的 1.2 mm 增大到 2.0 mm,可使临床常用的普通 1.8 mm 活检钳通过,因此可在直视精准活检的基础上获得更多组织,有利于提高诊断效能,较大的工作通道也有利于其他治疗器械通过,操作更加简单,且活检钳价格显著降低。更多新型国产器械的研发将能够更好地为广大胆胰疾病患者创造更加清晰、精准的内镜诊断和治疗技术,造福广大胆胰管疾病患者。

## 参考文献

[1] MANGIAVILLANO B,PAGANO N,BARON T H,et al. Biliary and pancreatic stenting:Devices and insertion techniques in therapeutic endoscopic retrograde cholangiopancreatography and endoscopic ultrasonography[J]. World J Gastrointest Endosc,2016,8(3):143-156.

[2]BRANDABUR J J,KOZAREK R A,BALL T J,et al. Nonoperative versus operative treatment of obstructive jaundice in pancreatic cancer:Cost and survival analysis[J]. Am J Gastroenterol,1988,83(10):1132-1139.

[3]RAIKAR G V,MELIN M M,RESS A,et al. Cost-effective analysis of surgical palliation versus endoscopic stenting in the management of unresectable pancreatic cancer[J]. Ann Surg Oncol,1996,3(5):470-475.

[4]LUMAN W,CULL A,PALMER K R. Quality of life in patients stented for malignant biliary obstructions[J]. Eur J Gastroenterol Hepatol,1997,9(5):481-484.

[5]OBUCH J C,WAGH M S. Endoscopic therapy for benign biliary strictures:Evaluation of metal *vs*. plastic biliary stents[J]. Hepatobiliary Surg Nutr,2017,6(4):268-271.

[6]YEOH K G,ZIMMERMAN M J,CUNNINGHAM J T,et al. Comparative costs of metal versus plastic biliary stent strategies for malignant obstructive jaundice by decision analysis[J]. Gastrointest Endosc,1999,49(4 pt 1):466-471.

[7]ASGE Technology Assessment Committee,PFAU P R,PLESKOW DK,et al. Pancreatic and biliary stents[J]. Gastrointest Endosc,2013,77(3):319-327.

[8]VAISHNAVI C,SAMANTA J,KOCHHAR R. Characterization of biofilms in

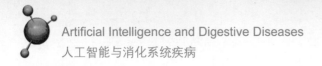

biliary stents and potential factors involved in occlusion[J]. World J Gastroenterol, 2018,24(1):112-123.

[9]SUNG J J. Bacterial biofilm and clogging of biliary stents[J]. J Ind Microbiol, 1995,15(3):152-155.

[10]LEE T H, LEE S J, MOON J H, et al. Technical tips and issues of biliary stenting, focusing on malignant hilar obstruction[J]. Minerva Gastroenterol Dietol, 2014,60(2):135-149.

[11]SPEER A G, COTTON P B, MACRAE K D. Endoscopic management of malignant biliary obstruction: Stents of 10 French gauge are preferable to stents of 8 French gauge[J]. Gastrointest Endosc,1988,34(5):412-417.

[12]KADAKIA S C, STARNES E. Comparison of 10 French gauge stent with 11.5 French gauge stent in patients with biliary tract diseases[J]. Gastrointest Endosc,1992, 38(4):454-459.

[13]DONELLI G, GUAGLIANONE E, DI ROSA R, et al. Plastic biliary stent occlusion: Factors involved and possible preventive approaches[J]. Clin Med Res,2007, 5(1):53-60.

[14]SIIKI A, SAND J, LAUKKARINEN J. A systematic review of biodegradable biliary stents: Promising biocompatibility without stent removal[J]. Eur J Gastroenterol Hepatol,2018,30(8):813-818.

[15]MEINING A, CHEN Y K, PLESKOW D, et al. Direct visualization of indeterminate pancreaticobiliary strictures with probe-based confocal laser endomicroscopy: A multicenter experience[J]. Gastrointest Endosc, 2011,74(5):961-968.

[16]MEINING A, SHAH R J, SLIVKA A, et al. Classification of probe-based confocal laser endomicroscopy findings in pancreaticobiliary strictures[J]. Endoscopy, 2012,44(3):251-257.

[17]SMITH I, KLINE P E, GAIDHANE M, et al. A review on the use of confocal laser endomicroscopy in the bile duct[J]. Gastroenterol Res Pract, 2012, 2012:454717.

[18]CAILLOL F, FILOCHE B, GAIDHANE M, et al. Refined probe-based confocal laser endomicroscopy classification for biliary strictures: The Paris Classification[J]. Dig Dis Sci, 2013,58(6):1784-1789.

[19]KAHALEH M, GIOVANNINI M, JAMIDAR P, et al. Probe-based confocal laser endomicroscopy for indeterminate biliary strictures: Refinement of the image interpretation classification[J]. Gastroenterol Res Pract, 2015,2015:675210.

（季锐）

# 第十二章 胆总管结石的ERCP治疗

## 学习目的

1.了解胆总管结石的相关疾病知识和胆胰解剖。
2.熟悉ERCP的操作过程。
3.掌握ERCP常用的各种器械及工作原理。

## 案例

患者男性,58岁,3年前查体时发现胆囊炎,未做过手术,因为上腹痛两天来医院消化内科就诊,收治入院。

目前情况:患者两天前聚餐饮酒后出现明显上腹部疼痛,呈持续性,疼痛位于剑突下,伴恶心及呕吐,呕吐物为少量胃内容物,无发热,无呕血。于急诊室就诊,给予禁饮食、止痛药物治疗后疼痛有所减轻。

辅助检查:血常规、心肌酶、淀粉酶等检查结果基本正常,肝功能检查显示转氨酶升高。腹部CT平扫发现胆囊增大,胆管扩张,胆总管下段高密度影,考虑结石(见图12-1)。

入院诊断:胆总管结石。

目前,患者发现胆总管扩张,下段可见结石影,结合患者腹痛症状及腹部CT

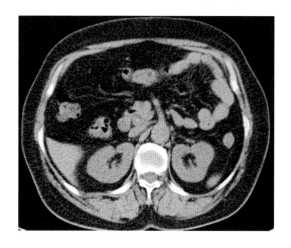

图12-1 腹部CT可见胆总管内高密度影

表现,考虑腹痛由胆管下段结石嵌顿引起,建议行内镜逆行胰胆管造影术取出结石。

手术过程:ERCP手术需要X线下造影,在专用ERCP介入操作间(见图12-2)进行。患者采取俯卧位,在静脉麻醉成功后,医生首先要经患者口腔插入十二指肠镜,将内镜送至十二指肠乳头开口处。十二指肠乳头有胆管及胰管两处开口,通过十二指肠镜的活检通道,插入乳头切开刀,通过 X 线定位使操作器械选择性进入胆管,注射造影剂,找到胆总管结石的具体位置,可见胆管明显扩张,下段见一枚圆形充盈缺损(X 线图)。随后,应用柱状气囊扩张术"打开"十二指肠乳头的胆管开口,沿导丝进入取石网篮,打开网篮后套取结石,随网篮从胆总管退到十二指肠腔,取出结石(见图 12-3、图 12-4)。手术大约用时 20 分钟,术后患者症状好转,两天后恢复出院。患者没有进行开刀手术就取出了结石,对治疗效果十分满意。

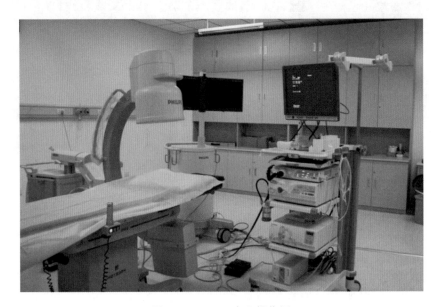

图 12-2　ERCP 介入操作间

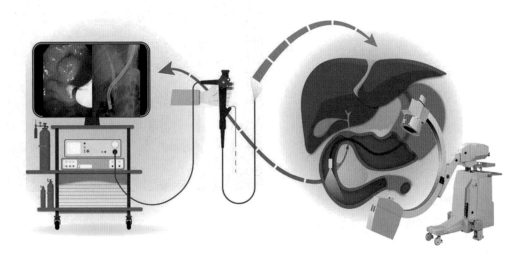

图 12-3　ERCP 操作模式图

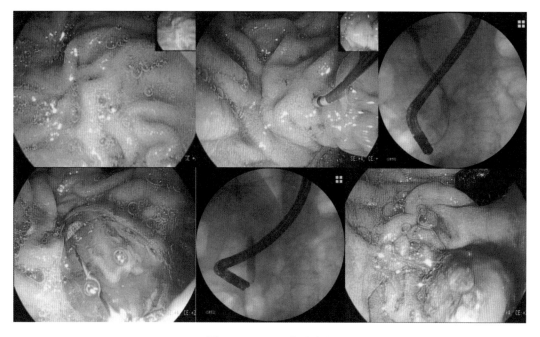

图 12-4　ERCP 取石过程

医工结合点:ERCP 技术问世已超过 50 年,经过了半个多世纪的技术与器械的突破性发展,ERCP 已成为胆胰疾病的重要诊治手段,但因其操作空间小、操作环境复杂、并发症风险高,也被认为是难度较大的内镜术式之一。ERCP 配套使用的器械种类繁多,医疗器械的研发与创新一方面需要临床医生通过实践提出改进需求,另一方面还需要新型材料和设计等方面的工科领域专家的配合,在 ERCP 相关器械研发等方面仍有较大的提升空间。

**思考题**

上述 ERCP 案例中,有哪些种类的器械被使用,这些器械由何种材料加工而成?

## 案例解析

### 一、疾病概述

#### (一)胆总管结石

胆总管结石是指位于胆总管内的结石,是消化系统的常见疾病,好发于胆总管下端,根据其来源可分为原发性胆总管结石和继发性胆总管结石。在胆管内形成的结石为原发性胆囊结石,形成多与胆道内感染、胆汁淤积、蛔虫等因素有关;来自胆囊、排入胆管的结石,称为继发性胆管结石。胆结石可以原发于胆总管,也可以与肝内胆管结石同时发生,单纯的原发性胆总管结石可以引起胆管炎、急性胰腺炎等严重的胆道并发症,若与肝

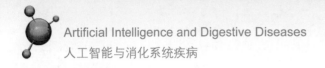
胆管结石合并存在,则危害更加严重。胆总管结石常见的临床表现是上腹部疼痛、发热及随后发生的黄疸等症状。若胆管下端梗阻明显,部分患者可表现为间断性高热、肝细胞损害和胆汁淤滞等一系列中毒性症状,总称为急性梗阻性化脓性胆管炎。若就诊较晚或未予及时有效解除梗阻,感染进一步加剧,可引起全身毒血症和中毒性休克,甚至危及生命。

尽管胆总管结石患者的临床表现各异,但结石是该病的重要原因,一旦发现,需要尽早清除。结石的治疗方法目前主要包括手术取石和内镜下取石两种。长期以来,外科开腹进行胆总管切开取石手术是治疗胆总管结石的传统治疗方法。但外科手术创伤大、术后恢复慢,术后需在腹部长时间留置"T"形管引流(1~2个月),造成了患者生活工作上的不便,并且有些年老体弱的患者因难以耐受开腹手术而不能实现病因的根本治疗。随着消化内镜技术的进步,人们逐渐探索出一套不需要进行外科开腹手术就能取出胆结石的内镜微创方法,这就是内镜逆行胰胆管造影术,简称ERCP。

与传统的外科手术相比,ERCP取石具有不需要气管插管麻醉、创伤小、痛苦小、恢复快、费用低等优点,尤其适用于高龄体弱、对外科手术耐受性差者或复发性结石患者。随着内镜下取石器械越来越精巧,医生在内镜下取石术的操作也日益精湛,ERCP已逐渐取代传统的外科手术而成为治疗胆总管结石的首选方法。

(二)胆总管结石的诊断

典型的胆总管结石患者有腹痛、寒战高热和黄疸(Charcot三联征),甚至合并血压下降及神经精神症状(Reynolds五联征);体检时可发现皮肤、巩膜黄染,右上腹压痛、反跳痛、肌紧张,Murphy征阳性。发作间期可能没有明显的症状或体征,另有少数患者始终没有明显症状。因此,对于临床表现不典型者,有必要进行全方面的检查协助诊断。

1.血清学化验

对于怀疑存在胆总管结石者,推荐首先进行肝脏生化检测及腹部超声检查,但结果正常者不可完全排除胆总管结石风险,如临床仍高度怀疑,可行进一步检查。在急性发作期,患者可存在白细胞和中性粒细胞升高,肝功能检查可见胆红素、碱性磷酸酶、γ-谷氨酰转肽酶及血清转氨酶不同程度的升高,重症患者亦可出现电解质及肾功能指标异常,而发作间期患者各项指标均可正常。

2.腹部超声

腹部超声检查操作方便、安全、开展广泛,可显示肝内外胆管及胆囊的病变情况。近期一项Meta分析显示,腹部超声诊断胆总管结石的敏感性为73%,特异性为91%,是ERCP前不可缺少的一线影像诊断手段。但是经腹壁超声检查常不能清晰显示胆总管下段,假阴性率在30%以上,且容易将胆管内气体误诊为结石,同时不能提示胆管下段是否存在狭窄,存在一定局限性,因此仅凭超声检查结果尚不足以判断是否应该实施ERCP治疗,建议进一步接受其他影像检查。

3.腹部CT

根据不同研究结果,CT对胆管结石诊断的敏感性为65%~93%,特异性为68%~96%,尤其是对于阴性患者,诊断的准确性会明显降低。CT对恶性胆管梗阻的鉴别和分期有重要应用价值,可进一步协助医生了解患者肝、胆、胰及其周围脏器的情况,适用于存在鉴别意义的病例,但 CT 检查会使受检者暴露于电离辐射和对比剂注射的潜在危害下。

4.磁共振胰胆管成像(MRCP)

MRCP 具有非侵入性的特点,无须造影剂,可直观清晰地显示胆、胰管的三维图像,对大于等于 5 mm 的结石具有较高的诊断率,一项 Meta 分析显示,其诊断敏感性为 90%,特异性为 95%,对 ERCP 术前判断病情、掌握适应证与禁忌证具有较高的参考价值。对于存在颅内金属夹、心脏起搏器、机械心脏瓣膜,患有幽闭恐惧症的患者,MRCP 检查受到限制。

5.超声内镜(EUS)

超声内镜室是对胆管内结石进行精确评估的方法,在腔道内的超声避免了气体干扰,可发现微小结石。EUS 诊断胆总管结石的敏感性为 75%~100%,特异性为 85%~100%,对胆管内小结石诊断准确率较高,且相对安全。胆管腔内超声(intra-ductal ultrasonography,IDUS)检查对 ERCP 阴性的可疑胆总管结石患者的诊断具有补充意义。

## 二、ERCP 相关基础知识

### (一)ERCP 概述

ERCP 的概念最早在 1968 年出现,最初只用于造影。在 1974 年,日本和德国的研究者相继报道了内镜下乳头括约肌切开术(endoscopic sphinctero,EST)用于治疗胆管结石,这标志着治疗性 ERCP 的开始。后来,随着内镜的改进和各种器械的推出,越来越多的胆胰管治疗技术开始应用于临床。例如,1977 年,Witzel 教授发明了钻石状网篮,取石方便可靠;20 世纪 80 年代,各种机械碎石技术问世,使胆管结石清除率提高;1982 年,内镜下乳头气囊扩张术(endoscopic papillary balloon dilation,EPBD)成为了 EST 的替代方法,可减少出血和穿孔的并发症;1980 年,德国教授设计发明了塑料支架,首次报告将其用于治疗胆道梗阻。总体来说,技术设备的不断发展和新器械的应用不断取代原有传统笨拙的技术,逐渐丰富了内镜下 ERCP 治疗的方式和手段。

### (二)ERCP 相关解剖

ERCP 插管相关的解剖涉及壶腹部、胆胰管汇合部以及胆总管。

胆总管可分为十二指肠上段、十二指肠后段、胰腺段和十二指肠壁内段四段,十二指肠上段胆总管直径在 10 mm 以内,超过 12 mm 时,为胆总管扩张。多数人的胆总管与主胰管末端结合,共同开口于主乳头。胰管呈较细的树枝样结构,而且迂曲较多,这样的解剖结构容易淤滞,在导丝进入或者造影剂留置后容易导致胰腺炎的发生。图 12-5 所示为胆总管的走行和位置。

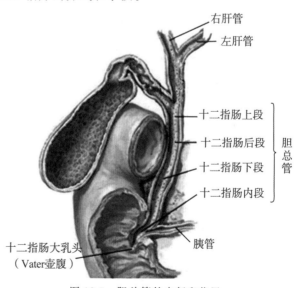

图 12-5 胆总管的走行和位置

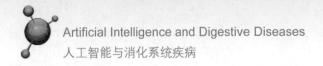

十二指肠乳头为胆胰管壶腹的开口处,有半球形、倒梨形、斜柱形等外观,其上方 2 cm左右常可见十二指肠小乳头或称为副乳头。胆总管乳头的开口形态分多种类型,胆 胰管的共同通道也有多种形态分型。胆胰管汇合处可以表现为"V"形或"Y"形等,插管 困难很可能与乳头的开口形态和胆胰管的开口走行形态异常有关系(见图 12-6)。

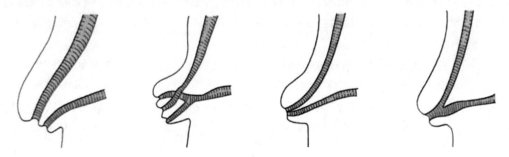

图 12-6    壶腹部胆胰管开口的不同变化

主要内镜下,可于壶腹部观察乳头形态,有标准隆起型乳头、小乳头、长鼻子大乳头 以及憩室周围乳头,一般镜下观看到乳头后应该根据经验初步判断插管的难易程度,长 鼻子乳头插管比较困难。图 12-7 所示为常见三类乳头结构。

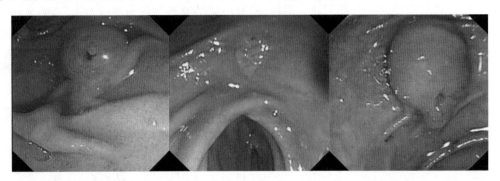

图 12-7    常见三类乳头结构

## 三、ERCP 操作

### (一)实施条件与准入

(1)ERCP 应在设有消化内科、普外科或肝胆外科、麻醉科、重症监护室、影像科和内 镜中心的综合性医院开展,需要多个学科协同合作完成。

(2)实施 ERCP 的操作间应具有较大空间,可容纳专业设备及相对较多的工作人员; 应具有性能良好的 X 线机,推荐 ERCP 专用的 X 线机,检查床头是否可调整,旋转范围 90°/−40°,C 臂开口径不小于 780 mm、深度不小于 730 mm,最大管电流 900 mA;同时, 具备合乎要求的放射防护设施和心电、血压、脉搏、氧饱和度监护设备,供氧、吸引装置, 由发电机或电池提供的不间断电力来源,同时备有规定的急救药品和除颤仪。控制室应 有中控室、双开门,如为单独的 ERCP 中心,应配备复苏室。

（3）ERCP 操作必须备齐以下器械：十二指肠镜、导丝、造影导管、乳头切开刀、取石器、碎石器、扩张探条、扩张气囊、引流管、支架、内镜专用高频电发生器、注射针和止血夹等。所有的器械应符合灭菌要求，一次性物品按有关规定处理，常用易损器械均有备用品。

（4）ERCP 由主要操作者、助手及护士协同完成。建议根据 ERCP 操作的难易程度实施医生分级操作。医院年平均完成 ERCP 的例数不宜少于 100 例，保持一定工作量有利于技术水平的提高和工作经验的积累，可减少操作的风险。

（二）操作过程

首先，将需要十二指肠镜通过食管，到达胃体，通过幽门，在十二指肠降部拉直镜身。接下来，开始 ERCP 的操作：摆正（调整）乳头位置，观察乳头类型，插管，切开乳头括约肌，取石。

标准插管是应用导丝带切开刀沿乳头 11 点方向插管。在插镜—摆乳头—观察的过程中，尤其是插管之前一定要仔细观察乳头，观察的目的是判断胆管走向，未经良好的观察和正确的判断而盲目插管容易导致操作失败。插管时应充分利用内镜大小旋钮、抬钳器、推拉镜身等复合动作，在乳头及汇合部松软的情况下将导丝和刀轻柔送入胆管，注意避免暴力操作。为便于操作，十二指肠镜采用了侧视镜的设计方式，且有抬钳器装置（见图 12-8）。

以上是简单常规乳头的一般性插管过程，但仅仅了解这些只能解决工作中的一部分问题，还有一部分问

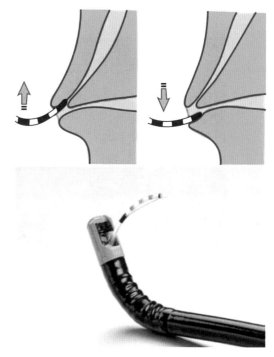

图 12-8　抬钳器

注：十二指肠侧面的抬钳器由内镜手柄上的控制钮按制，通过抬钳器上抬角度的摆动，从而实现插管器械的方向变化（下图）。抬钳器向上运动更容易进入胆管（左上）；向下运动更容易进入胰管（右上）。

题是解决不了的，被称为困难插管。困难插管的"困难"主要体现在插管时间、尝试次数和误入胰管次数等方面，不同机构对于困难插管的定义有所区别。如果插管尝试时间超过 5 分钟，尝试的次数大于 5 次，导丝进入了胰管或者胰管显影就会成为操作者心目中的"困难"，出现了这些情况之后选择性插管就有难度了，而且很容易导致胰腺炎。

遇到插管困难的病例时，应先使用普通方法插管，失败后再应用备用辅助方法。这些方法有胰管占位法、预切开技术以及开窗术。

占位法主要包括导丝占位法与胰管支架占位法，其中最为常用的是导丝占位法。如果插管后导丝反复进入胰管而不能进入胆管，应将导丝留置在胰管之内，这种操作的作用是利用导丝将迂曲复杂的通道直线化，更利于导丝进入胆管，也就是选择性插管。导

丝占位法非常常用,尤其是在插管困难时,第一选择就是导丝胰管占位法,除此之外,还可应用胰管支架进行占位,同时还具有引流和预防术后胰腺炎的作用[见图 12-9(左)]。

预切开技术[图 12-9(右)]具有一定的盲目性和不可控性,因此出血和穿孔风险较高。应该由经验丰富的医生施行,如果操作经验不丰富,应避免使用。最简单的应用就是乳头结石嵌顿,这时用针刀划开表面即可,其他情况的困难插管,如长鼻子乳头等预切开需谨慎。除了预切开技术之外,还有黏膜开窗术,这种操作比黏膜剥离逐层划开的操作要粗暴,所以风险也更大。

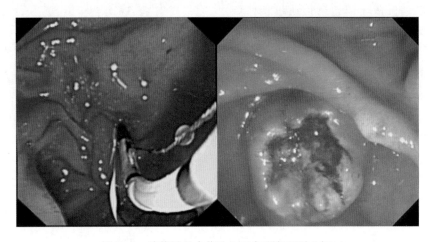

图 12-9　胰管导丝占位法(左)与预切开法(右)

乳头旁憩室与胃肠改道后状态:毕Ⅱ和 Roux-en-Y 术后,胃肠道结构使进镜就像进入迷宫一样,此类患者 ERCP 的操作难点是插镜找乳头,找到乳头之后插管反而并不十分困难,很多医生选用直视镜(胃镜或结肠镜)带透明帽操作,避免使用侧视镜操作,因使用侧视镜非常容易导致穿孔。

另外,憩室旁乳头插管比较困难,这种类型的乳头往往偏于一侧且开口不好辨认,如果乳头位于憩室左侧则插管相对容易,如果乳头位于憩室右侧或者中央则会比较困难。憩室内或者是憩室旁乳头的插管难度较大,尤其是穿孔的风险较大。

(三)相关设备和器械

内镜一般包括侧视镜、斜视镜和直视镜三种。ERCP 所使用的十二指肠镜是侧视镜,直视镜(普通胃镜)一般用于胃大部切除术后的 ERCP 操作,个别时候还可应用单气囊或双气囊小肠镜进行 ERCP 操作。十二指肠镜为侧视镜,配有抬钳器,最常见的操作钳道为 3.2～4.2 mm,因为 4.2 mm 的通道更大,能做更多、更复杂的治疗。目前都用智能高频电,可避免拉链式切开的风险。

1.导丝(见图 12-10)

导丝为 ERCP 操作中最常用的配件,操作医生形象地将之比喻为"生命线"。导丝直径为 0.018 mm 或 0.035 mm,以 0.035 mm 导丝最为常用。一般,长度超过 4 m 的导丝可便于附件交换。在 ERCP 操作过程中,如果导丝插入不成功,则整个操作无法进展和完成。一个好的导丝,应该纤细柔软、超滑、便于识别、不透 X 线及抗打结等。

先端:导丝的核心部位在导丝的先端。先端部分柔软有韧性,活动起来似泥鳅,习惯将导丝的头端称为"泥鳅头"。柔软有弹性的先端可以方便地选择性进入狭窄段,而同时又能保证导丝可以避免刺伤或刺穿组织造成穿孔。头端触碰组织后及时打折回弹,可保证导丝安全有效地通过胆管的狭窄病变。

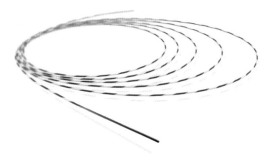

图 12-10　导丝结构

韧性:导丝韧性为导丝越过狭窄段后的主要性能表现,导丝的韧性决定着导丝的支撑力和硬度,过硬的导丝或过软的导丝都可能会给 ERCP 增加操作难度。

亲水涂层:导丝的外表面具有亲水涂层,在水浸后变得非常润滑,可便于通过切开刀、球囊及网篮等配件。

可视性标识:导丝的可视性标识主要是便于在内镜直视下观察导丝的移动。各个公司的设计略有不同,多以螺旋形条纹为主,故称为"斑马导丝"。

2.切开刀(见图 12-11)

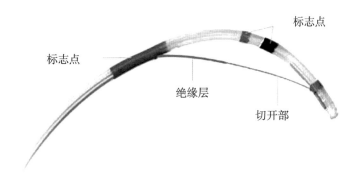

标志点

标志点

绝缘层

切开部

图 12-11　切开刀结构

切开刀具有切开功能。在大部分治疗性 ERCP 的操作过程中,首先用到切开刀的是辅助导丝插管。切开刀辅助插管主要体现在切开刀的"弓"和"韧性",而且可旋转乳头切开刀具有多方向的控制能力,可以辅助导丝插管。切开刀目前主要为拉式,也就是所谓的弓形切开刀,多数刀丝有绝缘涂层,可防止不必要的副损伤。弓形刀拉开刀时,应该偏向胆管方向的 11 点位,若方向偏离,会导致并发症增加。目前,应用可旋转切开刀可能有助于提高插管成功率,也可以应用于毕 Ⅱ 式术后等解剖结构改变的患者中。

切开刀上面的条状标识主要是为了标明常用位置和安全切开位置,一般来说,会标明切开刀的"起""始""中点"等几个重要位置。切开刀的中点标记还具有不透 X 线特性。在 X 线监视下可以很好地了解切开刀在乳头内的相对位置,这样结合内镜直视下的切开刀长度,可以了解切开刀是否能够安全进行乳头切开。

3.取石网篮

取石网篮可分为有导丝引导网篮、无导丝引导网篮和取碎一体取石网篮。根据网篮形状,取石网篮可以分为六边形网篮、钻石形网篮和螺旋形网篮,其中钻石形网篮比较常用。以上网篮各有优缺点,需要根据实际情况及个人使用习惯进行灵活选择。例如,钻石形网篮为前端膨大,尾端缩小的韧性网篮结构(见图 12-12),可以使网篮套取结石更加容易。如果结石过大,套住后无法取出,松开网篮还可以顺利脱套,可防止结石嵌顿的意外情

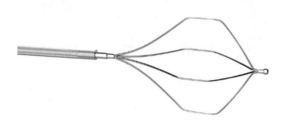

图 12-12　钻石形取石网篮结构

况发生。花形网篮更适合套取小的结石,这种网篮顶部将 4 根钢丝进一步分为 8 股,较小的网眼容易套取小结石。

取石网篮的主要结构有网篮芯、外鞘管和手柄。其中,网篮芯由网篮丝(钛镍合金)和牵拉钢丝(医用不锈钢)组成。网篮丝为合金的编织结构,类似于圈套器的编织结构,有助于套取目标,防止滑脱,并保持较高的张力,不易断裂。器械加工重点是牵拉钢丝与网篮丝之间、网篮丝与网篮金属头的焊接结构,尤其是牵拉钢丝与网篮丝之间的焊点。在套取结石后的碎石过程中,质量差的网篮可能不但不能碎石,还会造成牵拉钢丝与网篮丝之间的焊点断裂,造成网篮及结石留滞在胆管,后续取出困难,甚至有可能需要外科手术。

4.扩张气囊(见图 12-13)

柱状扩张气囊一般用于乳头括约肌扩张以及胆管狭窄的扩张。一般,直径为 6～15 mm,气囊长度为 2～6 cm,连接压力泵后压力可控。与 EST 切开相比,气囊扩张可以保留一部分乳头括约肌功能。单纯球囊扩张术可帮助完成直径相对较小的胆管结石的取石操作,通常与切开联合应用,常见的使用方法为先使用乳头切开刀行小切开,再进行气囊扩张。

(四)ERCP 的并发症

1.ERCP 术后胰腺炎

ERCP 术后胰腺炎是最常见的并发症,据文献报道,其发生率为 4%～10%。患者自身相关危险因素包括性别为女性、既往急性胰腺炎病史、年轻、胆管不

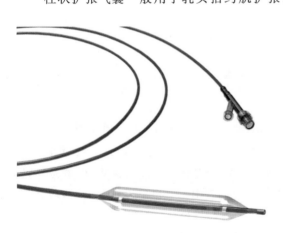

图 12-13　扩张气囊结构

扩张等;操作相关危险因素包括预切开、胰管内注入造影剂、5 次或更多次插管操作、胰管

乳头括约肌切开术、乳头球囊扩张、乳头切除术等。近年的报道证实,非甾体抗炎药物对术后胰腺炎有预防作用。建议在 ERCP 之前或之后立即经肛门给予吲哚美辛或双氯芬酸 50 mg 或 100 mg。同时,对于胰腺炎高风险的患者,建议行胰管支架置入术。

2.出血

出血是内镜下括约肌切开术最常见,也是 ERCP 最严重的并发症之一,其发生率为 $0.3\% \sim 2\%$。出血可分为早期出血和迟发型出血。出血的危险因素有凝血功能障碍、ERCP 术前抗凝药物治疗等,与单纯电切模式相比,切开过程中使用混合电切模式可降低出血风险。对出血风险较高患者,建议应用内镜下乳头气囊扩张(EPBD)代替乳头括约肌切开术。ERCP 操作中发现的出血可使用电凝止血、局部球囊压迫或金属支架压迫,也可采用组织夹夹闭止血(见图 12-14)。

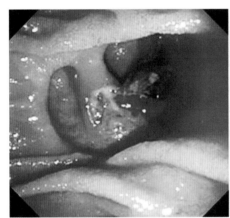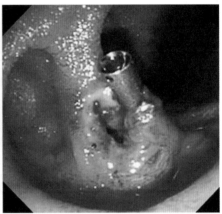

图 12-14   组织夹夹闭止血

3.穿孔

常见的 ERCP 术中穿孔包括:内镜镜身引起的管腔穿孔,一般会引起腹膜内穿孔;括约肌切开超过胆管或胰管壁内部分,引起腹膜后穿孔;导丝胆管外穿刺或支架移位。ERCP 术中十二指肠肠腔穿孔发生率为 $0.08\% \sim 0.6\%$。一旦发生穿孔,应迅速处理,否则将会引起脓毒症和多器官衰竭,可采用口服造影剂后的腹部 CT 检查进行诊断。对于早期十二指肠壁穿孔,可直接行内镜下闭合,可使用金属夹、内镜下缝合器械,困难时可使用金属夹联合尼龙套圈。壶腹周围部穿孔可使用全覆膜自膨式金属支架封闭穿孔部位。

4.感染

ERCP 相关的感染包括急性胆管炎、胆囊炎、十二指肠相关的感染等,可通过预防性应用抗菌药物、正确恰当的操作和严格的机械清洗消毒来降低感染风险。

(五)困难胆总管结石的治疗

使用上述方法和器械,胆总管取石的成功率可达 90%,但仍有部分结石难以通过常规内镜治疗方法清除,这些结石被称为"困难胆总管结石"。

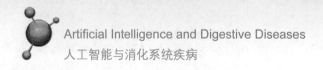
导致取石困难的原因主要包括:①结石本身的特点,如结石直径大于 20 mm、结石嵌顿、质地坚硬、结石形状特殊(桶形或立方形)等;②存在解剖结构变异,如壶腹周围存在憩室、有外科手术后解剖位置改变、十二指肠狭窄、"S"形胆总管、胆总管远端长度过短、急性胆总管远端成角(≤135°)等;③患者存在合并症,不能耐受内镜治疗,如高龄、存在出血倾向、正在接受抗凝治疗等。

针对困难结石的内镜治疗方式主要包括内镜下乳头大球囊扩张术(endoscopic papillary large balloon dilation,EPLBD)、机械碎石术(mechanical lithotripsy,ML)、经口胆管镜(peroral cholangioscopy,POCS)辅助碎石和体外冲击波碎石(extracorporeal shock-wave lithotripsy,ESWL)等。

**1.内镜下乳头大球囊扩张术(EPLBD)**

EST 是取出结石前扩大乳头开口的标准方法。内镜下乳头球囊扩张术(EPBD)指使用直径小于 10 mm 的球囊扩张胆管括约肌的技术,对于无禁忌证的小块结石患者,EPBD 可作为 EST 的替代疗法;EPLBD 由 EPBD 演变而来,是指使用直径大于 12 mm 的球囊扩张胆管开口的技术,它既可以与 EST 联合应用,也可以单独使用。2003 年,首次报道了小切口 EST 联合 EPLBD 用于大块或困难结石的取出,该方法在此后得到不断发展并逐渐被认可。其综合了 EST 和 EPLBD 的优势,因对括约肌损伤较小,可降低穿孔和出血的风险;由于 EST 小切口分离了胆管和胰管开口,可减少胰管在胆管扩张过程中受到的损伤,降低术后胰腺炎发生率。欧洲消化内镜学会推荐将小切口 EST 联合 EPLBD 作为困难结石取出的首选方法。美国消化内镜学会也推荐使用 EST 联合 EPLBD 治疗较大的困难结石。

**2.机械碎石术(ML)**

ML 是指利用碎石网篮套住结石,然后通过金属螺旋鞘收紧网篮压碎结石的技术,包括应急碎石术和内镜下机械碎石,处理困难结石一般首选内镜下碎石技术,应急碎石技术主要适用于普通篮网取石失败且结石嵌顿的情况。内镜下机械碎石的优势包括易于普及、效果较好且费用低廉。ML 治疗困难结石的总成功率为 90%～94%。机械碎石的局限性在于其操作复杂、耗费时间,且可能需要多次操作。有研究认为,在对困难结石行机械碎石前短期(2～3 个月)置入胆管支架可减少手术耗时并增加网篮的持久性。

**3.POCS 辅助碎石术**

POCS 辅助碎石术是指在 POCS 直视下通过液电碎石术(EHL)或激光碎石术(laser lithotripsy,LL)的方式进行碎石。一项回顾性研究发现,在治疗困难胆总管结石时,与单人操作胆道镜液电碎石相比,单人操作胆道镜激光碎石的平均手术时长更短(49.9 min:73.9 min,$p < 0.001$),但两者的结石清除率无显著差异。POCS 辅助碎石术治疗困难胆总管结石(common bile duct stones,CBDS)的总体不良事件发生率为 7%,最常见的不良事件为胆管炎,发生率约为 4%。此外,胰腺炎、穿孔和其他不良事件的发生率约为 2%、1% 和 3%,严重不良事件发生率为 1%。Brewer Gutierrez 等对多次单人操作胆道镜碎石技术失败的相关因素进行了分析,认为解剖结构复杂或插管困难是唯一的相关因素。

4.体外冲击波碎石（ESWL）

ESWL 最初被应用于泌尿系结石治疗，之后其适应证不断拓展，现亦用于常规疗法难以处理的较大困难胆管结石的治疗。2019 年欧洲消化内镜学会胆总管结石内镜管理指南推荐，当常规技术无法清除困难结石且无可用腔内碎石技术时，可考虑行 ESWL。ESWL 利用液电或电磁能量产生冲击波，透过人体软组织将结石震碎。ESWL 操作较为复杂，对技术要求高，为便于透视下识别和定位结石，需要置入鼻胆引流管，且操作期间需将造影剂或生理盐水持续注入胆管。此外，需行多次 ESWL 并联合 ERCP 以清理结石。

## 四、医工交叉应用的展望

### （一）新型诊疗器械的研发

曾经，许多内镜医生的梦想之一是能够直视观察胆胰管，但由于胆胰管解剖结构特殊，管径细小，对设备要求非常高，经口直视观察胆胰管是一件非常困难的事情。经过多年努力，单人经口胆胰管镜已被成功研发和转化，实现了内镜下的高清直视和观察。不明原因的胆管狭窄、胰管病变等许多难题都得到了解决。

但目前的经口胆道内镜缺少治疗器械，如肝内胆管和胆囊管都因为难以选择性进入而成为 ERCP 的相对适应证。近期，国内有企业研发出可在胆道镜内使用的微小取石网篮，可在 1.8 mm 的工作通道内使用，从而实现了胆囊管残端、肝内分支胆管内结石的取出治疗（见图 12-15）。内镜下直视也减少了 X 线的使用，未来，无放射线 ERCP 有望成为现实。

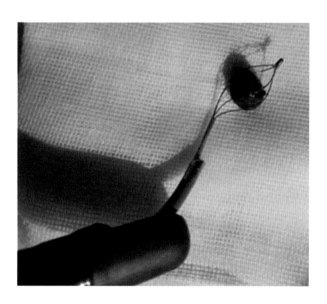

图 12-15　微小取石网篮直视下取出的胆囊管内结石

### （二）人工智能技术的应用

胆总管结石是 ERCP 领域最常见治疗病种，胆总管结石的数量和大小、远端胆总管的成角和直径是影响手术取石难度的主要因素，对上述因素进行分析和分层可以确保内镜医生更准确地预测取石难度，从而采取更合适的治疗方式。基于此，国内研究者开发了一个 ERCP 采石智能技术难度评分与辅助系统，采用 D-LinkNet34 和 U-Net 建模，可以自动测量结石大小和远端胆总管及十二指肠镜的直径，具有较精准的测量水平，可在辅助内镜医师选择合适的手术配件和治疗方式、制定更精准的手术方案方面起到重要作用，有潜力成为未来 ERCP 术式中的重要助手。基于此，研究者还可以针对操作过程进行哪些相关的产品研发？

※ 拓展阅读 ※

ERCP 术后胰腺炎为最常见的并发症,其发生具有一定的不可预测性,显著延长了患者的住院时间,增加了医疗费用。最初,有少量报道吲哚美辛栓(消炎痛栓)直肠给药可以降低 ERCP 术后胰腺炎的发生。但是,仍然存在一些问题。为此,我国西京医院消化内科团队牵头开展了一项多中心随机对照临床试验,发现术前常规应用吲哚美辛栓剂策略效果明显优于传统的术后选择性应用策略。该研究成果发表于全球顶级综合医学期刊《柳叶刀》(The Lancet)。

入选研究对象为经正常乳头插管行 ERCP 患者,将其按照 1∶1 的比例随机分配至"术前常规对所有患者吲哚美辛直肠给药组"(术前常规给药组)和"术后对高危患者选择性吲哚美辛直肠给药组"(术后选择性给药组)。术前常规给药组所有患者于 ERCP 术前半小时予给予单剂量 100 mg 吲哚美辛纳肛。术后选择性给药组患者首先接受风险评估,如该患者被评估为 ERCP 术后胰腺炎高风险患者,则于 ERCP 术后立即给予吲哚美辛纳肛;而中等风险和低风险患者不给药。

研究共纳入 2600 例患者。两组患者 ERCP 术后胰腺炎发生率分别为 4% 和 8%($p<0.0001$)。两组 ERCP 术后胰腺炎高危患者发生术后胰腺炎的比例分别为 6% 和 12%($p=0.0057$)。术前常规给药组中等风险患者发生 ERCP 术后胰腺炎的比例明显少于术后选择性给药组中等风险患者。与术后根据发生风险选择性给药相比,术前常规吲哚美辛直肠给药可降低 ERCP 术后胰腺炎总发生率,同时不增加出血的发生风险。因此,该研究推荐,如患者无使用吲哚美辛禁忌,应在 ERCP 前常规对所有患者吲哚美辛直肠给药。

价格不足一元钱的术前用药,就把可能需要花费几千元甚至几万元的 ERCP 术后胰腺炎的发病率降低 50% 以上,简单、实用、费用低廉、效果显著,这个研究是我国对全世界 ERCP 患者的贡献。

## 参考文献

[1]中华医学会消化内镜学分会 ERCP 学组,中国医师协会消化医师分会胆胰学组,国家消化系统疾病临床医学研究中心.中国 ERCP 指南(2018 版)[J].中华消化内镜杂志,2018,35(11):777-813.

[2]周春华,周玮,孟雨亭,等.《2019 年欧洲消化内镜学会临床实践指南:胆总管结石的内镜治疗》摘译[J].临床肝胆病杂志,2019,35(6):1237-1241.

[3]ADLER D G, BARON T H, DAVILA R E, et al. ASGE guideline:The role of ERCP in diseases of the biliary tract and the pancreas[J]. Gastrointest Endosc,2005,62(1):1-8.

[4]JOHNSON A G, HOSKING S W. Appraisal of the management of bile duct stones[J]. Br J Surg, 1987, 74(7): 555-560.

[5]NAKAI Y, SATO T, HAKUTA R, et al. Management of difficult bile duct stones by large balloon, cholangioscopy, enteroscopy and endosonography[J]. Gut Liver, 2020, 14(3): 297-305.

[6]RYOZAWA S, ITOI T, KATANUMA A, et al. Japan Gastroenterological Endoscopy Society guidelines for endoscopic sphincterotomy[J]. Dig Endosc, 2018, 30 (2): 149-173.

[7]ZHOU C H, ZHOU W, MENG Y T, et al. An excerpt of endoscopic management of common bile duct stones: European Society of Gastrointestinal Endoscopy (ESGE) guideline (2019)[J]. J Clin Hepatol, 2019, 35(6): 1237-1241. (in Chinese)

[8]ABURAJAB M, DUA K. Endoscopic management of difficult bile duct stones [J]. Curr Gastroenterol Rep, 2018, 20(2): 8.

[9]TESTONI P A, MARIANI A, AABAKKEN L, et al. Papillary cannulation and sphincterotomy techniques at ERCP: European Society of Gastrointestinal Endoscopy (ESGE) Clinical Guideline[J]. Endoscopy, 2016, 48(7): 657-683.

[10]KIM T H, KIM J H, SEO D W, et al. International consensus guidelines for endoscopic papillary large-balloon dilation[J]. Gastrointest Endosc, 2016, 83 (1): 37-47.

[11]ERSOZ G, TEKESIN O, OZUTEMIZ A O, et al. Biliary sphincterotomy plus dilation with a large balloon for bile duct stones that are difficult to extract[J]. Gastrointest Endosc, 2003, 57(2): 156-159.

[12]ATTAM R, FREEMAN M L. Endoscopic papillary large balloon dilation for large common bile duct stones[J]. J Hepatobiliary Pancreat Surg, 2009, 16 (5): 618-623.

[13]MANES G, PASPATIS G, AABAKKEN L, et al. Endoscopic management of common bile duct stones: European Society of Gastrointestinal Endoscopy (ESGE) guideline [J]. Endoscopy, 2019, 51(5): 472-491.

[14]ASGE Standards of Practice Committee, BUXBAUM J L, ABBAS FEHMI S M, et al. ASGE guideline on the role of endoscopy in the evaluation and management of choledocholithiasis[J]. Gastrointest Endosc, 2019, 89(6): 1075-1105. e15.

[15]FENG Y, ZHU H, CHEN X, et al. Comparison of endoscopic papillary large balloon dilation and endoscopic sphincterotomy for retrieval of choledocholithiasis: A meta-analysis of randomized controlled trials[J]. J Gastroenterol, 2012, 47(6): 655-663.

[16]MADHOUN M F, WANI S, HONG S, et al. Endoscopic papillary large balloon dilation reduces the need for mechanical lithotripsy in patients with large bile duct stones: A systematic review and meta-analysis[J]. Diagn Ther Endosc, 2014, 2014: 309618.

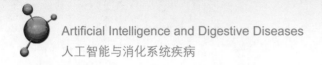
[17]YANG X M, HU B. Endoscopic sphincterotomy plus large-balloon dilation vs endoscopic sphincterotomy for choledocholithiasis: A meta-analysis[J]. World J Gastroenterol, 2013, 19(48): 9453-9460.

[18]JIN P P, CHENG J F, LIU D, et al. Endoscopic papillary large balloon dilation vs endoscopic sphincterotomy for retrieval of common bile duct stones: A meta-analysis[J]. World J Gastroenterol, 2014, 20(18): 5548-5556.

[19]TEOH A Y, CHEUNG F K, HU B, et al. Randomized trial of endoscopic sphincterotomy with balloon dilation versus endoscopic sphincterotomy alone for removal of bile duct stones[J]. Gastroenterology, 2013, 144(2): 341-345. e1.

[20]LI G, PANG Q, ZHANG X, et al. Dilation-assisted stone extraction: An alternative method for removal of common bile duct stones[J]. Dig Dis Sci, 2014, 59 (4): 857-864.

[21]JUN B Q, LI H X, TIAN M C, et al. Small endoscopic sphincterotomy plus large-balloon dilation for removal of large common bile duct stones during ERCP[J]. Pak J Med Sci, 2013, 29(4): 907-912.

[22]STEFANIDIS G, VIAZIS N, PLESKOW D, et al. Large balloon dilation vs. mechanical lithotripsy for the management of large bile duct stones: A prospective randomized study[J]. Am J Gastroenterol, 2011, 106(2): 278-285.

[23]KIM J H, YANG M J, HWANG J C, et al. Endoscopic papillary large balloon dilation for the removal of bile duct stones[J]. World J Gastroenterol, 2013, 19(46): 8580-8594.

[24]CHEON Y K, LEE T Y, KIM S N, et al. Impact of endoscopic papillary large-balloon dilation on sphincter of Oddi function: A prospective randomized study [J]. Gastrointest Endosc, 2017, 85(4): 782-790. e1.

[25]LUO H, ZHAO L, LEUNG J, et al. Routine pre-procedural rectal indometacin versus selective post-procedural rectal indometacin to prevent pancreatitis in patients undergoing endoscopic retrograde cholangiopancreatography: A multicentre, single-blinded, randomised controlled trial[J]. Lancet. 2016 ;387(10035);2293-2301.

[26]HUANG L, LU X, HUANG X,et al. Intelligent difficulty scoring and assistance system for endoscopic extraction of common bile duct stones based on deep learning: Multicenter study[J]. Endoscopy,2021 ,53(5);491-498.

（季锐）

# 第十三章

# 肝硬化

1.熟悉肝硬化的定义、病因及病理生理。

2.掌握肝硬化的临床表现和诊断方法。

3.熟悉肝硬化相关医工结合的现状及进展。

4.了解肝硬化的治疗方法。

患者男性,退休人员,因"反复黑便4月余,加重1周"就诊于消化内科。

入院情况:4个月前患者无明显诱因出现黑便,呈柏油样,伴腹胀,无恶心、呕吐,无发热,未就诊。2个月前患者健康体检时发现血红蛋白80 g/L,遂就诊于当地医院,进一步检查发现,患者大便潜血呈阳性,血红蛋白83 g/L,肿瘤系列、肝炎系列、凝血系列无明显异常,胃镜提示"重度食管静脉曲张",腹部MRI提示"肝硬化、脾大",患者拒绝接受内镜治疗后出院。1周前患者进食坚果后再次出现柏油样便,量约500 mL,就诊于急诊。血红蛋白为78 g/L,给予禁食、补液、抑酸、止血等治疗,门诊以"食管胃静脉曲张破裂出血"将患者收入院,拟行内镜下治疗。

体格检查:睑结膜苍白,巩膜轻度黄染。双肺呼吸音清,未闻及干湿啰音。心律齐,心音可,各瓣膜区未闻及病理性杂音。腹部略膨隆,未见胃肠型及蠕动波,触软,无压痛及反跳痛,肝脾肋下未触及,肝区无叩痛,移动性浊音(一)。双下肢无水肿。病理反射未引出。

辅助检查:胃镜提示重度食管静脉曲张、慢性萎缩性胃炎(见图13-1)。

MRI检查:肝硬化、脾大、少量腹水(见图13-2)。

患者既往尝试多种方法保守治疗,仍反复出现消化道出血,危及生命。对于重度食管静脉曲张,需要进行食管静脉曲张套扎治疗,而对于胃底的静脉曲张,则需要应用组织胶进行硬化治疗,两者可一次性序贯进行。在医生与患者及家属充分沟通了手术风险及必要性后,患者最终同意接受内镜下治疗。第2天,内镜医生顺利地为患者进行了食管静脉曲张套扎术及胃底静脉曲张硬化术。

入院诊断:肝硬化(失代偿期)、门静脉高压、食管静脉曲张破裂出血、脾大、腹水。

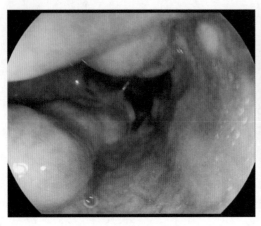

图 13-1　胃镜下见食管静脉曲张

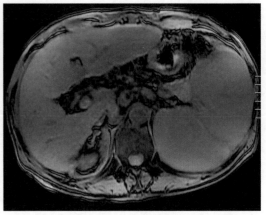

图 13-2　腹部 MRI 影像

　　手术过程:常规内镜检查,检查时患者取左侧卧位,双腿呈屈膝状,观察食管静脉曲张及胃十二指肠情况。食管距门齿 30～40 cm 处见 2 条蓝色、蛇形迂曲隆起的结节状曲张静脉,曲张静脉最大直径为 0.6 cm,红色征阳性,未见糜烂,未见血栓,未见活动性出血。然后退出内镜,安装 COOK 多环套扎器。内镜医生将套扎环对准曲张的静脉,按下吸气控制阀持续负压吸引,使食管黏膜、黏膜下曲张静脉吸入套扎管柱内,直至套扎管柱被曲张静脉充满,出现完全"红视"和内镜可见度消失,旋转安装在内镜钳道上方的操作手柄即牵拉引线,释放套扎圈,套扎圈脱落后将静脉扎牢成饱满的球状,重复上述操作,完成了所有食管曲张静脉的治疗。胃底可见瘤样结节状曲张静脉(见图 13-3),呈淡蓝色,无出血。内镜医生应用注射针穿刺入曲张静脉后将组织胶注入,使血管迅速硬化、闭塞(见图 13-4)。治疗顺利,术后患者安返病房。

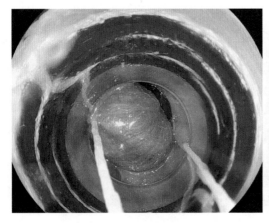

图 13-3　食管静脉曲张套扎术

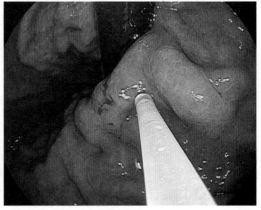

图 13-4　胃底静脉曲张硬化术

　　术后给予禁食补液、营养支持等治疗,患者未再排黑便。术后第 4 天患者好转出院。

医工结合点:食管静脉曲张套扎术是用套扎器对吸入内镜前端透明帽内的曲张静脉进行结扎,阻断曲张静脉内血流并形成血栓。被结扎后的静脉球扎环最终会脱落,底部溃疡愈合后,曲张静脉减轻或消失。

**思考题**

除了上述案例中的套扎器和组织胶,还有哪些医工结合的进展给肝硬化患者带来了福音?

## 案例解析

### 一、疾病概述

#### (一)定义和病理生理

肝硬化是各种慢性肝病逐渐演变至以肝脏慢性炎症、弥漫性肝纤维化、假小叶形成、肝内外血管增生为特征的病理过程,代偿期无显著临床表现,失代偿期以肝功能损害和门静脉高压为特征。患者常因并发腹水、消化道出血、感染、肝性脑病、肝肾综合征和癌变等原因引起的多脏器功能衰竭而死亡。

肝硬化的形成是一种损伤后的修复反应,出现在慢性肝损伤的患者中。在这一过程中,中心环节是肝星状细胞的激活,此外还有正常肝细胞外基质的降解,纤维瘢痕组织的聚集、扭曲变形以及细胞因子的释放等病理过程。失代偿期主要发生肝功能减退和门静脉高压两大病理生理变化。

#### (二)病因和流行病学

导致肝硬化的病因有很多。在我国,乙型肝炎病毒(hepatitis B virus,HBV)仍然是最常见的病因,酒精和丙型肝炎病毒(hepatitis C virus,HCV)是欧美国家常见的病因。此外,还有一些其他的病因:非酒精性脂肪肝(non-alcoholic steatohepatitis,NASH);自身免疫性肝病,如原发性胆汁性肝硬化(原发性胆汁性胆管炎,primary biliary cholangitis,PBC)、自身免疫性肝炎和原发性硬化性胆管炎等;遗传、代谢性疾病,主要包括肝豆状核变性、血色病、$\alpha_1$-抗胰蛋白酶缺乏症等;药物或化学毒物等;寄生虫感染,主要有血吸虫病、华支睾吸虫病等;循环障碍,常见布-加综合征和右心功能衰竭;病因不明的肝硬化。

全球范围内肝硬化患病率持续升高,尽管 HBV 和 HCV 的发病率不断下降,但酒精和 NASH 引起的肝硬化的发病率不断上升仍然是一个巨大的威胁。根据全球疾病负担(the global burden of disease,GBD)统计结果,2017 年全球有超过 1.6 亿人受到肝硬化的困扰,因肝硬化而死亡的人数更是高达 132 万,肝硬化导致的死亡人数占全球死亡总人数的 2.4%。

#### (三)临床表现

##### 1.代偿期表现

多数患者无症状或症状较轻,缺乏特异性,多呈间歇性,因劳累、紧张或伴随其他疾

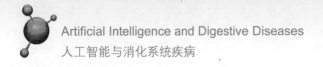

病而出现,或因休息、治疗而缓解。

(1)全身症状:主要是乏力、易疲倦、精神萎靡等。

(2)消化道症状:食欲不振,可伴腹胀、肝区隐痛、腹泻、便秘等。

(3)肝脾轻度肿大,质地结实或偏硬。

(4)肝功能多正常或轻度异常。

2.失代偿期表现

(1)肝功能减退:①全身症状:一般情况与营养状况较差、肝病面容、消瘦乏力、巩膜和皮肤黄染、精神不振、不规则低热、低白蛋白血症、夜盲与浮肿。②消化道症状:食欲不振、厌食、恶心、呕吐、腹胀、腹泻、黄疸。③出血倾向和贫血:鼻出血、牙龈出血、皮肤黏膜紫癜及消化道出血等倾向。④内分泌紊乱:雌激素、醛固酮、抗利尿激素增高;雄激素、肾上腺糖皮质激素降低。

(2)门静脉高压:

1)侧支循环的建立和开放:是门静脉高压症的独特表现,也是诊断门静脉高压症的重要依据,持续门静脉高压促进肝内外血管增生。侧支循环的主要部位有食管胃底静脉曲张、脐周或腹壁静脉曲张、痔静脉曲张、腹膜后吻合支曲张、脾肾分流,不同部位的静脉曲张的意义不尽相同。其中,食管静脉曲张对门静脉高压症具有确诊价值。按食管静脉曲张形态及出血危险程度将曲张静脉分为轻度、中度、重度3级:①轻度:食管静脉曲张呈直线形或略有迂曲,无红色征。②中度:食管静脉曲张呈直线形或略有迂曲,有红色征或食管静脉曲张呈蛇形迂曲隆起但无红色征。③重度:食管静脉曲张呈蛇形迂曲隆起且有红色征,或食管静脉曲张呈串珠状、结节状或瘤状(不论有无红色征)。有 15%～50% 患者因食管和胃底静脉曲张破裂而发生呕血和便血,出血量通常较大,可并发休克甚至危及生命。痔静脉曲张则可发生不同程度的便血。脐周或腹壁静脉曲张查体时可发现脐周静脉显著扩张,以脐为中心向四周辐射,脐以上的曲张静脉血流方向向上,脐以下血流方向向下,严重者脐周出现一团状曲张静脉,形成"海蛇头",听诊时可闻及静脉"营营"声,按压脾脏时可有增强。此体征对门静脉高压具有确诊意义。

2)脾大与脾功能亢进:脾大为门静脉高压症的必备条件,也是较早出现的体征,脾静脉回流阻力增加及门静脉压力逆传到脾,使脾脏被动淤血性肿大,脾组织和脾内纤维组织增生。此外,肠道抗原物质经门-体侧支循环进入体循环,被脾脏摄取,抗原刺激脾脏单核/巨噬细胞增生,形成脾功能亢进、脾大。门脉性肝硬化患者的肝脏愈缩小脾大就愈明显。脾大可伴有脾功能亢进。患者表现为白细胞减少、血小板减少和增生性贫血,约有1/4 肝硬化患者伴有脾功能亢进。

3)腹水:腹水是肝硬化失代偿期最突出的临床表现之一。患者常诉腹胀,大量腹水使腹部膨隆、状如蛙腹,甚至促进脐疝形成。大量腹水抬高横隔或使其运动受限,出现呼吸困难和心悸。腹水形成的机制:①门静脉高压,腹腔内脏血管床静水压增高,组织液回吸收减少而漏入腹腔,是腹水形成的决定性因素;②有效循环血容量不足,肾血流量减少,肾素-血管紧张素系统激活,肾小球过滤率降低,排钠和尿量减少;③低白蛋白血症,白蛋白低于 30 g/L 时,血浆总体渗透压降低,毛细血管内液体漏入腹腔或组织间隙;④肝脏对醛固酮和抗利尿激素灭活作用减弱,导致继发性醛固酮增多和抗利尿激素增多,使水钠潴留,尿量减少;⑤肝淋巴量超过了淋巴循环引流的能力,肝窦内压升高,肝淋巴液生成增多,自肝包膜表面漏入腹腔,参与腹水形成。

### (四)肝硬化并发症

**1.消化道出血**

(1)食管胃底静脉曲张破裂出血:是引起肝硬化消化道出血最常见的原因,主要表现为大量呕血或柏油样便,严重时会导致休克。

(2)消化性溃疡:门静脉高压使胃黏膜静脉回流缓慢,屏障功能受损,易发生胃十二指肠溃疡甚至出血。

(3)门脉高压性胃病(portal hypertensive gastropathy,PHG):是由于门静脉及其属支血管压力过高导致的,胃镜下可见胃黏膜内和黏膜下血管扩张,呈现"蛇皮样改变""马赛克征"等征象,是肝硬化消化道出血的第二大病因,仅次于食管胃底静脉曲张破裂出血。

**2.胆石症**

胆石症的患病率约为30%,胆囊结石及肝外胆管结石较常见。

**3.感染**

感染被认为是肝硬化肝衰竭的常见促发因素。肝硬化患者肝脏微循环障碍、肝脏局部及全身炎症反应、免疫紊乱、肠道微生态失衡等均为感染的危险因素。反之,感染也是促使肝硬化患者发生并发症、死亡的高危因素。

(1)自发性细菌性腹膜炎(spontaneous bacterial peritonitis,SBP):是在肝硬化基础上发生的腹腔感染,为没有明确腹腔内病变来源(如肠穿孔、肠脓肿)的情况下发生的腹膜炎,病原微生物侵入腹腔,是肝硬化等终末期肝病患者的常见并发症(40%~70%)。

(2)其他感染:除了SBP以外,肝硬化患者常见的感染有泌尿系、胆系、胃肠道、呼吸道、尿道、皮肤软组织感染及脓毒症等。临床表现多种多样,症状常不典型,甚至起病隐匿,容易漏诊。其中,合并继发性腹膜炎、心内膜炎、肺炎和脓毒症的患者预后较差。

**4.肝性脑病(hepatic encephalopathy,HE)**

肝性脑病是指在肝硬化基础上因肝功能不全或各种门-体分流异常所致的、以代谢紊乱为基础、轻重程度不同的神经精神异常综合征。常见诱因有消化道出血、大量放腹水、大量排钾利尿、高蛋白饮食、便秘、镇静催眠药、麻醉药、外科手术及感染等。临床表现为高级神经中枢的功能紊乱、运动和反射异常。

**5.门静脉血栓(portal vein thrombosis,PVT)**

PVT是指门静脉主干及其属支和(或)分支内的血栓。其相关危险因素不同,如有无肝硬化,部位、范围不同,临床症状与预后差别很大。PVT分为急性、慢性。急性门静脉血栓指急性腹痛的起病时间在6个月内,且单一低分子肝素或联合华法林抗凝治疗效果好。轻者可无症状,重者可引起肠缺血或肠梗阻。慢性门静脉血栓发生时间难以确定,临床可完全无症状或有明显的门脉高压症。

6.电解质和酸解平衡紊乱

长期钠摄入不足及利尿、大量放腹水、腹泻和继发性醛固酮增多均是导致电解质紊乱的常见原因。低钾低氯血症与代谢性碱中毒容易诱发 HE。

7.肾功能损伤

肾功能损伤的临床表现主要为少尿、无尿及氮质血症,包括急性肾损伤(acute kidney injury,AKI)、肝肾综合征-急性肾损伤(HRS-AKI)、肝肾综合征-非急性肾损伤(HRS-NAKI)、慢性肾病(chronic kidney diseases,CKD)。最新的肝硬化肾损伤分类去除了单纯的1型、2型 HRS,同时也取消了将两周内肌酐大于 2.5 mg/dL 作为诊断 HRS 的"铁证"。

8.肝肺综合征(hepatopulmonary syndrome,HPS)

HPS 是肺内血管扩张引起的氧合异常及一系列病理生理变化和临床表现,典型症状包括劳力性呼吸困难或静息时呼吸困难。

9.原发性肝癌(hepatocellular carcinoma,HCC)

在我国,85%左右原发性肝癌发生在肝硬化基础上。早预防、早诊断、早治疗是降低肝癌发生率和病死率的关键。

10.肝硬化心肌病(cirrhotic cadiomyopathy,CCM)

CCM 是指肝硬化引起的一种慢性心脏功能障碍,特点是在没有其他已知心脏疾病的情况下,主要表现为心肌收缩功能、舒张功能受损。临床表现较隐匿,早期多无明显症状,晚期可发生心功能衰竭,主要表现为胸闷、憋喘、外周水肿等症状。

11.肝性骨病

慢性肝病患者中出现的所有骨代谢的变化为肝性骨病,主要表现为骨质疏松症(osteoporosis,OP)、骨量减低(osteopenia)和很少见的骨软化症。

(五)辅助检查

1.实验室检查

(1)血常规:代偿期大多正常。失代偿期因为出现出血、营养不良、脾功能亢进等表现可发生不同程度的贫血。并发感染时可有白细胞升高,并发脾亢的患者白细胞和血小板均减少,以血小板降低尤为显著。

(2)大便常规:消化道出血时可出现便血和黑便。

(3)肝功能:①血清酶学检查:a.肝硬化活动时丙氨酸氨基转移酶(ALT)和天门冬氨酸氨基转移酶(AST)可升高,但并非所有的肝硬化患者都会出现转氨酶升高。b.90%的肝硬化患者,尤其是 PBC 和酒精性肝硬化患者 γ-谷氨酰转肽酶(γ-GT)可升高,合并肝癌时升高更明显。c.70%的肝硬化患者碱性磷酸酶(AKP)可升高,合并肝癌时可明显升高。②血清胆红素:代偿期大多正常,失代偿期可出现总胆红素和结合胆红素升高,胆红素持续升高提示预后不佳。③白蛋白:肝脏是白蛋白合成的唯一场所,在肝功能明显减退时,白蛋白合成显著减少。④凝血酶原时间:反映肝脏储备功能的重要预后指标,终末期肝硬化及肝细胞严重受损时凝血酶原时间明显延长。

(4)甲胎蛋白(AFP):肝硬化活动时,AFP 可升高。AFP 升高与肝细胞坏死和再生程度有关。合并原发性肝癌时,若转氨酶正常,AFP 持续升高,须怀疑原发性肝癌。

（5）血清免疫学：①病毒性肝炎指标测定：可疑肝硬化者须测定乙、丙、丁肝炎标记以明确病因。②血清抗线粒体抗体、抗平滑肌抗体、抗核抗体：前者在 PBC 患者中的阳性率可达 95％，自身免疫性肝病患者可出现后两者阳性。

2.影像学诊断

（1）X 线造影：由于人体各器官、组织的密度和厚度不尽相同，所以 X 线造影时可显示出黑白的自然层次对比。但在人体的某些部位，特别是腹部，因为腹内几种器官、组织的密度大致相似，必须导入对人体无害的造影剂（如医用硫酸钡，其密度大，能阻挡 X 线的通过），人为提高对比度，方可达到理想的检查效果。临床上将这种检查方法称为 X 线钡餐造影检查。食管 X 线钡餐检查可发现食管及胃底静脉曲张征象，食管静脉曲张可出现虫蚀状或蚯蚓状充盈缺损，胃底静脉曲张呈菊花样缺损（见图 13-5）。但 X 线造影诊断的敏感性不如胃镜检查。

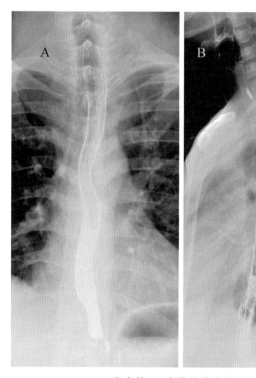

A：正常食管；B：食管静脉曲张

图 13-5　食管钡餐 X 线表现

（2）腹部 B 超：是诊断肝硬化的简便且无创的方法。门脉高压症表现为脾大、门静脉扩张和侧支循环开放及腹水等。超声多普勒检查可发现门静脉血流速率降低和门静脉血流反向等改变（见图 13-6）。但超声检查容易受操作者主观判断影响。

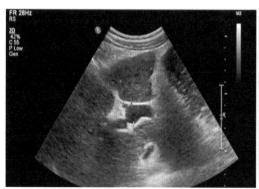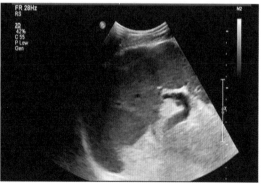

图 13-6　腹部超声检查

(3)肝脏硬度测定(liver stiffness measurement,LSM)或瞬时弹性成像(transient elastography,TE):是诊断肝纤维化及代偿期肝硬化最简便且无创的方法。病因不同的肝纤维化、肝硬化,其LSM的临界值也不同。LSM反映肝纤维化程度,正常值范围是2.4～75.4 kPa,数值越大,提示肝组织质地越硬,纤维化程度越严重。

(4)CT:CT与普通X线成像不同,它是用X线束围绕人体旋转,取得信息后经计算机处理而获得的重建图像,这是一种数字成像而不是模拟成像。CT的问世开创了数字成像的先河。CT图像的密度分辨力明显优于X线成像,借助CT我们可以检出X线成像不能显示的解剖结构及其病变,显著扩大了人体的检查范围,提高了病变检出率和诊断的准确率。肝硬化在CT上的主要表现为:①肝脏大小的改变:早期肝脏可能增大,CT检查没有特异性。中晚期肝硬化可出现肝叶增大和萎缩,也可表现为全肝萎缩。②肝脏形态的改变:因结节再生和纤维化收缩,肝脏边缘凹凸不平。③肝脏密度的改变:脂肪变性、纤维化可引起肝弥漫性或不均匀的密度降低,较大而多发的再生结节可表现为散在的略高密度结节。④肝裂增宽。⑤继发性改变:a.脾大,脾外缘超过5个肋单位;b.门静脉扩张,侧支循环形成,脾门、胃底、食管下段血管增粗扭曲;c.腹水。

(5)磁共振成像(magnetic resonance imaging;MRI):是继CT后医学影像学的又一重大进步。其基本原理是将人体置于特殊的磁场中,用无线电射频脉冲激发人体内氢原子核,引起氢原子核共振,并吸收能量。在停止射频脉冲后,氢原子核按特定频率发出射电信号,并将吸收的能量释放出来,被体外的接受器收录,经电子计算机处理获得图像,称为磁共振成像。MRI扫描不同于X线和CT扫描,因为它不使用潜在有害的电离辐射。MRI在显示肝脏大小、形态改变,脾大,门静脉高压征象方面与CT相同,但对于筛查早期肝细胞癌(hepatocellular carcinoma,HCC)有重要作用。MRI肝硬化征象包括:T1可呈等或轻度高信号,无早期强化或流出;T2呈等信号,若有铁质沉积可呈低信号。

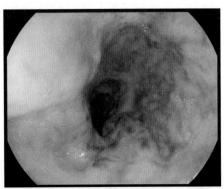

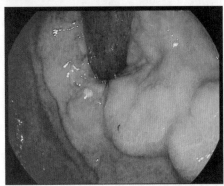

A:食管静脉曲张;B:胃底静脉曲张

图13-7　胃镜检查

3.特殊检查

(1)肝脏活组织检查:肝脏活组织检查是诊断代偿期肝硬化的"金标准"。肝脏活组织病理检查对于肝硬化,尤其是早期肝硬化的诊断和病因明确有重要价值。但肝活检为有创操作,存在一定风险,患者接受度相对较低。

(2)内镜检查:胃镜仍然是筛查食管胃底静脉曲张及评估出血风险的"金标准",通过胃镜可直接观察并确定食管及胃底有无静脉曲张(见图13-7),了解其曲张程度和范围,还可以确定有无门脉高压性胃病。食管及胃底静脉曲张是诊断门静脉高压最可靠的指标,一旦出现曲张静脉即可诊断门静脉高压,提示肝硬化到了失代偿阶段。内镜检查不仅仅是诊断门静脉高压症最可靠的手段,同时对治疗上消化道出血具有重要价值。

(3)肝静脉压力梯度(hepatic venous pressure gradient,HVPG)测定:HVPG 在肝硬化分期、并发症发生和评估治疗效果中具有较重要价值。HVPG 正常参考值为 3～5 mmHg(1 mmHg≈0.133 kPa)。当 HVPG 大于 5 mmHg 时,提示存在肝硬化门静脉高压;HVPG 大于等于 10 mmHg 是诊断临床显著性门静脉高压(clinically significant portal hypertension,CSPH)的"金标准",然而 HVPG 为有创检测,对设备及操作者的技术水平有一定要求,且成本较高,难以在临床常规应用。

### 三、疾病预防、诊断、治疗、康复

#### (一)预防

**1.一级预防**

一级预防主要针对已有食管胃底静脉曲张,但尚未出血者,包括:①对因治疗。②非选择性 β 受体阻滞剂可以收缩内脏血管,减少内脏高动力循环,降低门静脉压力,常用普萘洛尔或卡维地洛,治疗期间监测心率不应低于 55 次/分,血压不低于 90/60 mmHg。对于顽固性腹腔积液患者,该类药不宜应用。③中/重度食管静脉曲张可采用 EVL 治疗。

**2.二级预防**

二级预防指防止已发生过食管胃底静脉曲张出血(esophageal and gastric variceal bleeding,EGVB)的患者再出血。首次出血后的再出血率可达 60%,死亡率高达 33%。因此应重视 EGVB 的二级预防。

#### (二)诊断

肝硬化的诊断需根据病因、临床表现、并发症、治疗、检验、影像学及组织学等检查综合考虑。

代偿期肝硬化的诊断依据(下列四条之一):①组织学符合肝硬化诊断;②内镜显示食管胃底静脉曲张或消化道异位静脉曲张,除外非肝硬化性门静脉高压;③B 超、LSM 或 CT 等影像学检查提示肝硬化或门脉高压特征:如脾大、门静脉内径≥1.3 cm,LSM 测定符合不同病因的肝硬化诊断界值;④无组织学、内镜或影像学检查者,以下检查指标异常提示存在肝硬化(需符合 4 条中 2 条):①PLT<100×10⁹/L,且无其他原因可以解释;②血清 ALB<35 g/L,排除营养不良或肾脏疾病等其他原因;③INR>1.3 或 PT 延长(停用溶栓或抗凝药 7 d 以上);④AST/PLT 比率指数(APRI):成人 APRI 评分>2。需注意降酶药物等因素对 APRI 的影响。

失代偿期肝硬化的诊断依据:在肝硬化基础上,出现肝功能减退和(或)门脉高压并发症。①具备肝硬化的诊断依据;②出现门脉高压相关并发症,如腹水、食管胃底静脉曲张破裂出血、脓毒症、肝性脑病、肝肾综合征等。

（三）治疗

肝硬化诊断明确后，应尽早开始系统规范的治疗。对于代偿期患者，治疗目的在于延缓向失代偿期的转变；对于失代偿期患者，则以改善肝功能、预防或治疗并发症为目标。

1.保护或改善肝功能

（1）去除或减轻病因：病因治疗是肝硬化治疗的关键，只要存在可控制的病因，均应尽快开始病因治疗。

（2）慎用肝损伤药物：避免不必要、疗效不确切的药物，减轻肝脏负担。

（3）抗炎、抗肝纤维化治疗：对于病因不明的某些疾病，或经过病因治疗后仍然存在肝脏炎症和（或）肝纤维化的患者，可考虑给予抗炎、抗肝纤维化的药物治疗。常用的抗炎保肝药物有甘草酸制剂、双环醇、多烯磷脂酰胆碱、水飞蓟素类、还原型谷胱甘肽等。

2.门静脉高压症及其并发症治疗

（1）腹腔积液：①限制钠、水摄入：氯化钠摄入宜小于 $2.0\ g/d$，摄入水量小于 $1000\ mL/d$，若有低钠血症，则应限制在 $500\ mL$ 以内。②利尿：合理应用保钾及排钾利尿剂，常使用螺内酯联合呋塞米治疗，若利尿效果不佳，可给予静脉输注白蛋白。利尿速度不宜过快，以免诱发肝性脑病。③经颈静脉肝内门体分流术（transjugular intrahepatic portosystemic shunt，TIPS）：是在肝内开通一条门静脉和肝静脉之间的通道并置入支架，建立肝内门体分流，降低门静脉压力，减轻或消除由门静脉高压导致的腹腔积液和 EGVB。与其他治疗门静脉高压的方法相比，TIPS 可显著降低门静脉压力，增加肾脏血流量，明显减少甚至消除腹腔积液。④排放腹腔积液加输注白蛋白：用于不具备 TIPS 技术、对 TIPS 禁忌及失去 TIPS 机会时的顽固性腹腔积液的姑息治疗，一般每放腹腔积液 $1000\ mL$，输注白蛋白 $8\ g$。但该方法缓解症状时间短，易于诱发肝肾综合征、肝性脑病等并发症。

（2）EGVB 的治疗：①一般急救措施和积极补充血容量：无须补足血容量，达到基本满足组织灌注、循环稳定即可。②止血措施：a.药物：尽早给予血管收缩药如生长抑素、奥曲肽、特利加压素或垂体后叶素，减少门静脉血流量，降低门静脉压力，达到止血目的。生长抑素及其类似物奥曲肽因对全身血流动力学影响较小，不良反应少，是治疗 EGVB 最常用的药物。b.内镜治疗：包括内镜结扎治疗（endoscopic variceal ligation，EVL）、硬化剂注射（endoscopic injection sclerosis，EIS）和组织黏合剂等。内镜治疗是食管胃底静脉曲张破裂出血的一线疗法。c.TIPS：可以迅速降低门静脉压力，有效止血率可达 90%，适用于药物和内镜治疗效果不佳者。d.气囊压迫止血：在药物、内镜治疗无效且不具备 TIPS 操作的大出血时暂时使用，为后续有效止血措施起"桥梁"作用。经鼻腔插入三腔二囊管，向胃气囊（囊内压 $50\sim70\ mmHg$）内注入空气，向外加压牵引压迫胃底；若未能压迫止血，再注气入食管囊（囊内压为 $35\sim45\ mmHg$），压迫食管下段曲张静脉。为防止黏膜糜烂，一般持续压迫时间不应超过 24 小时，放气解除压迫一段时间后，若必要可重复应用。气囊压迫不宜长期使用，停用后早期再出血率高。

3.肝性脑病（HE）

（1）及早识别及去除 HE 发作的诱因：①纠正电解质和酸碱平衡紊乱。②预防和控制感染。③止血和清除肠道积血：上消化道出血是 HE 的重要诱因之一。止血后清除肠道积血,可用乳果糖口服导泻;生理盐水或弱酸液(如稀醋酸溶液)清洁灌肠。④慎用镇静药及肝损伤药物:镇静催眠药、麻醉药可诱发 HE,肝硬化尤其是肝功能严重受损的患者应避免使用。

(2)减少氨的生成和吸收:①防治便秘:可给予乳果糖,以保证每日排软便 1～2 次。酸化的肠道使肠道细菌产氨减少,同时可减少氨的吸收,促进氨的排出。②口服抗生素:可抑制肠道产尿素酶的细菌,减少氨的生成。常用抗生素包括利福昔明、甲硝唑、新霉素等。③促进体内氨的代谢,常用 L-鸟氨酸-L-天冬氨酸。谷氨酸钠或钾、精氨酸等药物理论上有降血氨作用,临床应用广泛,但尚无证据肯定其疗效。④调节神经递质常用氟马西尼拮抗内源性苯二氮䓬类引起的神经抑制,或用支链氨基酸制剂减少假性神经递质的生成。

4.其他并发症

(1)胆石症:应以内科保守治疗为主,由于肝硬化并发胆石症的手术死亡率约为 10%,应尽量避免手术,尤其是肝功能 Child-Pugh C 级者。

(2)感染:肝硬化患者容易并发感染,最常见的部位是腹腔,表现为 SBP,腹腔感染的病原体以革兰氏阴性杆菌最为多见。选用肝毒性小、主要针对革兰氏阴性杆菌并兼顾革兰氏阳性球菌的抗生素,如头孢哌酮或喹诺酮类等,效果不佳时,根据治疗反应和药敏结果进行调整。一旦培养出致病菌,则应根据药敏试验选择窄谱抗生素。由于自发性腹膜炎容易复发,用药时间不得少于 2 周。

(3)门静脉血栓:急性 PVT 的治疗目标为开通闭塞的门静脉,避免急性血栓进展为慢性血栓,防止血栓蔓延。其治疗措施主要为药物抗凝,首选低分子肝素;也可口服华法林。抗凝疗程多为 3～6 个月,治疗过程中应定期评估出血和血栓栓塞的风险。慢性 PVT 需要开展个体化治疗。

(4)肝硬化低钠血症:轻症者通过限水可以改善;中至重度者可选用血管加压素 $V_2$ 受体拮抗剂(托伐普坦),增强肾脏处理水的能力,使水重吸收减少,提高血钠浓度。

(5)肾功能损害:纠正低血容量,积极控制感染,避免使用肾毒性药物,使用静脉造影剂检查前需权衡利弊,防止肾损伤进一步加重。

(6)肝肺综合征:目前缺乏有效的药物治疗,氧疗和高压氧舱可以增加肺泡内氧浓度和压力,有助于氧弥散。肝移植是唯一有效的治疗方法,可明显改善氧分压、氧饱和度及肺血管阻力。

(7)脾功能亢进:以部分脾动脉栓塞和 TIPS 治疗为主;传统的全脾切除术因术后发生门静脉血栓、严重感染的风险较高,已不提倡。治疗脾亢的关键是减少脾脏的血管床及血液存储。PSE 通过人为栓塞部分脾动脉,阻断血流,使栓塞范围内的脾组织缺血梗死,为增生的纤维组织取代,从而减少了脾组织,削弱脾吞噬、破坏血细胞的能力,削弱亢进的脾脏功能,达到相当于外科脾脏部分切除手术的效果。脾脏的免疫功能得以保留,对机体细胞免疫及体液免疫均不造成严重影响。在部分脾动脉栓塞术过程中存在着多处医工交叉点,如手术过程中应用的飞利浦 Allura Xper FD-20 的血管造影机、560～710 $\mu$m 的明胶海绵颗粒、5 F 血管鞘、5 F 造影导管、微导管以及微导丝等。

(8)肝硬化心肌病:尚缺乏特效药物,药物治疗效果有限。肝移植对 CCM 可能起到缓解作用,可以改善其远期心脏功能。

(9)肝性骨病:骨质疏松患者可以在给予钙剂、维生素 D 的基础上使用双膦酸盐,如唑来膦酸。

### (四)康复

#### 1.营养支持

营养不良的肝硬化患者,每日摄入 30～35 kcal/kg 能量,每日摄入 1.2～1.5 g/kg 蛋白质,首选植物蛋白。并发严重肝性脑病时可酌情减少或短时限制口服蛋白质摄入,根据患者耐受情况,逐渐增加蛋白质摄入至目标量。并发肝性脑病者可补充支链氨基酸(BCAA),失代偿期肝硬化或有营养风险者可补充维生素和微量元素。避免长时间饥饿状态,建议少量多餐,每日 4～6 餐。

#### 2.心理康复

肝硬化患者常有情绪低落、焦虑、抑郁、恐惧等表现,给予针对性的心理干预可缓解负性情绪,提高患者的治疗依从性,改善病情,提高生存质量。

### 三、医工交叉应用的展望

近年来,随着工科技术的飞速发展,肝病学进入了一个崭新的研究领域——医工交叉。

#### (一)疾病诊断

(1)应用 X 线、B 超、CT、MRI、内镜,可以了解疾病的部位、范围、性质、程度及其周围组织的关系,为肝硬化疾病的诊断和治疗提供可行的影像资料,为临床提供了更加直观的解剖学变化,是临床诊断中重要的辅助手段。

(2)虽然指南推荐所有肝硬化患者定期接受上消化道内镜检查筛查高出血风险的静脉曲张,但因内镜检查是侵入性操作且只有 20%～30%的代偿期肝硬化患者存在高出血风险的静脉曲张,所以患者依从性差和大量非必要的内镜检查是目前的临床难点。影像组学是新兴起的医学影像分析方法,能通过非侵入性方法高通量提取影像特征,评估 CT 图像中灰度和像素的分布特征,从而揭示不同个体之间的异质性。而这些影像特征是人体肉眼无法识别的。已经有研究建立了肝门区、脾门区、食管胃底区的影像组学特征,建立了预测肝硬化高出血风险静脉曲张的非侵入性影像组学模型,该方法具有非侵入、准确性高、易于获取、可重复的优点。影像组学技术可高通量地提取影像学特征,然后通过统计学的方法筛选出与疾病密切相关的特征并以此建立临床预测模型,实现辅助疾病诊断、治疗方法选择和预后评估等目的。影像组学的流程可分为:①高质量医学图像的获取;②感兴趣区(region of interest,ROI)的选取及分割;③高通量特征提取;④特征筛选和模型构建。研究发现,影像组学 Nomogram 能减少 44.4%～49.3%的内镜使用量,仅有不超过 8.3%的患者仍需接受不必要的内镜检查。同时,漏诊高出血风险静脉曲张的概率不超过指南推荐的 5%。这一结果明显优于目前指南推荐的 Baveno VI 标准,也优于影像科医生的判断。

（二）疾病治疗

1.食管静脉曲张套扎术

美国医生 Stiegmann 在 1986 年首先研发并报道的一项治疗食管静脉曲张的内镜技术由内痔套扎术的技术衍变而来。操作前先将单个或多个高弹性橡胶圈按顺序安装在套扎器外侧，然后将套扎器套接在胃镜前端，随着胃镜送入食管，在内镜视野良好的情况下，从食管胃底贲门处自下而上对中重度食管静脉曲张采取螺旋上升方式，寻找、对准、负压吸引靶静脉，当靶静脉在套扎器内呈"Ω"形时，释放套扎胶圈，套扎圈的高弹性回缩力可将曲张静脉从根部完全结扎，从而中断曲张静脉血流，促使血栓形成，使局部组织缺血坏死，肉芽组织增生后形成瘢痕，从而封闭曲张静脉。最初的 Stiegmann 式套扎器前端的套扎管由不透明材料制成，严重影响内镜视野，限制了其临床使用，后经改良采用透明材料从而使其在活动性出血情况下也可以使用。Stiegmann 式套扎器为线动单发式套扎器，通过牵引线牵拉套扎器的内套管，使内套管回缩到外套管内侧，从而释放套扎圈，该套扎器在内镜翻转状态下不方便使用，容易出现不能释放和误释放的现象（见图 13-8）。

随着内镜技术的发展，套扎器不断发展、改良。目前，临床上应用较多的是线动多发式套扎器（如 Wilson-cook 套扎器）。Wilson-cook 套扎器操作简便，不需要外套管辅助，在一次胃镜插入时可以连续释放发射多达 10 环套扎圈。但 Wilson-cook 套扎圈成本高，安装准备工作较烦琐，套扎点较固定，视野会受到干扰，活检通道被占用，曲张静脉有时会被牵引线划伤。而气动式套扎器费用低，安装简单，使用灵活便捷，结扎点不受限制，视野不受限，在胃镜翻转状态下易于使用，且不占用活检通道，吸引冲洗方便，还可同时合并硬化治疗。但气动式套扎器为单发式套扎器，需要配合专用的外套管，操作较烦琐。套扎术的效果除与套扎器能否有效可靠地释放套扎圈有关外，也与套扎圈的规格和性能有关。套扎胶圈一般具有耐强酸、强碱，不易断裂，弹性高，耐疲劳等特点。最初成管后剪切法生产出来的套扎胶圈往往受力不均、厚薄不一、易断裂，目前基本被模压

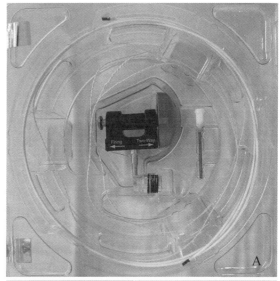

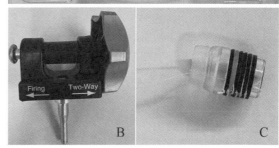

A：COOK 多环套扎器；B：套扎器手柄；
C：连接扳机线的套筒

图 13-8　多环套扎器结构图

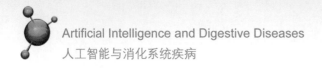

塑造成型法取代,使得套扎圈外表更加光滑,形状和结构更加规整统一,操作更加可靠。传统的标准套扎术一次仅完成4～6处靶点的结扎,密集套扎术一次可完成多条静脉曲张7处靶点以上的结扎,其治疗效果更快、更好,疗程更短,并可降低静脉曲张的远期复发率,现已成为治疗食管静脉曲张的首选方法。

2.胃底静脉曲张硬化术

内镜下注射组织黏合剂治疗胃底静脉曲张出血,具有止血率高、根除率高、再发出血率低、并发症少的优点,已成为胃底静脉曲张破裂出血的首选治疗方法,在国际上广泛应用。组织黏合剂的主要成分氰基丙烯酸正丁酯(NBCA)是一种疏水、透明、无色、具有强烈刺激性气味的液态丙烯酸单体,在羟基阴离子物质如血液的引发下,其结构中的双键发生加聚反应,迅速聚合,由小分子变成聚合物,使得组织黏合剂由液态转变为固态,将相邻表面黏合在一起,填充并闭塞静脉曲张的管腔,具有止血、抑制细菌生长的功效。其结构中的氰基和酯基使双键活化从而更易发生加聚反应,同时增大了医用胶聚合物分子间的作用力、聚合物分子与蛋白质分子间的作用力,使得医用胶有强的黏合性;酯基还能发生水解反应,有利于医用胶使用后的降解。

3.部分脾动脉栓塞术(partial splenic embolization,PSE)

1973年,Maddison首先在临床上采用自身凝血块行脾动脉栓塞治疗,首次引入脾栓塞术。1979年,Spigos开展了经导管脾动脉栓塞术,被证实是一种安全有效的血管闭塞方法。目前,部分脾动脉栓塞术已经成为现代化医院治疗脾大、脾功能亢进最先进、首选的治疗方法。用于脾脏栓塞的材料很多,常用的有明胶海绵、聚乙烯醇(polyvinyl alcohol,PVA)、不锈钢圈、Embosphere栓塞微粒球及"Y"形硅粒。PVA颗粒是目前最常用的栓塞剂,作为一种永久性栓塞材料,它的优势在于易于经导管注入,栓塞剂可以到达脾窦,使脾脏功能区完全梗死,再通率低,但是术后患者疼痛较重且价格较贵。与PVA颗粒相比,明胶海绵是一种中期栓塞剂,价格低廉,摩擦系数小,易于释放,且对人体几乎无抗原性,但其劣势在于14～90天后基本被组织吸收,明胶海绵颗粒大小不易控制,颗粒不易进入脾脏红髓小动脉,而难以达到栓塞功能区的目的。Embosphere栓塞微粒球的优势包括:①颗粒具有非常好的悬浮性,不粘连,通过顺畅,填充血管、栓塞完全;②组织相容性良好,明显降低与血管内壁之间的排异和炎性反应,术后并发症少;③在血管内持久稳定不变,可达到永久性栓塞目的。不锈钢弹簧圈栓塞可减少栓塞疼痛及其他并发症,但脾功能亢进复发率较高。有文献报道,可使用"Y"形硅粒作为栓塞剂,这种颗粒间的细小空隙使脾脏动脉分支缓慢闭塞,由于闭塞是逐渐产生的,所以因脾脏梗死产生的疼痛反应明显减轻,从而减少了止痛药物的使用。PSE手术过程:采用改良Seldinger法经皮穿刺右侧股动脉,成功后送入0.035导丝,沿导丝插入5 F血管鞘,退出内芯,保留肝素,沿导丝送入5 F蛇管,注入地塞米松10 mg。选择性插管至腹腔干,腹腔干造影(DSA),明确脾脏大小及脾动脉分支走行(见图13-9A)。用微导管超选择进入脾动脉,注射造影剂(棚佛醇)行脾门动脉造影,观察脾门静脉及分支血供情况。根据脾脏病变及不同的栓塞方法选择栓塞材料。经导管缓慢注入适量明胶海绵颗粒栓塞脾动脉,术者再次造影观察实质期脾脏染色区的减小程度及脾动脉血流变化情况,评估栓塞程度(见图

13-9B),多数研究者根据脾动脉主干血流速度的变化控制栓塞程度。一般认为,血流速度稍有减慢,栓塞程度为30%～40%;血流速度轻度减慢,栓塞程度为50%～60%;血流速度明显减慢,栓塞程度为70%～80%;脾动脉主干血流呈蠕动样前进或出现短暂停留,栓塞程度已达90%。操作完成后拔除导管,穿刺部位压迫止血10分钟,进行消毒、加压包扎。

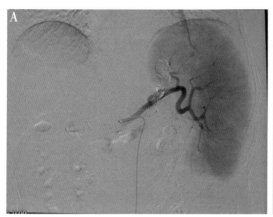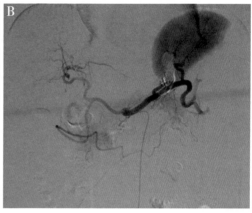

A:栓塞前腹腔干造影(DSA),明确脾脏大小及脾动脉分支走行;
B:栓塞后造影观察实质期脾脏染色区的减小程度及脾动脉血流变化情况以评估栓塞程度

图13-9　部分脾动脉栓塞术

4.经颈静脉途径肝内门体静脉分流术(transjugular intrahepatic portosystemic shunt,TIPS)

经颈内静脉途径,在肝内门静脉属支与肝静脉间置入特殊覆膜的金属支架,建立肝内门体分流,使一部分门脉血直接进入体循环,从而降低门静脉压力,减少或消除由于门静脉高压所致的腹水和食管胃底静脉曲张出血。1989年,德国研究者Richter首次成功将经颈静脉途经肝内门体静脉分流术(TIPS)应用于治疗酒精性肝硬化合并食管胃底静脉曲张破裂出血并取得成功。经颈静脉途径肝内支架门体分流术的突破在于金属内支架的推广应用。TIPS应用之初,采用金属裸支架,但其网状结构致使胆汁渗漏刺激、假性内膜过度增生及黏蛋白诱导血栓形成等情况极易发生,从而导致分流道狭窄,严重限制了TIPS的应用及发展。随着覆膜支架的出现,术后的通畅率明显改善,再出血率更低。2009年,美国肝病研究协会将推荐使用膨体聚四氟乙烯覆膜支架写入指南。聚四氟乙烯覆膜支架以Fluency支架最为常见,因其为全覆膜结构,在临床中存在部分问题:①放置支架时,若一端进入门静脉,在支架塑形后易与血管成角,导致支架内无血流通过;②放置支架一端时缩在肝内或顶到肝静脉上壁,则易出现"盖帽"情况。欧美国家使用的Viatorr覆膜支架可以解决以上问题,其前段为2 cm的裸支架,放置于门静脉端,后段覆盖聚四氟乙烯覆膜。应用Viatorr支架较单独应用Fluency全覆膜支架者术后的支架通畅率有显著性提高,分流道修复次数减少,且不增加肝性脑病发生风险。但Viatorr支架自2015年起才作为TIPS专用支架在国内上市,且价格较高。Viatorr覆膜支架未在我国上市之前,国内多采用Fluency覆膜支架与裸支架联合应用来模拟其结构,即覆膜支架位于肝实质内防止胆汁渗漏、血栓形成或组织侵入分流道内,而裸支架保证了门静脉端的入肝血流。国内也采用 Viabahn 覆膜支架联合裸支架替代 Viatorr 支架,Viabahn 覆膜支架较 Fluency 覆膜支架柔软性好、抗弯折能力强,置入后不易回弹,但远期分流道通畅率较低,因此,研究者还需对双支架技术进行深入研究。随着 Viatorr 覆膜支架逐渐进入国内市场,极大地提高了支架通畅率和高顺应性,降低了术后短期再出血率,使得 TIPS 的临床应用价值越来越受到肯定。Viatorr 覆膜支架包含一个自膨式电解抛光的镍钛合金支架,支架支撑着 3 层不同孔径的低渗性膨体聚四氟乙烯覆膜,内层孔径与血管支架相似;中层孔径最小,是相对封闭的结构;外层用于改善与周围纤维结缔组织的相容性,支架的覆膜部分可完全阻断分流道内的胆汁渗漏。Viatorr 覆膜支架的骨架由直径为0.2 mm的镍钛合金线圈构成,在人体的环境内有相当大的径向强度,足以抵抗肝实质组织的回缩力。Viatorr 覆膜支架还可以达到准确定位释放,且其顺应性较好,减少了支架两端成角引起的"盖帽"现象,同时降低了对门静脉入肝血流的影响。

---

## ※ 拓展阅读 ※

在过去的几十年里,肝病已经上升为世界范围内导致严重疾病和死亡的主要原因之一。中国有超过五分之一的人群受到肝脏疾病的困扰,其中,肝硬化患者已超过 700 万人。"肝硬化"概念的提出最早可追溯到 1761 年,解剖病理学家 Gianbattista Morgagni 在尸检过程中首先发现了"肝硬化"这个肝脏的特殊变化。1826 年,法国名医 Laennec 在研究酒瘾患者受损而结痂的肝脏时,发现了肝上有暗棕色的特殊光泽,便使用 "cirrhosis" 来形容此病,这个词来自希腊语"kirrhos"(黄褐色的),后来,此病也因而被命名为"Laennec's cirrhosis"(雷奈克氏肝硬化)。1930 年,Roessle 首先发现了肝硬化的发病机制。肝硬化是各种病因的慢性肝脏炎症持续进展,由肝纤维化逐步发展而成,期间需要经过数十年的时间。肝纤维化是可逆的,甚至肝硬化初期也是可逆的。北京友谊医院贾继东教授团队于 2017 年提出了评价纤维化动态变化的"北京标准",即基于不同纤维间隔类型所占比例将肝纤维化分为进展为主型、不确定型和逆转为主型,既考虑了抗病毒治疗后纤维化逆转的征象,又可通过单次肝穿刺判断纤维化的发展方向,实现了肝纤维化逆转的定性评价,是对传统定义的重要突破,更符合当下抗病毒治疗的大时代背景。然而,很多患者在就诊时已经发展为肝硬化,而门静脉高压食管胃静脉曲张破裂出血是其最主要的死亡原因,严重危害人类健康。2016 年,在兰州大学祁小龙教授的牵头发起下,我国多家肝病中心的合作者联合组建了 "CHESS"(原名"门静脉高压诊断与监测研究组"),并率先在国际上提出了"基于三维数字模型和流体力学计算的虚拟肝静脉压力梯度技术""基于人工智能和影像组学的无创肝静脉压力梯度技术"。2020 年,全球新冠肺炎疫情蔓延,兰州大学祁小龙教授团队带领 CHESS 快速组建了一支科研攻坚团队,在国际上首次研究并报道了肝硬化合并新冠肺炎患者的临床预后,并作为中国唯一学术组织参与了由全球 29 个国家和地区联合进行的国际研究。随后,他还牵头制定了我国首部《新型冠状病毒肺炎后疫情时代门静脉高压症全病程管理专家共识》。2021 年,随着新冠疫苗的推广接种,祁小龙教授再次带领 CHESS 团队在国际首次研究报道了新冠疫苗接种对于慢性肝病人群的安全性和有效性。相关工作得到"共和国勋章"获得者钟南山院士、"人民英雄"国家荣誉称号获得者张定宇教授的指导与支持。山东大学齐鲁医院高艳景教授团队纳入分析了肝门区、脾门区及食管胃底区的影像组学特征,提出了一种新型的影像组学模型。在与其他非侵入性方法的对比中发现,Nomogram 模型识别食管胃静脉曲张的准确性优于影像学方法;在亚组分析中,Nomogram 模型在肝硬化诊断准确性、减少胃镜检查数量方面明显优于 Baveno Ⅵ标准。四川大学华西医院宋彬教授团队首次提出并验证了基于 CT 影像学分析可预测高危型门静脉高压,同时探讨了 CT 纹理特征对门静脉高压患者疾病进展及预后评估的重要作用。同济大学附属同济医院杨长青教授团队基于虚拟门静脉压力梯度(virtual portal pressure gradient,vPPG)建立的可用于预测肝硬化发生首次静脉曲张性出血(varices hemorrhage,VH)的无创预警模型为肝硬化VH 风险分层提供了一种精准的非侵入性预测工具。

### 参考文献

[1]陈冲,刘平,慕永平.肝硬化食管胃静脉曲张出血的内镜治疗进展[J].肝脏,2021,26(10):1184-1187.

[2]中华医学会外科学分会脾及门静脉高压外科学组.肝硬化门静脉高压症食管、胃底静脉曲张破裂出血诊治专家共识(2019 版)[J].中华外科杂志,2019,57(12):885-892.

[3]徐小元,丁惠国,李文刚,等.肝硬化诊治指南[J].临床肝胆病杂志,2019,35(11):2408-2425.

[4]刘明.消化内镜套扎器的发展与套扎术的应用进展[J].世界华人消化杂志,2008(10):1078-1085.

[5]郭文栋,师水生,杨兵,等.食管静脉曲张单环密集套扎法和标准套扎法的对比观察[J].中华消化内镜杂志,2000(4):28-29.

[6]张澍田,于中麟,冀明,等.三种内镜下治疗方法对胃底静脉曲张的疗效[J].中华消化内镜杂志,2003(2):8-10.

[7]王素,胡继红,赵卫.部分脾栓塞术治疗肝硬化脾功能亢进的进展[J].介入放射学杂志,2014,23(6):546-549.

[8]肖江强,诸葛宇征.经颈静脉肝内门体分流术研究进展及其在肝硬化门静脉高压治疗中的应用[J].临床肝胆病杂志,2016,32(2):234-237.

[9]鲍应军,顾俊鹏,任伟新.Fluency 覆膜支架在 TIPS 中的应用现状[J].介入放射学杂志,2014,23(4):357-359.

[10]赵宇航,贾光,王澳文,等.支架与门静脉压力梯度对经颈静脉肝内门体静脉分流术后的影响[J].国际消化病杂志,2020,40(3):161-164.

[11]张雪,胥莹,邹松龙,等.肝硬化门静脉高压的介入治疗进展[J].临床肝胆病杂

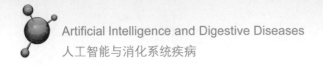
志,2019,35(10):2312-2315.

[12]ZHAI M, LONG J, LIU S, et al. The burden of liver cirrhosis and underlying etiologies: Results from the global burden of disease study 2017[J]. Aging (Albany NY),2021,13(1):279-300.

[13]GBD 2017 Cirrhosis Collaborators. The global, regional, and national burden of cirrhosis by cause in 195 countries and territories, 1990-2017: A systematic analysis for the Global Burden of Disease Study 2017[J]. Lancet Gastroenterol Hepatol,2020,5(3):245-266.

[14] REIBERGER T, RÜSPÖK A, SCHODER M, et al. Austrian consensus guidelines on the management and treatment of portal hypertension(Billroth Ⅲ)[J]. Wien Klin Wochenschr, 2017,129(suppl 3):135-158.

[15]GILLIES R J, KINAHAN P E, HRICAK H. Radiomics: Images are more than Pictures, they are data[J]. Radiology,2016,278(2):563-577.

[16]VAN STIEGMANN G, CAMBRE T, SUN J H. A new endoscopic elastic band ligating device[J]. Gastrointest Endosc,1986,32(3):230-233.

[17] VAN STIEGMANN G, YAMAMOTO M. Approaches to the endoscopic treatment of esophageal varices[J]. World J Surg,1992,16(6):1034-1041.

[18]VAN STIEGMANN G. Endoscopic ligation of esophageal varices[J]. Am J Surg,1988,156(3 Pt 2):9B-12B.

[19]VAN STIEGMANN G, GOFF J S, SUN J H, et al. Endoscopic ligation of esophageal varices[J]. Am J Surg,1990,159(1):21-25, 25-26.

[20]GUAN Y S, HU Y. Clinical application of partial splenic embolization[J]. Scientific World Journal,2014,2014:961345.

[21] RICHTER G M, PALMAZ J C, NöLDGE G, ET AL. The transjugular intrahepatic portosystemic stent-shunt. A new nonsurgical percutaneous method[J]. Der Radiologe,1989,29(8):406-411.

[22]JUNG H S, KALVA S P, GREENFIELD A J, et al. TIPS: Comparison of shunt patency and clinical outcomes between bare stents and expanded polytetrafluoroethylene stent-grafts[J]. J Vasc Interv Radiol,2009,20(2):180-185.

[23]TRIANTAFYLLOU T, AGGARWAL P, GUPTA E, et al. Polytetrafluoroethylene-covered stent graft versus bare stent in transjugular intrahepatic portosystemic shunt: Systematic review and meta-analysis[J]. J Laparoendosc Adv S,2018,28(7):867-879.

[24]BUCSICS T, SCHODER M, DIERMAYR M, et al. Transjugular intrahepatic portosystemic shunts (TIPS) for the prevention of variceal rebleeding-a two decades experience[J]. Plos One,2018,13(1):e189414.

[25]HAUSEGGER K A, KARNEL F, GEORGIEVA B, et al. Transjugular intrahepatic portosystemic shunt creation with the Viatorr expanded polytetrafluoroethylene-covered stent-graft[J]. J Vasc Interv Radiol,2004,15(3):239-248.

（刘晗）

# 原发性肝癌

## 学习目的

1. 了解原发性肝癌的流行病学、病因、发病机制和病理类型。
2. 熟悉原发性肝癌的临床表现和临床分期。
3. 熟悉原发性肝癌相关医工结合的现状及进展。
4. 掌握原发性肝癌的诊断和治疗原则。

## 案例

患者女性,37岁,乙型肝炎病毒感染病史10余年。患者1年前开始服用"恩替卡韦"进行抗乙肝病毒治疗。患者因"右上腹不适3月余"于消化内科住院。

目前情况:患者3月余前无明显诱因出现右上腹不适,隐痛为主,呈间断性,无腰背部及肩部放射痛,无恶心、呕吐,无腹胀、腹泻,无寒战、发热,无心慌、胸闷,无皮肤黏膜黄染,就诊于当地医院,完善腹部超声检查,检查结果提示肝硬化、胆囊继发改变,行腹部MRI,检查结果显示:①肝左叶占位,考虑小肝癌可能;②腹膜后淋巴结肿大。排除禁忌后于2020年7月24日行腹腔镜下胆囊切除+肝Ⅳ段切除术,术后病理,检查结果显示:(肝)中低分化肝细胞肝癌,(胆囊)慢性胆囊炎,术后无特殊不适,出院后继续口服抗病毒药物治疗。1个月前,患者于当地医院复查AFP,为22.20 ng/mL,腹部CT提示肝脏术后,胆囊术后;脾略大,未特殊处理。患者两天前查AFP,为534.00 ng/mL,腹部增强CT显示肝右叶Ⅶ段异常强化灶,于是就诊于我院消化科门诊,门诊以"肝占位"收入我科。

体格检查:神志清楚,精神可,营养良好,自主体位,查体合作。心肺查体无明显异常。腹部平坦,无腹壁静脉曲张。腹部触软,右上腹轻压痛,无反跳痛,未触及明显异常肿物,肝脾肋下未触及,墨菲征(一)。叩诊呈鼓音,肝肾区无叩痛,移动性浊音(一)。双下肢无水肿。

辅助检查:2020年7月18日,腹部MR提示肝左叶占位,考虑小肝癌可能;腹膜后淋巴结肿大(见图14-1)。2020年9月28日,AFP为22.20 ng/mL。2020年10月26日,AFP为534.00 ng/mL。2020年10月26日,腹部增强CT显示肝右叶Ⅶ段异常强化灶(图14-2)。

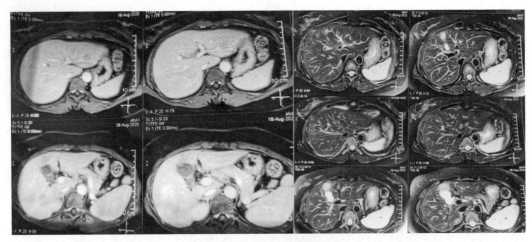

图 14-1　腹部 MR 影像

注:肝左叶占位,考虑小肝癌可能。

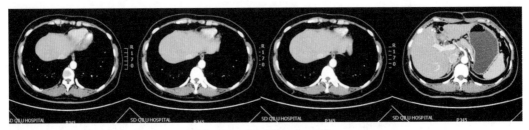

图 14-2　腹部增强 CT 影像

注:肝右叶Ⅶ段异常强化灶。

入院诊断:①肝占位;②原发性肝癌切除术后;③慢性乙型病毒性肝炎;④胆囊切除术后。

患者 3 个月前因原发性肝癌于腹腔镜下行手术切除治疗,术后 3 个月复查影像学异常,考虑肝癌多发转移,需行经肝动脉化疗栓塞术(transarterial chemoembolization,TACE)或射频消融(radio-frequency ablation,RFA)治疗,与患者沟通病情后,决定行 TACE 治疗。完善相关辅助检查:①AFP 为 958.00 ng/mL。②乙肝五项:HBsAg 为 2994 IU/mL,HBsAb(-),HBeAg(+),HBeAb(+),HBcAb(+)。③肝肾功能、血生化、凝血系列等无明显异常。④腹部增强 MRI:肝内多发异常信号,考虑肝癌(见图 14-3)。

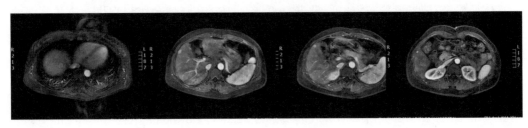

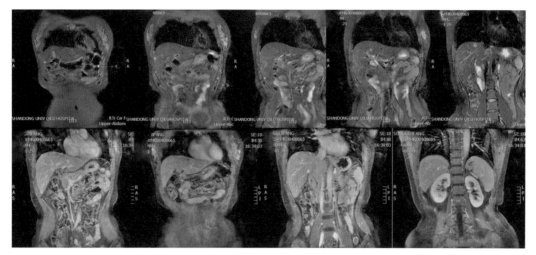

图 14-3　腹部增强 MRI

注:肝内多发异常信号,考虑肝癌。

　　排除禁忌后于 2020 年 11 月 11 日行经肝动脉化疗栓塞术治疗,术中腹腔动脉造影见多发肝脏肿瘤着色(见图 14-4)。手术经过:自腹腔动脉注入 5-FU 1000 mg、注射用左亚叶酸钙 100 mg,洛铂25 mg,超选至肝固有动脉,越过胃十二指肠动脉后,将碘油 5 mL、表柔比星 10 mg、洛铂25 mg混合乳化后注入。术后患者恢复良好,无明显不适症状。

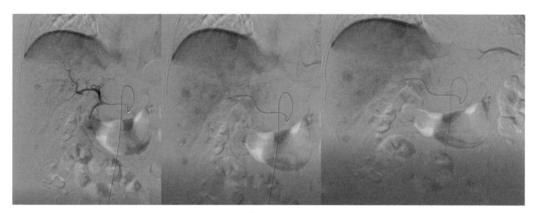

图 14-4　术中腹腔动脉造影

注:多发肝脏肿瘤着色。

　　随访:患者出院 2 个月后复查腹部增强 CT,结果显示肝右后叶上段低密度灶,与 2020 年 10 月 26 日片相比,为新出现。排除禁忌后行经皮肝穿刺微波射频消融术,术中经过:患者取平卧位,常规消毒铺巾,2％利多卡因逐层麻醉至肝包膜,取射频针穿刺至肝肿瘤结节,逐次开针对肿瘤及其边界处进行射频消融 3 cm,射频时间 20 min,射频消融后肿瘤结节处形成一强回声云团,烧灼针道退出穿刺针。无菌纱布覆盖,手术膜固定。术后患者恢复良好,无明显不适症状。

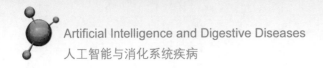
医工结合点:经肝动脉化疗栓塞术(TACE)主要通过提高药物浓度与栓塞肿瘤血管两个方面起到治疗作用,先通过导管针对性进入为肿瘤提供血液的血管当中,将栓塞剂注入(起到闭塞作用),进而达到肿瘤组织缺血坏死的目的,或者是把药物或者药物微球注入,达到将肿瘤组织化疗性栓塞的目的。

射频消融(RFA)是一种常见的肝癌局部治疗手段,主要用于小肝癌(即单个肝脏肿瘤直径≤3 cm)的治疗,其基本原理为将中高频射频波插入肿瘤组织体内,通过激发电极周围组织产生热量,从而使肿瘤组织细胞内温度超过60 ℃,导致肿瘤细胞在高温基础上形成不可逆性坏死,与此同时,肿瘤附近的血管凝固,使供血停止,有效阻止肿瘤的复发与转移。

**思考题**

除了上述案例中的 TACE 及 RFA 的应用,还有哪些医工结合的进展给肝癌患者带来了福音?

## 案例解析

### 一、疾病概述

#### (一)定义及概述

原发性肝癌指的是发生于肝细胞或者胆管细胞的恶性肿瘤,其主要的组织学类型是肝细胞癌(hepatocellular carcinoma,HCC)。HCC 的恶性程度很高,浸润和转移能力强,是否能够早期诊断和治疗 HCC 决定了远期的治疗效果。目前,HCC 的早期诊断主要依赖于甲胎蛋白(alpha fetoprotein,AFP)和腹部影像学两种检查手段。

#### (二)流行病学

根据 2020 年世界对癌症进行统计的数据结果,肝癌在全球常见的癌症中位列第六,在癌症相关的死亡原因中位列第三,每年大约有 90 万新诊断的肝癌病例和 80 余万的死亡病例。因为我国从 1990 年左右在新生儿群体普遍接种乙肝疫苗,与 2000 年相比,肝癌的年龄标化发病率有所下降。但由于我国的人口基数庞大,老龄化趋势明显,肝癌的粗发病率依然有所上升,肝癌依然是当今我国最常见的恶性肿瘤之一。

#### (三)病因和发病机制

1.肝硬化

大约有 70% 的肝癌是在肝硬化的基础上产生的,其中,绝大多数是由乙肝及丙肝病毒感染引起肝炎,进而形成的结节型肝硬化。不同病因肝硬化诱发肝癌的机制不同。

2.病毒性肝炎

病毒感染引起的肝炎是导致原发性肝癌众多病因当中最常见的因素。在除日本之外的亚洲地区,乙肝病毒(heptitis B virus,HBV)感染是导致肝癌的主要病因,有 80% 以上的原发性肝癌患者曾存在乙肝病毒感染。在日本及欧美地区,病毒感染以丙肝病毒(heptitis C virus,HCV)为主,是病毒感染相关肝癌的主要病因。

3.酒精性肝病

长时间摄入大量的酒精能够促进肝脏活性氧自由基(reactive oxygen species,ROS)的释放及 NF-κB 的产生,NF-κB 作为炎症相关肿瘤的启动因子,可促进细胞间黏附分子-1、血管细胞黏附分子-1 和血管内皮生长因子(VEGF)等促进肿瘤生成或转移分子的表达。同时,长时间摄入大量酒精还可诱导肝硬化,间接导致肝癌的产生。

4.非酒精性脂肪性肝病(non-alcoholic fatty liver disease,NAFLD)

研究表明,NAFLD 是 HCC 的独立危险因素,目前有关 NAFLD 发展为 HCC 的具体机制尚不清楚,且相关方面的研究甚少。但是国内外研究者普遍认为 NAFLD 是异位脂肪堆积合并低级别慢性炎症状态的一种病理表现,而慢性炎症是 HCC 起始的必要条件。目前,"二次打击"学说在 NAFLD 的发病机制中认可度较高,其中,胰岛素抵抗引起的肝细胞脂肪沉积被认为是"初次打击",反应性氧化代谢产物增多所形成的脂质过氧化产物导致肝细胞氧化损伤被认为是"第二次打击"。同时,糖尿病也被认为是肝癌发生的独立危险因素。除此之外,遗传基因的改变也被认为在 NAFLD 进展为肝癌的过程中发挥了一定的作用。

5.黄曲霉毒素

黄曲霉毒素 B1(aflatoxin B1,AFB1)是迄今为止已知最强的致癌物,长期进食 AFB1 污染食物可不经过肝硬化途径而引发 HCC。AFB1 的肝脏毒性十分强大,在体内代谢活化后具有较强的间接致畸、致癌和致突变性。

6.家族史及遗传因素

在原发性肝癌发病率比较高的地方,家族史被认为是其产生的重要危险因素,但生物学基础还不明确。目前相关研究表明,能够诱导肝癌产生的一些隐性等位基因和机体是否能够清除 HBV 感染可能存在一定联系,除此之外,CYP 450、GSTM 1、NAT 2 以及 p 53 基因遗传多态性与肝癌的家族聚集情况也可能存在一些关联。

(四)病理类型

1.临床分型

原发性肝癌的临床分型包括:①弥漫型:小癌结节弥漫分布全肝。②巨块型:瘤体直径大于 10 cm。③块状型:瘤体直径为 5~10 cm。④结节型:瘤体直径为 3~5 cm。⑤小癌型:瘤体直径小于 3 cm。

2.组织分型

原发性肝癌的组织分型包括:①肝细胞型。②胆管细胞型。③混合型。④特殊类型。

(五)临床表现

1.症状

(1)肝区疼痛:是肝癌最常见的症状,多表现为胀痛或钝痛,呈持续性或间断性,主要由肿瘤生长过快导致包膜紧缩所引起。若肿瘤累及膈肌,可产生右肩部放射痛;若肿瘤向右生长,可能出现腰部疼痛;位于肝左叶的肿瘤可导致上腹部疼痛,容易被误诊为其他疾病,如胃炎、胃溃疡等。如果肝区疼痛突然加重或出现明显的腹痛,需要排除是否为肝癌破裂出血导致的腹膜刺激征等。

(2)消化道症状:多无特异性,主要表现为恶心呕吐、腹胀、腹泻、食欲欠佳及消化不良等症状,常被忽略,可能与腹水、肿瘤压迫等相关,腹泻多与门静脉癌栓形成有关。

(3)全身表现:主要表现为低热、乏力、消瘦等,晚期部分患者可表现为恶病质。

(4)伴癌综合征:伴癌综合征(paraneoplastic syndromes)是指肿瘤组织自身分泌的一些异位激素或活性物质作用于机体所形成的一系列症状,发病时间不同,可早于肝癌相关症状出现,也可同时发生,主要表现为阵发性低血糖、红细胞增多症,除此之外,也可表现为高脂血症、高钙血症、血小板增多及类癌综合征等。

2.体征

(1)肝大:是中晚期肝癌患者最常见的体征之一,大多数于肋缘下可触及,质地坚韧,表面不规则,若肿瘤深埋于肝实质则可触及表面光滑的肝脏,伴或不伴明显的压痛。

(2)脾大:主要由肝硬化引起的门脉高压所致,当癌肿压迫门静脉或门静脉癌栓形成时,也可产生充血性脾大。

(3)腹水:为血性腹水或草黄色,主要由肝硬化合并门脉高压或门静脉癌栓导致,若癌肿转移至腹膜也可产生腹水,主要为血性。

(4)黄疸:大多是晚期体征,主要见于胆管细胞癌或肿瘤广泛浸润引起的肝细胞性黄疸,若肿瘤压迫胆管也可造成梗阻性黄疸。

(5)其他:当肿瘤转移至其他部位时可有相应的体征,如转移至淋巴结可出现淋巴结肿大,转移至腹膜或胸膜可产生腹腔积液或胸腔积液,转移至骨骼可表现为局部压痛等。

3.转移途径

(1)肝内转移:肝内血行转移是最常见的转移途径,也最早发生。由于肝组织内血窦丰富,肿瘤细胞易向血窦内生长,同时,肿瘤也常侵袭门静脉形成癌栓,引起肝内播散。

(2)肝外转移:包括血行转移、淋巴道转移及直接浸润或种植转移。血行转移主要由癌细胞侵及肝静脉,随肝静脉进入体循环转移至身体各器官,肺是最常见远处转移部位,其次还可转移至骨、肾上腺等部位。肝门淋巴结是淋巴道转移中最常见的部位,除此之外,也可转移至锁骨上淋巴结、主动脉旁等处。肝癌可直接浸润至邻近脏器如结肠肝曲等。种植转移较为少见,主要种植于腹膜,可表现为血性腹水。

4.肝癌的并发症

(1)肝性脑病:多见于终末期肝癌患者,绝大多数于肝癌进展、肝功能失代偿之后出现,常见诱因包括大量放腹水、消化道出血或高蛋白饮食等。

(2)消化道出血:大部分是在门脉高压导致的食管胃底静脉曲张破裂出血的基础上

发生的。除此之外,凝血功能障碍、胃肠道淤血糜烂等也可引起消化道出血。门静脉癌栓会增加门静脉压力,进而使消化道出血的风险增加。

(3)肝癌结节破裂出血:多发生于外力冲击或癌组织自身发生坏死、液化,主要见于巨块型晚期肝癌,但也可发生于包膜下或外生型小肝癌,如果破入腹腔可能会出现急剧的腹痛,甚至休克,危及生命。腹部穿刺抽出不凝固血液可做出诊断。

(4)血性胸腹水:如果肝癌生长位置位于膈面,则会直接侵犯膈肌或胸膜,表现为右侧胸腔积液,多为血性。当癌肿种植于腹腔时可产生腹腔内血性腹水。

(5)继发感染:由于肿瘤是慢性消耗性疾病,长时间过度消耗导致机体抵抗力下降,特别是在接受放化疗之后白细胞减低明显,容易引起如肺炎等各种感染。

(六)临床分期

肝癌的分期对于肝癌治疗方案的选择、预后评估等具有重要作用,目前存在多种肝癌分期标准,包括 TNM 分期、巴塞罗那临床肝癌分期(Barcelona clinical liver cancer staging,BCLC),以及根据我国国情建立的中国肝癌分期方案(China liver cancer staging,CNLC)等。目前,国际上应用比较广泛的为 BCLC,该分期标准在纳入肿瘤数量、大小、血管侵犯和远处转移的同时,还纳入了肝功能分级、体能评分,同时提供了不同分期的治疗方法。我国的 CNLC 分期也纳入了患者的基本情况,包括肝功能分级、体力活动状态以及肿瘤情况等。具体分期标准与治疗见图 14-5、图 14-6。

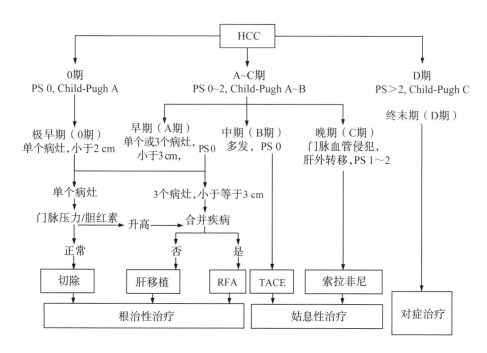

图 14-5  巴塞罗那临床肝癌分期

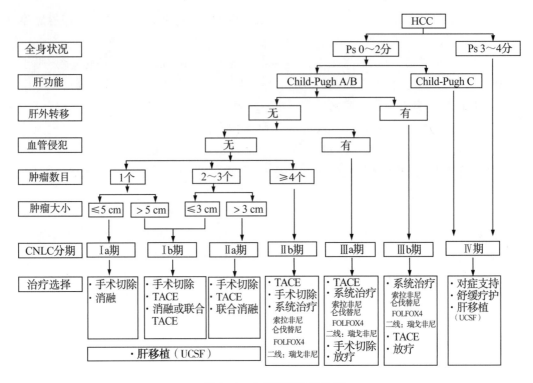

图 14-6　中国肝癌临床分期

（七）影像学检查

1.超声

超声检查由于具有无创、实时、便捷、易操作等特点，在临床上是肝脏影像学最常用的检查手段。常规的灰阶超声能够及时、灵敏地发现肝脏占位性病变，能够对囊性或实质性占位及良恶性占位等有一定的鉴别，同时还可发现肝内转移灶、明确血管侵犯情况等。彩色多普勒超声能够在观察病灶血供的同时，提供病灶的良恶性等性质以及和其他重要血管的毗邻关系。超声造影能够明确病灶的血流动力学，有助于鉴别性质不同的占位性病变。一般超声能够发现直径大于 2 cm 的占位，与 AFP 结果相结合对于肝癌的早期诊断具有重要价值，因此也可被广泛用于筛查肝癌。

2.多层螺旋计算机化 X 线体层照相术（computed tomography，CT）

和超声相比，CT 的分辨率更有优势，图像识别度与稳定性都较高，可以客观、全面地提供肝癌的特征，已经成为肝癌诊断中常用的检查方法。增强 CT 检查能够清晰地提供肿瘤的位置、数目、大小、形态、边界、血供及其与肝内管道的关系等信息，除此之外，还可对血管内癌栓如门静脉癌栓、肝静脉癌栓以及淋巴结转移、周围组织器官的转移等有一定的诊断作用。除了在肝癌的诊断和分期中发挥重要价值外，动态增强 CT 还对肝癌治疗后的效果评估具有重要价值，尤其是在 TACE 治疗后观察碘油沉积的过程中具有较大优势。

3.磁共振成像（magnetic resonance imaging，MRI）

MRI 能够实现多方位多层次成像，并且在检查过程中无放射性，对患者机体的危害较小,且图像十分清晰,可以及时检出机体内小病灶,提高患者诊断准确率,大大降低漏诊的发生率。无论增强 CT 或增强 MRI,"快进快出"是肝癌影像学诊断最主要的依据。动脉期肿瘤被明显强化,呈均匀或不均匀改变,门脉期及平衡期肝实质强化高于肿瘤强化。

近年来,肝特异性对比剂如钆赛酸二钠在临床中的应用越来越广泛,基于其具有在肝胆期能够被肝细胞正常摄取,不被非肝细胞摄取的特性,可以通过对比强化病灶和周围肝实质进一步明确肝癌的诊断,尤其是对小肝癌具有较高的诊断价值,可以提高其诊断的准确性和特异性。在动脉期,肿瘤明显强化,门脉期肿瘤强化低于肝实质,肝胆特异期肿瘤呈明显低信号,少数分化程度良好的肿瘤病灶可因对特异性对比剂的吸收呈现稍高信号。

4.正电子发射计算机断层扫描(positron emission computed tomography,PET-CT)

PET-CT 利用放射性核素标记,能够在通过功能显像反映肿瘤生化代谢信息的同时,借助 CT 形态显像对病灶进行精确的解剖定位。PET-CT 对肿瘤分期、治疗方案的选择、预后估计、治疗后随访有较大优势。

5.数字减影血管造影(digital subtraction angiography,DSA)

DSA 检查能够通过对肝脏肿瘤及血管的染色进一步显示肿瘤的大小、数目与血供情况。同时,对肿瘤是否侵犯门静脉,以及对肿瘤与周围邻近血管的解剖关系提供准确的信息,对评估能否手术切除以及手术切除的彻底性具有重要价值。

(八)血清学检查

血清 AFP 是在肝癌诊断和治疗效果评估中最常用的血清学指标,但在活动性肝炎或慢性肝病、消化道肿瘤、妊娠状态、生殖腺胚胎源性肿瘤等情况下可升高。排除以上情况后,若 AFP≥400 μg/L,则高度怀疑肝癌。对于 AFP 阴性患者,血清甲胎蛋白异质体(AFP-L3)、异常凝血酶原(PIVKA Ⅱ 或 DCP)和血浆游离微小核糖核酸(mRNA)也可作为肝癌早期诊断的血清学标志物。

## 二、疾病预防、诊断、治疗、康复

(一)预防

1.一级预防

肝癌的一级预防主要是指病因预防,即防止可导致肝癌发生的危险因素对普通人群初始危害的措施。一级预防主要包括:①乙型肝炎预防性疫苗接种,切断病毒传播途径,阻断 HBV 感染;②加强粮油食品防霉去毒,改变不良生活方式等。

2.二级预防

肝癌的二级预防即乙肝和肝癌的早筛早治,即早期发现、早期诊断和早期治疗。肝癌的检测项目主要包括血甲胎蛋白、腹部 B 超及腹部 CT 等影像学检查,早期发现小肝癌并进行及时诊治。

3.三级预防

肝癌的三级预防重点在于临床的综合治疗,包括多学科的讨论,更好地帮助肝癌患者制定个体化治疗方案。

（二）诊断

1.病理学诊断

若肝脏占位性病变缺乏典型的影像学特征,则病灶穿刺活检能够提供精准的病理诊断,穿刺活检除可明确占位性病变的性质及肿瘤的分子分型外,对肝病的病因学诊断和疾病预后的评估也有一定的价值。

2.临床诊断

（1）对于乙型及丙型病毒性肝炎患者,或任何原因导致的肝硬化患者,应至少每隔6个月进行1次AFP及腹部超声检查,对于肝内直径≤2 cm的结节,影像学检查（动态增强CT、动态增强MRI、细胞特异性对比剂增强MRI或超声造影）中至少有两项呈现动脉期病灶明显强化、门静脉期和（或）平衡期肝内病灶强化低于肝实质,即"快进快出"的肝癌典型特征,则可做出肝癌的临床诊断;若发现肝内存在直径超过2 cm结节,则上述4种影像学检查中只要有1项典型肝癌特征,即可临床诊断为肝癌。

（2）对于乙型及丙型病毒性肝炎患者,或任何原因导致肝硬化的患者,随访期间若发现肝内存在直径≤2 cm的结节,没有或只有1项影像学检查有典型"快进快出"的肝癌表现,则可行穿刺活检获得病理诊断,或继续每2～3个月行影像学检查随访,同时联合AFP以行进一步诊断;若发现肝内存在直径＞2 cm的结节,缺乏典型影像学特征时,则需要行穿刺活检获得病理诊断。

（3）对于乙型及丙型病毒性肝炎患者,或任何原因导致的肝硬化患者,若AFP持续升高,则应对其行影像学评估以明确诊断;若没有提示肝内结节,需要在排除活动性肝炎或慢性肝病、消化道肿瘤、妊娠状态、生殖腺胚胎源性肿瘤等情况下,每2～3个月行影像学检查及密切监测AFP水平。

（三）治疗

1.手术治疗

肝切除术是改善肝癌患者生存效益的重要治疗手段。它的原则为完整切除肿瘤的同时确保保留足够体积的、具有功能的肝脏组织,因此术前评估肝脏的储备功能及肿瘤学指标十分重要。一般将肝功能为Child-Pugh A级、吲哚菁绿清除实验（ICG-R15）小于30%以及肝硬化患者剩余肝体积占标准肝脏体积的40%以上或无肝硬化患者占30%以上视为进行肝切除术的必要条件。肝脏硬度及门静脉高压程度等也常常纳入术前评估。肝切除术的首选适应证为肝脏储备功能良好的CNLC Ⅰa期、Ⅰb期和Ⅱa期肝癌。但在部分CNLC Ⅱb期和Ⅲa期肝癌患者中,也有可能获得良好的效果。此外,术前适形放疗、TACE、术中局部消融等方法的实施可能对提高CNLC Ⅱb期和Ⅲa期肝癌切除率有一定的作用。肝切除术实施过程涉及多种医工交叉技术,如术前采用的用于提高肝脏切除准确性的三维可视化技术及有助于减少手术创伤的腹腔镜技术等,手术过程中时常采用入肝（肝动脉和门静脉）和出肝（肝静脉）血管的血流控制技术等。对于剩余肝体积较小的巨大肝肿瘤患者,采用术前实施TACE使肿瘤缩小,或通过门静脉栓塞或结扎和ALPPS等手段使剩余肝脏组织代偿性增生的方法有可能实现切除率的提高。对于患有不可切除肝癌的患者,术前进行TACE、放疗等获得降期后可进行手术治疗。术后辅助治疗的主要目标为减少复发,针对术后复发危险度较高的患者可采取 TACE、口服槐耳颗粒或使用核苷(酸)类似物及干扰素抗病毒治疗等方法,以期达到减少复发、延长生存的目的。

2.肝移植

肝移植是肝癌的根治性治疗方法之一,尤其适用于不适合手术治疗及局部消融且肝功能失代偿的早期肝癌患者。《原发性肝癌诊疗指南(2022 年版)》指出,中国肝癌患者肝移植适应证为:单个肿瘤直径小于等于 6.5 cm 或肿瘤数目小于等于 3 个,其中最大肿瘤的直径小于等于 4.5 cm,并且肿瘤直径的总和小于等于 8.0 cm 以及没有大血管侵犯。肝移植术后早期撤除或采用无激素方案、采用含 mTOR 抑制剂的免疫抑制方案(如依维莫司、雷帕霉素)以及减少早期钙调磷酸酶抑制剂的用量等对减少肿瘤复发、提高总体生存率可能有一定的益处。然而移植术后一旦发生肿瘤的复发转移,病情进展较为迅速,通过多学科诊疗确定综合治疗方案,可能会延长患者生存时间。

3.局部消融治疗

大多数肝癌患者有肝硬化病史,或在确诊时已达到中晚期,虽然手术切除为首选根治疗法,但据报道,仅有 20%～30%的患者能获得手术切除机会。近年来,局部消融治疗因其具有创伤小、肝功能影响小、疗效确切等优点而被广泛应用,为一些无手术切除条件的肝癌患者提供了根治的机会。

局部消融治疗采用医学影像技术作为引导对肿瘤进行靶向定位,并在病灶局部采用化学或物理方法直接杀灭肿瘤组织,包括 RFA、无水乙醇注射(percutaneous ethanol injection,PEI)、微波消融(microwave ablation,MWA)、高强度超声聚焦消融(high intensity focused ultrasound ablation,HIFU)、冷冻治疗、不可逆电穿孔(irreversible electroporation,IRE)、激光消融等。因超声具有实时、方便、高效等特点,局部消融治疗常采用超声进行引导,MRI、CT 及多模态图像融合系统等可用于观察常规超声无法探及的病灶。

消融通常采用经皮、经腹腔镜或开腹三种路径。大多数小肝癌可进行经皮穿刺消融;肝包膜下及突出于肝包膜外的肝癌病灶、影像学引导困难的肝癌病灶、经皮消融危险度较高的部位(贴近膈肌、心脏、胃肠道、胆囊等)以及无法采用人工胸水或腹水等隔离保护措施的部位,可考虑采用经腹腔镜或开腹消融。

局部消融治疗的适应证为:CNLC Ⅰa 期、部分Ⅰb 期肝癌,即单个肿瘤且直径小于等于 5 cm,或 2～3 个肿瘤且最大直径小于等于 3 cm;无胆管、血管、邻近器官及远处转移,肝功能 Child-Pugh A 级或 B 级的患者,可获得较好的治疗效果。对于失去手术切除时机且直径在 3～7 cm 的单发或多发肿瘤,可联合 TACE 进行治疗。不推荐消融术后给予索拉非尼辅助治疗。消融治疗约 1 个月后,应复查动态增强 CT 或 MRI,或者超声造影,以评价消融效果。

对于能够进行手术切除的早期肝癌患者,RFA 的总生存率和无瘤生存率与手术切除相似或稍低,但其术后并发症的发生率以及总住院时间均较低。对于单个肿瘤且直径小于等于 2 cm 的肝癌患者,RFA 的疗效与手术治疗相似或更佳,特别是针对中央型肝癌。

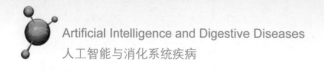

对于不能手术切除的肝癌患者,接受 RFA 亦可获得根治性疗效。

MWA 是常用的热消融治疗法,在局部疗效、远期生存以及并发症的发生率方面与 RFA 相比都没有显著差异。这两种治疗方式的选择可根据肿瘤的大小、部位来决定。

PEI 适用于直径小于等于 3 cm 的肝癌患者,其局部复发率高于 RFA,但对直径小于等于 2 cm 的肝癌病灶,远期疗效类似于 RFA。其优点为安全,特别适用于癌灶贴近胆囊、肝门、胃肠道等采取热消融治疗容易造成损伤的高危部位。

4.TACE

TACE 是肝癌非手术治疗最常用的方法之一。采用 Seldinger 法,经皮穿刺桡动脉或股动脉进行插管,将导管置于肝总动脉或腹腔干后进行动脉 DSA,包括肠系膜上动脉等,注意寻找侧支供血动脉。仔细分析造影表现,明确肿瘤部位、大小、数目以及供血动脉。根据肝动脉插管化疗、栓塞操作的不同,通常分为:①肝动脉灌注化疗(transarterial infusion,TAI):经肿瘤的供血动脉灌注化疗药物,包括铂类、蒽环类药物等。②肝动脉栓塞(transarterial embolization,TAE):单纯使用栓塞剂将供血动脉进行堵塞。③TACE:经肿瘤的供血动脉支注入混合后的化疗药物与栓塞剂进行治疗的方法,其最常用的栓塞剂为标准化明胶海绵颗粒、碘油乳剂、聚乙烯醇颗粒、空白微球和药物洗脱微球。操作中先灌注部分化疗药物,然后将另一部分化疗药物与碘油混合成乳剂进行栓塞,在透视监视下根据肿瘤区域碘油的沉积是否浓密、肿瘤周围是否已出现门静脉小分支影为界限,在碘油乳剂栓塞后使用颗粒性栓塞剂进行栓塞。TACE 过程中应尽量避免栓塞剂反流,导致正常肝脏组织栓塞或进入其他器官,同时应尽量栓塞肿瘤所有的供血血管,尽量实现肿瘤的去血管化,同时减少并发症的发生。

TACE 的实施需遵循个体化和规范化的原则,同时提倡联合手术切除、局部消融、放射治疗、免疫治疗、分子靶向药物、抗病毒治疗等综合治疗方法,以求进一步提高疗效。对于合并门静脉主干或一级分支癌栓的肝癌患者,可采用直接穿刺植入[125]I 粒子或门静脉内支架置入术联合[125]I 粒子等方法进行治疗。

5.放射治疗

放射治疗(简称放疗)分为外放疗和内放疗。外放疗是利用放疗设备产生的射线(光子或粒子)从体外对肿瘤进行照射。内放疗是利用放射性核素,经机体管道或针道植入肿瘤内。

外放疗包括三维适形或调强放疗、图像引导放疗(image guided radiation therapy,IGRT)、立体定向放疗(stereotactic body radiation therapy,SBRT)等,IGRT 优于非 IGRT 技术。呼吸运动是导致肝脏肿瘤在放疗过程中产生运动和形变的主要原因,目前有多种技术可以用来减少其所导致的影响,如实时追踪技术、门控技术、呼吸控制技术以及腹部加压结合 4D-CT 确定内靶区技术等。实施外放疗时,不仅应当综合考虑所采取的放疗技术、肿瘤的照射剂量以及周围正常组织的耐受剂量,还应该参照 MRI、增强 CT 等多种影像学资料,以制定合理的放疗方案,应尽量避免正常肝组织受到照射,从而使残留的正常组织获得增生。肝癌的照射剂量与局部控制率及患者的生存时间密切相关,并且基本取决于周围正常组织的耐受剂量。通常情况下,SBRT 推荐的照射剂量为大于等于

30～60 Gy/3～6 次,常规分割放疗的剂量为 50～75 Gy,新辅助放疗中门静脉癌栓的照射剂量可为 3 Gy×6 次。正常组织耐受剂量需考虑正常肝脏组织(肝脏-肿瘤)体积、肝功能 Child-Pugh 分级、放疗分割方式、凝血功能和胃肠道的瘀血状况等。

放射性粒子植入是局部放疗的一种,包括$^{125}$I 粒子植入、$^{90}$Y 微球疗法、放射性碘化油、$^{131}$I 单克隆抗体等。粒子植入技术包括下腔静脉植入、门静脉植入、组织间植入和胆道内植入,分别治疗下腔静脉癌栓、门静脉癌栓、肝内病灶和胆管内癌或癌栓。氯化锶($^{89}$Sr)发射出的 β 射线可用于肝癌骨转移灶的靶向治疗。

CNLC Ⅰa 以及部分Ⅰb 期的肝癌患者,若无局部消融或手术切除的适应证或不愿意接受有创治疗,可考虑采用 SBRT 作为替代治疗手段。CNLC Ⅱa、Ⅱb、Ⅲa 期的肝癌患者,可采用 TACE 联合外放疗以改善局部控制率、延长生存期。CNLC Ⅲb 期肝癌患者及部分寡转移灶者可进行 SBRT。外放疗也可用来减轻淋巴结、肺、骨、肾上腺或脑转移所导致的疼痛、出血或梗阻等症状,以及肝移植术前的桥接治疗或窄切缘切除术后的辅助治疗。部分肿瘤经放疗后可实现降期或体积的缩小,从而使患者获得手术切除的机会。

6.系统治疗

对于晚期肝癌患者来说,有效的系统治疗可以降低肿瘤负荷、改善肿瘤相关的症状、提高患者生活质量、延长患者生存时间。一线及二线姑息性治疗的适应证为:①合并肝外转移或血管侵犯的 CNLC Ⅲa、Ⅲb 期的肝癌患者;②虽然为局部病灶,但不适合手术切除或 TACE 的 CNLC Ⅱb 期肝癌患者;③合并门静脉主干或下腔静脉瘤栓者;④多次 TACE 后肝血管阻塞和(或)TACE 治疗后进展的患者。相对禁忌证主要为:①肝功能 Child-Pugh 评分大于 7 分,ECOG PS 评分大于 2 分;②中重度的骨髓功能障碍;③肝、肾功能存在明显异常,如血清白蛋白小于 28 g/L 或转氨酶大于 5 倍的正常值上限或胆红素大于 2 倍的正常值上限或肌酐清除率小于 50 mL/min;④存在发热、感染、肝性脑病或活动性出血。对于不愿接受或者不能耐受一线和二线姑息性治疗的肝癌患者,可采用中医中药治疗或最佳支持治疗。

(1)一线治疗:索拉非尼作为一种多酪氨酸激酶抑制剂,是晚期不能切除肝癌的一线治疗方法,可用于 Child-Pugh A 级或 B 级的患者,且前者生存获益更加明显。最常见的不良反应为腹泻、体重下降、手足综合征、皮疹、心肌缺血以及高血压等,一般发生在治疗开始后的 2～6 周内。

仑伐替尼适用于不可切除的 CNLC Ⅱb、Ⅲa、Ⅲb 期且肝功能 Child-Pugh A 级的肝癌患者,其治疗效果不劣于索拉非尼,并且对 HBV 相关性肝癌也可产生较好的生存效益。目前,仑伐替尼已经被批准用于肝功能 Child-Pugh A 级的晚期肝癌患者,其常见不良反应包括食欲下降、腹泻、恶心、高血压、疲劳、蛋白尿、手足综合征及甲状腺功能减退等。

FOLFOX4 方案在我国被批准用于治疗不适合手术切除或局部治疗的局部晚期和转移性肝癌。多项Ⅱ期研究报告,含奥沙利铂的系统化疗联合索拉非尼方案可以使病灶的客观缓解率提高、总体生存时间及无进展生存时间延长,并且有较高的安全性。对于体力状态及肝功能均良好的患者,可以考虑采取此联合治疗方案,但仍需进一步的临床随机对照研究来提供高级别的循证医学证据。此外,三氧化二砷对中晚期肝癌具有一定疗效,但在临床应用时需特别注意监测其带来的肝肾毒性。

(2)二线治疗:瑞戈非尼已经被批准用于既往接受过索拉非尼治疗的 CNLC Ⅱb、Ⅲa 和Ⅲb 期的肝癌患者。其常见不良事件为乏力、高血压、腹泻及手足皮肤反应等。

帕博利珠单克隆抗体和纳武利尤单克隆抗体已被美国 FDA 批准用于既往接受过索拉非尼治疗但无法耐受或出现病情进展的肝癌患者。目前,中国自主研发的免疫检查点抑制剂,如特瑞普利单克隆抗体、卡瑞利珠单克隆抗体、信迪利单克隆抗体等正在进行相关的临床研究。免疫治疗与化疗药物、局部治疗及靶向药物的联合治疗方案也处于不断的探索当中。免疫相关毒性反应(immune-related adverse events,irAEs)可发生在神经、内分泌、皮肤、胃肠道、肝、肺、肾脏、心脏等多个系统。需要特别警惕肺炎、心肌炎、免疫性肠炎及肝炎等严重不良反应。一般来说,中度或重度 irAEs 需要中断免疫检查点抑制剂的治疗,启用糖皮质类固醇免疫抑制剂的治疗,并且根据不良反应发生的部位及严重程度采取不同的处理方法。

其他一些免疫调节剂如胸腺肽 $\alpha_1$、干扰素 $\alpha$ 等,以及细胞免疫治疗如细胞因子诱导的杀伤细胞疗法(CIK)、嵌合抗原受体 T 细胞疗法(CAR-T)均可发挥一定的抗肿瘤作用,但仍需进一步大规模的临床研究进行验证。此外,还有一些药物被美国 FDA 批准用于肝癌的治疗,如卡博替尼用于一线姑息性治疗后出现进展的肝癌患者,雷莫芦单克隆抗体作为 AFP≥400 ng/mL 的肝癌患者的二线治疗,但这两种药物尚未在我国上市。国产的小分子抗血管生成的靶向药物阿帕替尼作为肝癌患者二线治疗的临床研究正在进行当中。

(3)其他治疗:在抗肿瘤治疗的同时,应该积极采取措施治疗基础肝脏疾病,包括保肝利胆及抗病毒治疗等,以及酌情进行对症支持治疗。

(四)康复

肝癌的发病、治疗和康复是一个长期的过程,在疾病发展的不同阶段,需要根据主要问题,以循证医学证据为基础,通过外科、康复科、营养科等多科室协作,对涉及的临床路径予以优化。这一临床路径的优化贯穿于住院前、手术前、手术后、出院后的完整诊疗过程,需要肿瘤学、外科学、康复医学、护理学等多学科进行交叉,主要包括营养治疗、运动康复、精神心理康复等。

1.营养治疗

无论肝癌患者处于任何时期,都应对患者进行肝癌的营养筛查和评估,临床医生和临床营养师应对患者进行营养评估并制订营养计划,康复治疗师和护理人员应对患者进行饮食监督和饮食记录,并定期对患者及其家属进行营养健康宣教和膳食指导。对于终末期肝癌患者,在膳食指导的基础上,首选肠内营养支持治疗,无法达到最低营养需求时,再考虑肠外营养支持治疗。对于围术期的肝癌患者,术前应避免长时间禁食,对于严重营养不良者,术前应给予 7~14 天的营养治疗,并在术后进行肠内营养联合肠外营养支持治疗。未发生严重营养不良的肝癌患者,围术期可进行含有免疫调节成分的肠外营养支持治疗,而肠内营养首选口服营养补充,围术期、放化疗期患者的蛋白质摄入量应为1.5~2.0 g/(kg·d)。

**2.运动康复**

肝癌的运动康复疗法指采用合适的运动方式对心肺及其他器官进行锻炼,从而增强四肢肌力、缓解或消除疼痛。运动康复疗法是改善肝癌患者长期预后的关键,对巩固疗效和加强患者体能具有重要作用。肝癌患者的运动主要以有氧运动和阻抗运动为主。有氧运动主要是增加患者的心脏容量负荷,改善心脏功能,常见的方式有走路、跑步、骑车、游泳、固定踏车等;阻抗运动主要是锻炼患者肌肉的力量和耐力。有氧运动和阻抗运动均可以显著减轻患者疲劳、提高生活质量、改善认知并提高身体机能,有氧运动还可以缓解患者的焦虑和抑郁症状。

**3.精神心理康复**

《中国肿瘤心理治疗指南》建议对肿瘤患者进行精神心理康复治疗。医护人员需要对患者及其家属进行积极疏导,多给予患者安慰和鼓励,为患者树立信心,认真倾听和用心陪伴患者。同时,推荐进行家庭心理疏导,多鼓励患者与病友交流,多接受正面积极的信息,以坚定且乐观的心态面对癌症,减少负面情绪。

## 三、医工交叉应用的展望

科学技术的发展极大影响了医学模式的转变,多学科交叉融合解决医学问题的时代已经到来。与此同时,医工结合的研究成果在肝癌治疗领域已有广泛的应用。

**(一)医学影像**

医学影像学发展迅速,在诊疗各个环节中发挥的作用也越来越大。随着科学技术的发展,X线、CT及MRI在辐射量最低的情况下,图像分辨率也越来越高,空间分辨率已经达到亚毫米级,软组织分辨率和对比分辨率也逐年提升。同时,随着时间分辨率的提升,扫描速度越来越快,实时成像成为现实。成像功能也越来越齐全,不仅能动态成像,还能反映器官和组织的代谢和运动信息。智能化和可视化的发展方向使阅片变得越来越简单、直观。

影像组学和人工智能的发展是医工结合应用于临床的一个典型表现。AI是计算机科学的一个重要分支,近年来,随着计算机数据处理技术的迅猛发展,AI在医学领域中的应用逐渐崭露头角。机器学习作为AI技术体系的一员,包括了对原始数据的特征提取、特征筛选、模型训练及模型验证,在诸多疾病诊断中具有重要价值。20世纪80年代,计算机辅助诊断(computer-aided diagnosis,CAD)系统成为医学影像诊断的一个研究方向。目前,AI在医学影像领域主要应用于影像诊断环节,多集中于图像识别、病变检出和良恶性判断等。多项研究表明,AI在肝癌影像学诊断中发挥着巨大作用。

**(二)光动力与射频消融**

微能量医学在消化领域的主要表现为光动力与射频消融的应用。光动力疗法(photodynamic therapy,PDT)是一门治疗肿瘤的新型微创技术,通过注射光敏剂,让光敏剂聚集在肿瘤组织内,再以特定波长的光源激发光敏剂,使其发生光动力学反应,引起

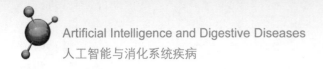
细胞坏死和凋亡,从而起到抗肿瘤作用。PDT 在食管肿瘤、胃肿瘤、结直肠肿瘤及胆道肿瘤中均有一定应用。随着未来新型光敏剂和激光器的研发、内镜及影像引导技术的不断进步,PDT 将成为抗肿瘤的重要辅助治疗手段或姑息治疗手段。

射频消融(RFA)是另外一种治疗肿瘤的微创技术,它通过影像学技术进行精准定位,在病灶处插入射频电极针,随后发射高频射频波,使病灶组织产生高温,从而有效杀灭肿瘤细胞。RFA 被广泛应用于肝癌的治疗,也可用于其他实体瘤的治疗,因其创伤小、临床疗效好、安全性高以及具有可重复操作性等特点,具有很高的临床价值。随着医疗技术的进步和临床经验的丰富,RFA 将会对肿瘤患者带来更好的临床疗效。

（三）经肝动脉化疗栓塞术

TACE 的主要机制是通过导管向肿瘤内引入栓塞剂以阻断肿瘤的肝动脉血供,将肿瘤细胞"饿死",同时注入化疗药物将肿瘤细胞"杀死"。

碘化油和明胶海绵是 TACE 常用的栓塞剂,近年来,药物缓释微球、不锈钢圈、放射性微球等栓塞剂也逐渐应用于临床。碘油作为药物的载体有缓释作用,肿瘤组织内缺乏库弗细胞,且血供丰富,碘化油选择性滞留于癌肿内,可持续发挥抗癌作用,同时又可作为栓塞剂阻塞肿瘤的血供。明胶海绵组织不溶于水,但与组织相容性良好,14 天后可以通过与血液中的明胶酶反应而降解,其主要作用机制是阻断肿瘤供血的动脉,从而使肿瘤因缺血而坏死。药物缓释微球即负载着如阿霉素、伊利替康等化疗药物的微球,到达病灶时将病灶微小动脉栓塞,阻断肿瘤组织的血流,微球负载的化疗药物缓慢释放,延长了化疗药物与肿瘤细胞的作用时间。放射性核素微球是将放射性核素与载体相结合而制成的栓塞剂,要求核素为高能量点状放射源,同时载体具有高靶向性,可在靶组织持久滞留,起到永久性栓塞作用。同时,辐射作用可导致管腔产生放射性闭塞及抑制侧支循环形成。

（四）手术治疗

精准肝切除术是一种全新的外科理念,其整合了现代生物医学和信息科学技术,目的在于,在实现彻底去除目标病灶的同时,尽可能保留功能性和结构完整性相对完好的肝脏组织,并且最大程度地控制出血量,从而确保患者获得最佳的治疗效果。准确评估肝脏功能、精确地评估病灶范围、拟定适宜的切除范围以及合理的手术方式、选择最佳的肝脏分割平面、精准评估手术风险并制定相应的应对措施、精准手术操作以及密切管理追踪术后恢复等是确保精准肝切除术治疗效果的关键。

3D 腹腔镜技术的出现使术中的精准操作成为可能。它通过视频信号控制器,使镜下的图像快速呈现且没有交叉显示,明显提高了视野纵深感,使肝脏解剖结构更加立体清晰。手术者可以通过高清屏幕获得更为清晰及宽阔的视野,从而使手术操作更加精准,确保手术顺利进行。同时,有研究表明,达芬奇机器人在肝周韧带游离、肝门部血管处理、肝断面缝合等手术操作中更具优势。

※ 拓展阅读 ※

近十年来,以射频消融(RFA)为代表的局部治疗方式有了长足的发展,取得了满意的疗效,逐渐成为肝癌特别是早期肝癌治疗的主流方式,在一定程度上改变了肝癌治疗的模式。

1990 年,意大利学者 Rossi 首先提出采用间质性热疗经皮消融肝脏肿瘤的可能性,经过多次实验证明,在超声引导下应用电极针消灭肝脏内的肿瘤病灶具有可行性。1992 年,McGahan 等以单极射频针在 B 超引导下经皮穿刺猪肝脏进行试验,5 周后,B 超及剖腹检查结果均表明单次射频消融所致肝组织完全坏死范围为 1 cm×2 cm,且未发现任何并发症,从而为射频消融的临床应用提供了可靠的依据。Rossi 等首先报道将射频消融成功应用于临床肝癌的治疗。此后,射频消融逐渐成为肝癌常用的局部治疗手段之一。

而国内应用射频治疗肝癌始于 20 世纪 90 年代末,工作开展之初,医师对这一技术的安全性和疗效缺乏充分的了解,对适应证的选择较为谨慎,通常是选择较晚期、失去手术机会的肝癌。之后,随着国内有关单位射频消融治疗肝癌经验的不断积累,射频消融的安全性和疗效进一步提高,一些既往认为不适宜行射频消融的肝癌病例(如肝顶部肝癌),通过单肺通气的办法,也能够安全有效地施行消融。因而,射频消融的优点被逐步认识和接受。国外多个临床随机试验结果均证实,综合考虑安全性、有效性等因素,射频消融优于微波消融、冷冻消融、无水酒精注射等方法,是首选的肝癌局部治疗手段。

未来,射频消融在肝癌诊疗中的地位会愈加重要,它不仅深得医患之心,具有创伤小、并发症少等特点,也与目前国家逐渐趋向医疗重点前移的战略不谋而合。未来,应该更加注重肝癌的早期诊断与个体化治疗。

## 参考文献

[1]黄伟,张欣欣.非酒精性脂肪性肝病相关肝癌发病机制的研究进展[J].中华肝脏病杂志,2017,25(2):157-160.

[2]中华人民共和国国家卫生健康委员会医政医管局.原发性肝癌诊疗规范(2019 年版)[J].中华消化病与影像杂志(电子版),2020,10(1):22-48.

[3]刘士远.新时代医学影像学发展趋势与挑战[J].中华放射学杂志,2021,55(2):97-100.

[4]倪炯,王培军.医学影像人工智能的现状与未来[J].中华医学杂志,2021,101(7):455-457.

[5]李宏伟,刘川,王朗,等.光动力疗法在消化道恶性肿瘤中的研究进展[J].实用肿

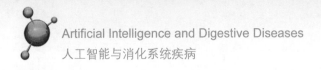
瘤学杂志,2018,32(1):77-81.

　　[6]韩春起.射频消融术治疗肝细胞癌研究进展[J].山西医药杂志,2020,49(9):1104-1106.

　　[7]刘影,张跃伟.肝癌介入治疗用微粒型栓塞剂的研究进展[J].介入放射学杂志,2012,21(11):969-972.

　　[8]宗静静,卿鑫,樊哲,等.原发性肝癌治疗进展[J].东南大学学报(医学版),2021,40(4):542-547.

　　[9]TAKAYASU K, ARII S, IKAI I, et al. Overall survival after transarterial lipiodol infusion chemotherapy with or without embolization for unresectable hepatocellular carcinoma: Propensity score analysis[J]. AJR Am J Roentgenol,2010,194(3):830-837.

　　[10]LAMMER J, MALAGARI K, VOGL T, et al. Prospective randomized study of doxorubicin-eluting-bead embolization in the treatment of hepatocellular carcinoma: Results of the PRECISION V study[J]. Cardiovasc Intervent Radiol,2010,33(1):41-52.

（李月月）

# 第十五章 炎症性肠病

## 学习目的

1. 了解炎症性肠病的定义、病因及发病机制。
2. 熟悉炎症性肠病的临床表现和诊断方法。
3. 熟悉炎症性肠病相关医工结合的现状及进展。
4. 掌握炎症性肠病的治疗现状。

## 案例

患者男性，19岁，学生，因"阵发性腹痛、腹泻半年余"入院。

目前情况：半年余前无明显诱因出现中上腹部疼痛，疼痛为阵发性，伴腹泻，大便不成形，2～3次/天，量不多，排便后腹痛可减轻，偶带脓液，无便血及黑便，偶伴恶心、呕吐，自服护胃药物治疗，效果不佳。4月余前患者上述症状反复，就诊于当地医院，腹盆部强化CT显示部分回肠及结肠肠壁增厚，符合炎症性肠病CT表现，行肠镜检查，结果显示结肠多发纵行裂隙样溃疡，周围黏膜呈铺路石样改变（见图15-1）。镜下诊断：克罗恩病？病理显示：（结肠）黏膜呈重度慢性炎伴中度活动性，部分固有腺萎缩，查见非干酪样肉芽肿形成，予美沙拉秦、培菲康口服治疗，患者自觉腹痛、腹泻症状略好转。4天前患者再次出现腹痛，为下腹痛，伴恶心及呕吐，呕吐胃内容物，伴排便、排气减少，无发热，就诊于我院急诊科，急诊以"克罗恩病"收入院。

既往史：两年前因"肛周脓肿"

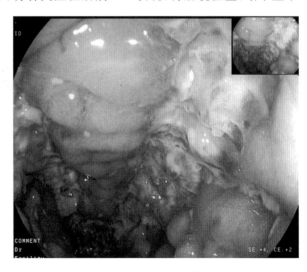

图 15-1　结肠镜所见

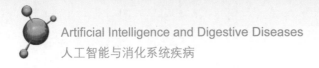

行手术治疗。

体格检查：T 36.3 ℃，P 60 次/分，R 19 次/分，BP 93/54 mmHg，体重 50 kg，身高 175 cm。青年男性，神志清，精神可。腹壁无静脉曲张，无肠型及蠕动波，腹软，中上腹压痛，右下腹压痛，无反跳痛，肝肋下未触及，脾不大，肝肾区无叩痛，移动性浊音阴性，肠鸣音活跃。

辅助检查：①血常规：WBC $16.7×10^9$/L，RBC $4.4×10^{12}$/L，HGB 116 g/L，PLT $651×10^9$/L，CRP 95.83 mg/L。②腹盆 CT 平扫：部分小肠及结肠增厚、模糊并周围淋巴轻度肿大，考虑炎性病变。

入院诊断：克罗恩病。

入院后完善患者相关实验室检查。血常规：WBC $18.86×10^9$/L，NEU $16.46×10^9$/L，HGB 107 g/L。大便常规：RBC（＋），WBC（＋），OB（＋），寄生虫（－），白蛋白 34.3 g/L，ESR 74 mm/h，CRP 26 mg/L，T-SPOT、肿瘤系列及风湿系列均阴性。完善 CT 肠道显像（CT enterography，CTE）检查，结果显示：部分小肠及结肠壁厚，病变多节段性分布，右侧腹部局部小肠肠腔狭窄，近端肠管扩张，动脉期肠壁强化、边缘模糊、渗出、水肿，可见网膜粗大血管"梳样征"，腹腔可见反应性小淋巴结（见图 15-2）。因 CTE 提示肠道病变累及小肠，随即对患者完善了小肠镜检查，经口小肠镜进镜至回肠中段，未见明显异常，经肛小肠镜进镜见结肠多发纵行溃疡，周围黏膜铺路石样改变，回肠下段局部管腔狭窄，狭窄部位见纵行溃疡，周围黏膜明显充血水肿，镜身无法通过，随即对狭窄部位予以小肠镜下球囊扩张治疗（见图 15-3）。

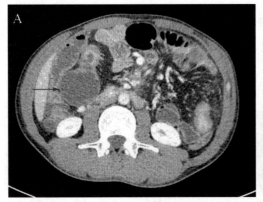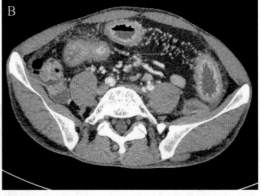

A：橙色箭头提示狭窄肠段位置，红色箭头提示近段肠管扩张；B：箭头提示肠系膜梳样征

图 15-2 CTE 所见

CTE 和小肠镜检查完善了对患者克罗恩病病变范围和程度的评估，而小肠镜下狭窄肠段球囊扩张治疗后，患者的腹痛得到明显缓解，不完全性肠梗阻得以解除，避免了外科手术切除狭窄肠段的费用、创伤和痛苦。随后，医生对患者进行了克罗恩病的内科药物治疗，因患者发病年龄小，同时合并肛周病变病史及克罗恩病预后不良的高危因素，所以在与患者充分沟通后，医患双方共同决定选择生物制剂治疗。患者按期静脉滴注英夫利昔单抗 300 mg。此后的两年内对患者进行随访，未再出现明显的腹痛，复查结肠镜显示

患者的结肠溃疡也处于内镜愈合阶段,取得了比较好的治疗效果。

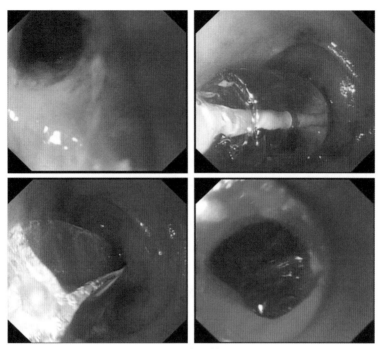

图 15-3　小肠镜所见

注:回肠下段局部管腔狭窄,狭窄部位见纵行溃疡,周围黏膜明显
充血水肿,镜身无法通过,行内镜下球囊扩张治疗。

医工结合点:小肠狭窄内镜下扩张术主要适用于小肠良性狭窄,如小肠克罗恩病合并狭窄。其主要方法包括内镜直视下经工作孔道气囊扩张术和内镜退出沿导丝气囊扩张术。回顾性研究显示,小肠狭窄的病因包括 NSAID、非特异性、克罗恩病、放射线、肿瘤、解剖异常、乳糜泻和术后粘连,双气囊小肠镜(double-balloon enteroscopy,DBE)诊断小肠狭窄的灵敏性优于 CT 和胶囊内镜,还可进行内镜下气囊扩张治疗。

**思考题**

除了上述案例中小肠狭窄小肠镜下扩张术的使用,还有哪些医工结合相关的治疗进展能给克罗恩病患者的预后带来益处?

### 案例解析

#### 一、疾病概述

##### (一)定义和病理生理

炎症性肠病(inflammatory bowel disease,IBD)是一类与免疫相关且病因未明的肠道炎性疾病,包括溃疡性结肠炎(ulcerative colitis,UC)、克罗恩病(Crohn disease,CD)和病理学不能确定为 UC 或 CD 的未定型结肠炎(indeterminate colitis,IC)。UC 病变位于大肠,呈连续性、弥漫性分布,多数在直肠乙状结肠,可扩展至降结肠、横结肠,甚至累及全结肠,病变局限于大肠黏膜与黏膜下层。CD 是一种累及全消化道的慢性肉芽肿性炎症性疾病,病变肠道呈节段性、透壁性炎症。肠壁全层病变致肠道狭窄可发生肠梗阻,溃疡慢性穿孔引起局部脓肿,或形成内瘘或外瘘。此类疾病有终生复发倾向。

(二)发病率

IBD 的流行病学有两个特征:①发病率有明显地域差异及种族差异,以北美、北欧最高;②近几十年来,IBD 在亚洲和世界范围内的发病率有持续增高的趋势。在我国,UC 南北地区发病率接近,分别为 3.14/10 万和 1.77/10 万,而 CD 的发病率则南方明显高于北方,分别为 1.09/10 万和 0.13/10 万;总体 UC 的发病率高于 CD。IBD 可发生在任何年龄,UC 和 CD 的发病平均年龄分别在 48 岁和 39 岁左右;男女发病率无明显差异。

我国的多中心回顾研究表明,IBD 患者住院率和内镜检出率在 15 年间有明显增多的趋势,表明我国 IBD 发病率可能处于一个快速上升阶段。

(三)病因

IBD 病因未明,已知由多因素相互作用所致,包括环境、遗传及肠道微生态等。

1.环境因素

近几十年来,全球 IBD 的发病率持续增高,这一现象首先出现在经济高度发达的北美及欧洲。以往该病在我国少见,近十多年增多明显,已成为消化系统常见病,提示环境因素发挥了重要作用。至于哪些环境因素发挥了关键作用,目前未明。饮食、吸烟、卫生条件或暴露于其他尚不明确的因素等都是可能的环境因素。

2.遗传因素

IBD 的发病具有遗传倾向。通过全基因组扫描及候选基因的研究,已经发现了近 200 个可能与 IBD 相关的染色体上的易感区域及易感基因。目前认为,IBD 不仅是多基因病,也是遗传异质性疾病,患者可在一定的环境因素作用下由于遗传易感而发病。

3.肠道微生态

肠道微生态在 IBD 发病中的作用一直受到重视,IBD 患者的肠道微生态与正常人不同。有研究显示,IBD 患者的肠道微生物多样性及丰度下降,厚壁菌及拟杆菌丰度减少,肠球菌、大肠埃希菌丰度增多。用转基因或敲除基因方法造成免疫缺陷的 IBD 动物模型必须在肠道微生物存在的前提下才发生炎症反应,抗生素治疗对某些 IBD 患者有效等,说明微生物在 IBD 的发生、发展中起重要作用,但目前尚不清楚肠道微生态改变是 IBD 发病的启动因素还是结果。

4.免疫因素

肠道黏膜免疫系统在 IBD 肠道炎症发生、发展、转归过程中始终发挥关键作用。炎症因子(如 IL-1、IL-6、IL-8、TNF-$\alpha$、IL-2、IL-4、IFN-$\gamma$ 等)的分泌增多,炎症因子/抗炎因子表达失衡,导致肠道黏膜持续炎症,黏膜屏障功能受损。

目前,IBD 的发病机制可概括为环境因素作用于遗传易感者,在肠道微生物的参与下,引起肠道免疫失衡,损伤肠黏膜屏障,最终导致免疫反应和炎症过程。

（四）临床表现

1.溃疡性结肠炎

（1）消化系统表现：多数起病缓慢，少数急性起病，偶有急性暴发性起病。临床表现与病变范围、疾病分型及病期有关。

1）腹泻伴黏液脓血便：见于绝大多数患者。黏液脓血便是本病活动期的重要特征性表现。大便次数及便血程度反映病情的轻重，轻者每日大便 2～4 次，便血轻或无；重者每日可有 10 次以上排便，伴显著脓血甚至大量便血。粪质亦与病情轻重有关，多为糊状，重可至稀水样。

2）腹痛：一般有轻至中度腹痛，多为左下腹或下腹阵痛，亦可累及全腹。有腹痛时有便意，便后疼痛缓解，常伴里急后重感。如并发中毒性巨结肠或炎症波及腹膜，有持续性剧烈腹痛。

3）其他症状：可有腹胀，严重病例有食欲缺乏、恶心、呕吐等。

4）体征：轻、中度患者仅有左下腹轻压痛，重度患者常有腹部明显压痛。若有腹肌紧张、反跳痛、肠鸣音减弱，应警惕中毒性巨结肠、肠穿孔等并发症。

（2）全身表现：中、重度患者活动期常有低至中度发热，高热多提示并发症或见于急性暴发性 UC。重度患者可出现消瘦、贫血、低蛋白血症、电解质紊乱等表现。

（3）肠外表现：本病可伴有多种肠外表现，包括皮肤黏膜表现（如口腔溃疡、结节性红斑和坏疽性脓皮病）、眼部病变（如虹膜炎、巩膜炎、葡萄膜炎等）、关节损害（如外周关节炎、脊柱关节炎等）、肝胆疾病（如原发性硬化性胆管炎、胆石症等）等。

（4）临床分型

1）临床类型：①初发型：指无既往病史而首次发作；②慢性复发型：指临床缓解期再次出现症状，临床上最为常见。

2）病情分期：活动期和缓解期。

3）疾病活动期严重程度：改良的 Truelove 和 Witts 严重程度分型标准（见表 15-1）易于掌握，临床上较为实用。

表 15-1 改良 Truelove 和 Witts 严重程度分型

| 严重程度分型[a] | 排便/（次/日） | 便血 | 脉搏/（次/分） | 体温/℃ | 血红蛋白 | 血沉/（mm/h） |
|---|---|---|---|---|---|---|
| 轻度 | <4 | 轻或无 | 正常 | 正常 | 正常 | <20 |
| 重度 | ≥6 | 重 | >90 | >37.8 | <75％正常值 | >30 |

a：中度介于轻度、重度之间。

4）病变范围：推荐采用蒙特利尔分类（见表 15-2）。该分型特别有助于癌变危险度的估计及监测策略的制定，亦有助于治疗方案的选择。

表 15-2　UC 病变范围的蒙特利尔分类

| 分类 | 分布 | 结肠镜下所见炎症病变累及的最大范围 |
| --- | --- | --- |
| E1 | 直肠 | 局限于直肠,未达乙状结肠 |
| E2 | 左半结肠 | 累及左半结肠(脾区以远) |
| E3 | 广泛结肠 | 广泛病变累及脾区以近乃至全结肠 |

(5)并发症:UC 常见并发症主要包括中毒性巨结肠、直肠结肠癌变、消化道大出血及肠穿孔。

2.克罗恩病

(1)消化系统表现:起病大多隐匿,进展缓慢,病程呈慢性,表现为长短不等的活动期与缓解期交替,少数急性起病,可表现为急腹症,酷似急性阑尾炎或急性肠梗阻。

1)腹痛:最常见症状,多位于右下腹或脐周,间歇性发作。体检常有腹部压痛,多在右下腹。若出现持续性腹痛和明显压痛,提示炎症波及腹膜或腹腔内脓肿形成。

2)腹泻:常见症状之一,粪便多为糊状,一般无肉眼脓血。

3)腹部包块:见于 10%~20%患者,多位于右下腹与脐周,由肠粘连、肠壁增厚、肠系膜淋巴结肿大、内瘘或局部脓肿形成所致。

4)瘘管:是 CD 较为常见且特异的临床表现,因透壁性炎性病变穿透肠壁全层至肠外组织或器官而成。瘘管分内瘘和外瘘,前者可通向其他肠段、肠系膜、膀胱、输尿管、阴道、腹膜后等处,后者通向腹壁或肛周皮肤。肠段之间内瘘可致腹泻加重及营养不良。

5)肛门周围病变:包括肛门周围瘘管、脓肿及肛裂等病变。

(2)全身表现:本病全身表现较 UC 多且较明显,包括:①发热:与肠道炎症活动及继发感染有关。常见间歇性低热或中度热,发生高热时应注意合并感染或脓肿形成。②营养障碍:由慢性腹泻、食欲减退及慢性消耗等因素导致,主要表现为体重下降,可有贫血、低蛋白血症和维生素缺乏等表现。青春期前患者常有生长发育迟滞。③肠外表现:常见口腔黏膜溃疡、皮肤结节性红斑、关节炎及眼病。

(3)并发症:肠梗阻最常见,其次是腹腔脓肿,偶可并发急性穿孔或大量便血。

(五)辅助检查

1.溃疡性结肠炎

(1)实验室检查:血红蛋白可以根据病情轻重相应下降。白细胞计数在活动期可有增高。红细胞沉降率加快和 C 反应蛋白增高是活动期的标志。粪便常规检查肉眼常见黏液脓血,显微镜检可见红细胞和脓细胞。

(2)结肠镜检查:结肠镜检查并活检是 UC 诊断的主要依据。内镜下表现包括:①黏膜血管纹理模糊,黏膜充血、水肿、质脆、自发或接触出血和脓性分泌物附着,亦常见黏膜粗糙、呈细颗粒状;②病变明显处可见弥漫性、多发性糜烂或溃疡;③慢性病变可见结肠袋变浅、消失呈"铅管样"以及假息肉、黏膜桥等形成。

组织学改变:①活动期:固有膜内弥漫性急慢性炎性细胞浸润,尤其是上皮细胞间中性粒细胞浸润及隐窝炎,乃至形成隐窝脓肿;隐窝大小、形态不规则,排列紊乱;可见黏膜表面糜烂,浅溃疡形成。②缓解期:黏膜糜烂或溃疡愈合,慢性炎性细胞浸润减少,隐窝结构改变可加重,可见潘氏细胞化生。

(3)X线钡剂灌肠检查:①黏膜粗乱和(或)颗粒样改变;②多发性浅溃疡,表现为管壁边缘毛糙呈毛刺状或锯齿状,还可见小龛影;③肠管缩短,结肠袋消失,可呈"铅管样"。

2.克罗恩病

(1)实验室检查:贫血、血沉加快、血清白蛋白水平下降及 C 反应蛋白增高,提示 CD 处于活动期。CD 活动期粪隐血试验可呈阳性。粪便钙卫蛋白增高提示肠黏膜炎症处于活动期。

(2)内镜检查:①结肠镜检查:早期 CD 结肠镜下表现为阿弗他溃疡,随着疾病进展,溃疡可逐渐增大加深,彼此融合形成纵行溃疡。CD 病变内镜下多为非连续改变,病变间黏膜可完全正常。②小肠胶囊内镜检查(small bowel capsule endoscopy,SBCE):主要适用于疑诊 CD 但结肠镜及小肠影像学检查阴性者。SBCE 对一些轻微病变的诊断缺乏特异性。SBCE 检查阴性,倾向于排除 CD,阳性结果需综合分析并常需进一步检查证实。肠道狭窄者易发生胶囊滞留,检查前应详细询问有无肠狭窄相关症状。③小肠镜检查:我国常用气囊辅助式小肠镜(balloon assisted enteroscopy,BAE)。该检查可在直视下观察病变、取活检和进行内镜下治疗,适用于其他检查(如 SBCE 或影像学)发现小肠病变或上述检查阴性而临床高度怀疑小肠病变需进一步明确者,或已确诊 CD 需要 BAE 检查以指导或进行治疗者。小肠镜下 CD 病变特征与结肠镜相同。④胃镜检查:少部分 CD 可累及上消化道,但一般很少单独累及。原则上胃镜应列为 CD 的常规检查,尤其是有上消化道症状、儿童和 IBD 类型待定(inflammatory bowel disease unclassified,IBDU)患者。

(3)影像学检查:①CT 或磁共振肠道显像(CT/MR enterography,CTE/MRE)可反映肠壁的炎症改变、病变部位、范围、狭窄的存在、肠腔外并发症等,可作为小肠 CD 的常规检查。活动期 CD 的 CTE 表现为肠壁明显增厚、黏膜明显强化伴肠壁分层,呈"靶征";肠系膜血管增多、扩张,呈"梳样征";相应系膜脂肪密度增高、模糊;肠系膜淋巴结肿大等。MRE 对判别肠道纤维化程度优于 CTE。因 MRE 无放射线暴露之虑,可用于儿童、妊娠妇女及需要反复检查的患者。盆腔 MR 有助于确定肛周病变的位置、范围和瘘管形成。②经腹肠道超声检查:表现为肠壁增厚($\geqslant 4$ mm);回声减低,正常肠壁层次结构模糊或消失;受累肠管僵硬,结肠袋消失;有透壁炎症时可见周围脂肪层回声增强,即脂肪爬行征;肠壁血流信号较正常增多;内瘘、窦道、脓肿和肠腔狭窄。

## 四、疾病的预防、诊断、治疗、康复

### (一)预防

炎症性肠病的具体发病原因尚不明确,因此并没有确切有效的预防措施。已知的主要危险因素包括肠道感染、过敏性疾病、家族遗传性疾病等。除应避免上述危险因素之外,还应有一个健康的生活方式,适当进行体育锻炼。

（二）诊断

1.溃疡性结肠炎

在排除其他疾病（如急性感染性肠炎、阿米巴痢疾、慢性血吸虫病、肠结核等感染性结肠炎，以及CD、缺血性肠炎、放射性肠炎等非感染性结肠炎）的基础上，可按以下要点诊断：①具有上述典型临床表现者为临床疑诊，安排进一步检查；②同时具备结肠镜和（或）放射影像特征者，可临床拟诊；③黏膜活检和（或）手术切除标本组织病理学特征者，可以确诊；④初发病例如临床表现、结肠镜及活检组织学改变不典型者，暂不确诊UC，应予随访3～6个月。

一个完整的诊断应包括临床类型、病情分期、疾病活动严重程度、病变范围及并发症。

2.克罗恩病

克罗恩病主要包括以下诊断要点：①具备上述临床表现者可临床疑诊，安排进一步检查；②同时具备上述结肠镜或小肠镜（病变局限在小肠者）特征以及影像学（CTE或MRE）特征者，可临床拟诊；③如活检提示CD的特征性改变且能排除肠结核，可做出临床诊断；④如有手术切除标本，可根据标准做出病理确诊；⑤对无病理确诊的初诊病例，随访6～12个月，根据对治疗的反应及病情变化判断，符合CD自然病程者，可做出临床确诊。

（三）治疗

1.溃疡性结肠炎

（1）一般治疗：强调休息、饮食和加强营养。重度患者应入院治疗，纠正水、电解质平衡紊乱，贫血者可成分输血，低蛋白血症者输注白蛋白。严重者禁饮食并予全胃肠外营养。抗生素治疗对一般病例并无指征。但对重度有继发感染者，应积极抗感染治疗。

（2）药物治疗：包括氨基水杨酸制剂、糖皮质激素、免疫抑制剂、生物制剂等。

1）氨基水杨酸制剂：治疗轻、中度UC的主要药物，包括传统的柳氮磺吡啶（SASP）和其他各种不同类型的5-氨基水杨酸（5-ASA）制剂。SASP疗效与其他5-ASA制剂相似，但不良反应远较5-ASA制剂多见。该药适用于轻度、中度患者或重度经糖皮质激素治疗已有缓解者。用药方法为每天4 g，分4次口服。口服5-ASA新型制剂可避免药物在小肠近段被吸收，而在结肠内发挥药效，这类制剂包括各种控释剂型的美沙拉秦（mesalamine）、奥沙拉秦（olsalazine）和巴柳氮（balsalazide）。疗效与SASP相仿，优点是不良反应明显减少，缺点是价格昂贵。5-ASA的灌肠剂适用于病变局限在直肠乙状结肠者，栓剂适用于病变局限在直肠者。

2）糖皮质激素适用于对氨基水杨酸制剂疗效不佳的轻、中度UC患者，对重度UC患者，静脉糖皮质激素为首选药物治疗方式，按泼尼松0.75～1 mg/（kg·d）（其他类型全身作用激素的剂量按泼尼松剂量折算）给药。重度患者先予较大剂量静脉滴注（甲泼尼龙40～60 mg/d或氢化可的松300～400 mg/d），5天（可适当提早至3天或延迟至7天）后评估病情，若好转改为口服泼尼松治疗，若仍无效，应转换治疗方案（免疫抑制剂、生物制剂、外科手术）。达到症状完全缓解后逐步减量，每周减 5 mg，减至 20 mg/d 时每周减 2.5 mg 至停用，快速减量会导致早期复发。

3）免疫抑制剂：硫唑嘌呤（AZA）或硫嘌呤（6-MP）适用于激素无效或依赖患者。AZA 欧美推荐的目标剂量为 1.5～2.5 mg/(kg·d)。对严重溃疡性结肠炎急性发作静脉用糖皮质激素治疗无效的病例，应用环孢素（cyclosporine）2～4 mg/(kg·d)静脉滴注，短期有效率可达 60%～80%。

4）生物制剂：当激素及上述免疫抑制剂治疗无效或激素依赖或不能耐受上述药物治疗时，可考虑生物制剂治疗。英利昔单抗（infliximab，IFX）是一种抗 TNF-α 的人鼠嵌合体单克隆抗体，使用方法为 5 mg/kg，静脉滴注，在第 0 周、2 周、6 周给予，作为诱导缓解；随后每隔 8 周给予相同剂量，作为长程维持治疗。

（3）外科手术治疗：一般采用全结肠切除加回肠造瘘/回肠肛门储袋吻合术。绝对手术指征包括大出血、穿孔、癌变及高度疑为癌变。相对手术指征包括：①积极内科治疗无效的重度 UC；②内科治疗疗效不佳和（或）药物不良反应已严重影响生活质量者。

（4）维持治疗：激素不能作为维持治疗药物。选择维持治疗药物应视诱导缓解时用药情况而定。氨基水杨酸制剂或激素诱导缓解后以氨基水杨酸制剂维持，用原诱导缓解剂量的全量或半量，如用 SASP 维持，每天 2～3 g。硫唑嘌呤类药物用于激素依赖、氨基水杨酸制剂不耐受者的维持治疗，剂量与诱导缓解时相同。以 IFX 诱导缓解后继续 IFX 维持。

2.克罗恩病

治疗目标是诱导、维持临床缓解及黏膜愈合，防治并发症，改善生活质量。

（1）活动期治疗

1）一般治疗：主要包括戒烟和营养支持治疗。

2）药物选择：根据疾病活动严重程度以及对治疗的反应选择治疗方案：①轻度活动期 CD 的治疗：氨基水杨酸制剂适用于结肠型、回肠型和回结肠型，病变局限在回肠末端、回盲部或升结肠者，布地奈德疗效优于美沙拉秦。②中度活动期 CD 的治疗：激素是最常用的治疗药物。用量按照泼尼松 0.75～1 mg/(kg·d)（其他类型全身作用激素的剂量按泼尼松剂量折算）。病变局限于回盲部者，为减少全身作用激素的相关不良反应，可考虑布地奈德，口服，每次 3 mg，3 次/天，一般在 8～12 周临床缓解后改为每次 3 mg，2 次/天。但该药对中度活动期 CD 的疗效不如全身作用激素。激素无效或激素依赖时，加用硫嘌呤类药物或甲氨蝶呤。硫唑嘌呤（AZA）欧洲共识意见推荐的目标剂量为 1.5～2.5 mg/(kg·d)，中国患者剂量在 1.0～1.5 mg/(kg·d)亦有效。硫嘌呤类药物治疗无效或不能耐受者，可考虑换用甲氨蝶呤。诱导缓解期的甲氨蝶呤剂量国外推荐为每周 25 mg，肌内或皮下注射。12 周达临床缓解后，可改为每周 15 mg，肌内或皮下注射，亦可改口服。生物制剂如抗 TNF-α 单克隆抗体（IFX）用于激素和上述免疫抑制剂治疗无效或激素依赖或不能耐受上述药物治疗者。IFX 的使用方法为 5 mg/kg，静脉滴注，在第 0 周、第 2 周、第 6 周静注作为诱导缓解，之后每隔 8 周给予相同剂量维持治疗。近年来，生物制剂的进展迅速，如全人源化的抗 TNF-α 单克隆抗体阿达木（adalimumab，ADA）、戈利木（golimumab）、整合素单克隆抗体维多珠（vedolizumab），拮抗 IL-12 和 IL-23 的乌司奴（ustekinumab）等均展示出良好的治疗前景。沙利度胺的起始剂量为每天 75 mg 或以上，需要注意该药的治疗疗效及不良反应与剂量相关。③重度活动期 CD 的治疗：全身作用激素口服或静脉给药，剂量相当于泼尼松 0.75～1 mg/(kg·d)。抗 TNF-α 单克隆抗体可在激素无效时视情况应用，亦可一开始就应用。激素或传统治疗无效者可考虑手术治疗。必要时给予肠外或肠内营养支持，或成分输血。

（2）药物诱导缓解后的维持治疗：激素依赖的 CD 是维持治疗的绝对指征。其他情况宜考虑维持治疗，包括重度 CD 药物诱导缓解后、频繁复发 CD 等。激素不应用于维持缓解。用于维持缓解的药物主要包括氨基水杨酸制剂、硫嘌呤类药物或甲氨蝶呤及抗 TNF-α 单克隆抗体。

（3）肛瘘的处理：通过症状和体格检查，结合影像学检查，如 MRI、超声内镜或经皮肛周超声检查等，了解患者是否存在肛周脓肿，肛瘘是单纯性还是复杂性，使用结肠镜检查了解是否存在直肠结肠病变及其严重程度，在此基础上制定治疗方案。如有脓肿形成，必须先行外科充分引流，并予抗菌药物治疗。

（4）外科手术治疗和术后复发的预防：①外科手术治疗：尽管相当一部分 CD 患者最终难以避免手术治疗，但因术后复发率高，CD 的治疗仍以内科治疗为主。外科手术指征如下：A.CD 并发症：a.肠梗阻：由纤维狭窄所致的肠梗阻可行肠段切除术或狭窄成形术；短段狭窄肠管（一般小于 4 cm），可行内镜下球囊扩张术；炎症性狭窄引起的梗阻如药物治疗无效可考虑手术治疗。b.腹腔脓肿：先行脓肿引流和抗感染治疗，必要时手术处理病变肠段。c.瘘管。d.急性穿孔。e.大出血。f.癌变。B.内科治疗无效：内科治疗效果不佳和（或）药物不良反应已严重影响生活质量者，可考虑外科手术治疗。②术后复发的预防：CD 肠切除术后复发率相当高。术后（尤其是术后第 1 年内）定期内镜复查有助于监测复发和制定防治方案。回结肠吻合口复发及其严重程度通常应用 Rutgeerts 评分标准。强调吸烟患者必须戒烟。药物方面，有对照研究证实美沙拉秦、硫嘌呤类药物、咪唑类抗菌药物对预防内镜和临床复发有一定疗效。抗 TNF-α 单克隆抗体对预防术后内镜复发有效。

（5）癌变的监测：小肠 CD 炎症部位可能并发癌变，应重点监测小肠；结肠 CD 癌变危险与 UC 相近。

（四）康复

炎症性肠病是一种慢性疾病，许多患者因对疾病认识不足、病情进展或治疗失败后存在不同程度的肠道功能受损和社会心理障碍，日常生活和社交活动会受到限制，生活质量降低。患者教育及疾病缓解期的康复治疗能使大多数患者的生活质量得到明显提高。

炎症性肠病患者对自己所患的疾病要有一个客观正确的认识，在生活中不断探索、总结应对的方法，让自己在心理状态、生活方式、作息运动、饮食习惯方面保持较稳定平和的状态，医生也应当在随访时给予患者心理支持和教育。

平衡饮食是炎症性肠病患者的基本饮食原则,要求患者每日均衡摄入蛋白质、蔬菜、水果、淀粉类食物、奶制品和高能量食物等,同时也应当根据个人喜好、食物耐受情况摄入食物。在疾病缓解期,除非医生建议,不推荐避免某种食物或限制饮食,需要在患者尝试多种食物后判断哪些食物可能引起肠道不适,哪些食物在食用后会使人感到舒服,进行个体化饮食方案制定。

在医生的指导下,在炎症性肠病的缓解期推荐进行适当运动,尤其是年轻患者,有利于强身健体、发泄不良情绪和树立对抗疾病的信心。年长患者不宜过度活动,并且不建议剧烈活动。

### 三、医工交叉应用的展望

近年来,随着工科技术的飞速发展,医学科学进入了医工交叉这个崭新的研究领域。

#### (一)疾病诊断

目前,炎症性肠病的诊断依然困难重重,需要结合临床表现、影像、病理、内镜结果,并密切随访。随着内镜及影像学技术的进步与发展,CTE、胶囊内镜(capsule endoscopy,CE)及气囊辅助式小肠镜(balloon-assisted enteroscopy,BAE)的临床应用,极大提高了炎症性肠病的诊断效率。

#### 1.CTE

随着影像学技术的不断发展,尤其是多层螺旋CT的出现,CTE逐渐开始应用于临床,大大提高了人们对炎症性肠病等小肠疾病的认识,CTE检查耐受性好、准确、高效,为临床诊治小肠疾病带来了新希望。CTE是将造影剂通过口服或灌肠使全小肠充盈后再行CT三期扫描,从而清晰显示肠壁、系膜、肠腔、血管及腹内实质脏器的图像的检查方法,临床应用简单易行,费用相对较低,对于需要小肠镜检查的IBD患者,CTE能指导小肠镜的进镜方式,并与小肠镜及胶囊内镜相互补充,强化对肠壁全层、系膜等结构的观察。当临床难以确定IBD的病变部位时,首选CTE检查,如CTE发现病变但不能确定其性质时,可进一步行小肠镜等内镜检查,必要时行镜下活检以明确诊断。

有回顾性分析发现,CTE诊断CD活动期的灵敏度、阳性预测值分别为94%和96%,该分析认为CTE可作为判断CD活动性的首选方法。此外,CTE不仅能精确显示黏膜溃疡、炎症、水肿及肠是否增厚,还能判断克罗恩病的活动性,其中肠管增厚、肠管分层、管壁强化增加、病变肠管周围血管呈"梳状征"等CTE显像提示克罗恩病处于活动期,而管壁强化增加是区别其是否处于活动期的主要特点。

CTE对比剂有两种导入方式,即插管法和口服法。插管法通过鼻空肠营养管注入对比剂,可以在扫描过程中人为控制对比剂的注入量,能更好地充盈肠道,但插管技术要求较高,且属于有创性、侵入性检查,患者的顺应性较差。目前,国外多采用小肠插管灌注对比剂后行CTE。也有研究发现,肠道充盈的情况下,口服法与插管法CTE图片质量相差不大,且诊断敏感性和特异性无显著差异。国内报道以口服法为主。然而,需要注意的是,CTE扫描范围大、检查时间长,给患者带来较多辐射,予以重视。同时,优化扫描方案、在IBD复查时结合肠道超声等也是必要的。CTE图像应在冠状面和矢状面采用 $2\sim3$ mm的层厚进行重建。冠状面最大强度投影图像(MIPs)可能有助于提供肠壁和血管结构的概况。

---

**未来展望**

(1)现在越来越多的CT检查采用64排螺旋CT,提供各向同性的空间分辨率。这种增加的空间分辨率允许在任何平面上进行图像重构,其分辨率相当于原始轴向图像的分辨率。消化科医生往往对使用冠状面重建图像作为轴向图像的补充信息非常感兴趣。冠状面重建图像可增加诊断的可信度——相对较少的额外存储需求通常可改善斜向病变的可见性,或允许更好地比较上、下腹部肠管强化情况。将来,进一步完成冠状面重建的实时高分辨率成像或3D重建技术将可能进一步有助于医生及时有效获取IBD病变的信息。

(2)国外共识文件建议对IBD,尤其是CD在CTE报告时使用模板化、标准化的报告方法。对CTE报告使用结构化模板和标准化术语进行系统的报告将促进交流,并便于横向衡量。因此,应尽一切努力使用标准化术语来描述IBD的影像学表现。未来,研究者将努力实现CTE的国内结构化模版,以期更好地为IBD疾病的病变范围、临床决策服务,针对IBD的CTE结构化模版应包括:①病变节段位置、数量和长度(描述管壁增厚的范围和异常强化的部位);②管腔狭窄,不伴有或伴有近段肠管扩张;③是否存在穿透性病变,包括窦道和瘘管;④是否存在炎性肿块和脓肿;⑤其他表现:直肠血管扩张,纤维脂肪增生,肠周水肿,或炎性肿块、胆结石、肾结石、肠系膜静脉血栓形成、骶髂关节炎或髋关节缺血性坏死。

---

### 2.胶囊内镜

胶囊内镜(capsule endoscopy,CE)系统是一种新型的消化道无线检查诊断系统,是无痛、无创、无交叉感染的绿色检查方式,被誉为"消化内镜史上的第四个里程碑"。其系统组成主要包括智能胶囊、腰带式图像记录仪和影像工作站(见图15-4)。其应用于IBD诊断的优点在于:①检查过程无痛、无创,是新型高科技绿色诊疗设备;②安全卫生,智能胶囊为一次性使用,可避免交叉感染;③操作简便,整个检查仅包括吞服胶囊、拍摄记录与回放观察三个过程;④无碍生活,胶囊内镜检查过程中,受检者不需麻醉、行动自由,不影响正常的工作和生活,舒适自如;⑤诊断可靠,针对小肠疾病的阳性检出率超过70%。

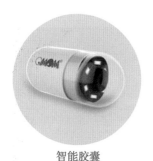

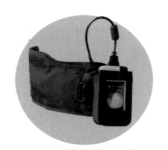

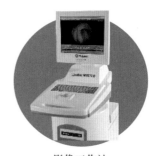

智能胶囊

集成相机、电池、无线收
发模块等
实时拍摄及传输图像信息

腰带式图像记录仪

集成图像记录器和天线接
收、处理和存储胶囊传输
图像

影像工作站

快捷、方便地实现图像数
据的浏览、筛选、诊断等
功能

图 15-4　胶囊内镜的主要系统组成

　　胶囊内镜操作检查时将数据记录仪通过导线与粘贴于患者腹部体表的阵列传感器电极相连或者穿戴记录仪背心。吞服胶囊后,按时记录相关症状并监视数据记录仪上闪烁的指示灯,确定检查设备的正常运行;检查期间避免进入强磁场区域,以防图像信号受干扰。在服用胶囊 2 小时后可饮清水,4 小时后可以进食少许清淡食物。在胶囊电池耗尽时或胶囊经回盲瓣进入结肠后将数据记录仪从患者身上取下,将其连接到可进行数据处理的工作站。数据记录仪中的图像资料最终下载至工作站中,由相关软件进行处理。

　　因 UC 病变部位主要位于结肠,胶囊内镜在 IBD 诊断中的应用主要体现在 CD 中。研究表明,胶囊内镜可用于 CD 的初次诊断、监控疾病复发、明确病变范围与严重程度、评估药物及手术治疗效果。胶囊内镜对克罗恩病的诊断率为 43%~77%,诊断敏感度可达90%。克罗恩病的胶囊内镜下表现主要为小肠绒毛的缺失、黏膜充血水肿、黏膜糜烂、口疮样溃疡、纵行溃疡、卵石征、肉芽肿样改变、肠管狭窄、瘘管、多发假性息肉等,病变多呈跳跃式分布。但作为一种影像学检查,对克罗恩病的诊断应是综合性的,需要结合病史及其他检查,部分病例可行气囊辅助式小肠镜辅以活检病理等检查予以佐证。

　　随着技术的进步,目前更新换代的新一代广角胶囊内镜存在以下技术优势:尺寸小(25.4 mm×11 mm),重量轻(<3.3 g),吞服更轻松自如,受检者依从性极佳;全新天线阵列,模块数量少,腰带式平板天线,重量降低,穿戴舒适;匹配模式为通过记录仪自动匹配,无须借助影像工作站进行手动匹配;实时监控胶囊拍摄图像,随时监控胶囊工作状态,确认胶囊位置;胶囊与影像工作站双向通讯,影像工作站读取胶囊信息,实时调节胶囊内镜拍摄频率和亮度;独创近距广角成像(顶点视场角为 150°,景深 0~35 mm),智能防抖技术,锐化提升,对比度强烈,边缘细节更清晰,保证图像品质;智能电子染色技术,针对特殊病变,去除短波部分,保留中长波长,清晰展示病变与周围组织的界线,绒毛、黏膜等微细结构;血红蛋白增强模式,强调血管分布,增加白色和红色对比度,展示血管微小病变;智能一键呼出出血筛查功能,直观显示出血部位和出血量(见图 15-5);智能图像筛除功能,同一屏幕多张图片同时阅片,自动过滤相似图片,最多可排除 90% 连续相似图

像,保留有价值图片,大大减轻读图人员工作负担(见图 15-6)。

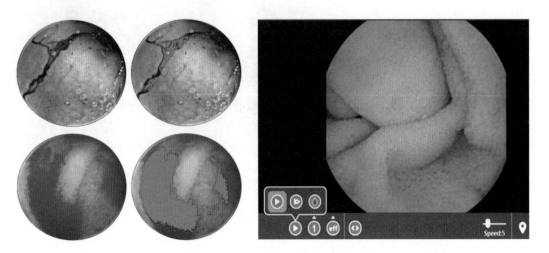

图 15-5　CE 出血筛查功能

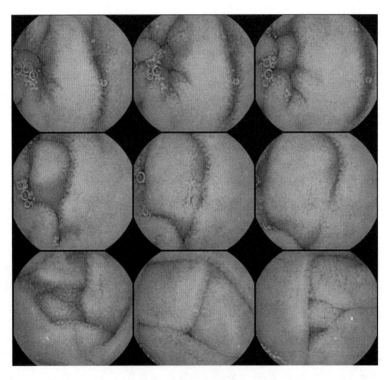

图 15-6　CE 图像智能筛除功能

　　目前,胶囊内镜检查亦存在若干局限性:小肠胶囊内镜收集的图片高达数万帧,导致医师阅片成本高且费时费力,且有小肠狭窄的 CD 患者可能发生胶囊滞留,这从一定程度上限制了其应用。目前,尚没有胶囊内镜造成电子设备(心脏起搏器等)失效的报道,但胶囊接近起搏器时,有发生内镜图像部分缺失现象的报道。因此,在胶囊内镜检查及胶囊尚未排出体外时,不能接受磁共振检查。此外,胶囊的运行依赖胃肠道本身的蠕动,可能会影响胶囊观察视角的精准度,视野上可能存在拍摄盲区,出现假阴性结果。

---

### 未来展望

如何能够做到克服胶囊内镜的缺陷,拓展其临床应用范围,是未来医工结合研究的一个热点和重点。例如,采取广角双向摄像头或球状摄像头,让胶囊内镜真正实现 360°无死角拍摄,同时提高胶囊内镜每秒拍摄的高清图像帧数,可以有效减少溃疡等病变的漏诊率;另外,随着人工智能的发展,目前已有利用 AI 特定算法实现胶囊内镜人工智能读片的相关研究,2019 年发表的一项研究验证了基于 AI 算法识别小肠 CE 图像异常的能力,基于辅助模型识别异常病变灵敏度更高,阅读时间明显比消化科医生的传统分析时间短。该 AI 算法为更有效、更准确地分析 CE 图像提供了重要工具,可以大大降低人工成本,提高诊断效率;此外,如果将来能够做到像磁控胶囊内镜一样实现胶囊内镜在小肠内的智能操控,对发现的可疑病灶能够做到冲洗、病理组织活检甚至是内镜下的扩张等治疗,让胶囊内镜真正意义上成为胶囊智能机器人,也是未来重要的发展方向。一旦上述功能实现,胶囊内镜甚至可以替代气囊辅助式小肠镜的部分功能。

---

#### 3.气囊辅助式小肠镜

双气囊小肠镜(DBE)的问世扫除了小肠这个消化道内镜检查最后的盲区,这是一个里程碑式的技术进步。2007 年,单气囊小肠镜(single-balloon enteroscopy,SBE)推出,之后将 DBE 和 SBE 统称为气囊辅助式小肠镜(balloon-assisted enteroscopy,BAE)。SBE 和 DBE 操作部均包含小肠镜和一次性外套管(见图 15-7),SBE 的气囊位于外套管头端,DBE 之所以称为双气囊小肠镜,是因为外套管和小肠镜的镜身头端分别有一个辅助气囊。BAE 在操作时,均可根据患者病情需要经口或者经肛进镜(依据病变可能的部位选择),或者联合按次序先经单侧进镜后做好黏膜标记,再经另一侧进镜(见图 15-8)。

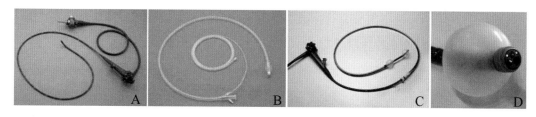

图 15-7　单气囊小肠镜(A)、一次性外套管(B)和双气囊小肠镜及镜身气囊(C、D)

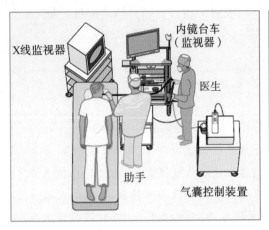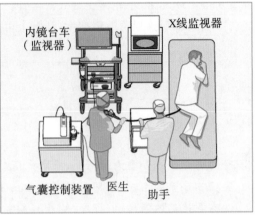

图 15-8　经口和经肛小肠镜操作示意图

　　如果将 SBE 和 DBE 进行技术优势上的对比,SBE 的技术优势包括:①镜身先端部外径仅有 9.2 mm,增强了插入性能;②优化的先端部和弯曲部设计使得插入顺畅;③小肠镜镜身本身没有气囊,无须额外对特定气囊送气管道进行清洗,清洗消毒和灭菌程序简便。双气囊小肠镜的技术优势:①新型真彩色超级 CCD,像素高,易于观察黏膜微小病灶,降低了漏诊概率;②深度、直视、活检,尤其适用于术后患者;③镜身气囊易于固定,稳固肠道,检查及退镜观察过程中不会出现肠道弹回的情况,可更高效地实施全小肠检查(尤其是术后粘连的患者),提高了全小肠检查率及检查阳性率,便于内视镜下手术治疗;④新设计的近焦观察(2~100 mm)在观察小肠时可获得更精确的诊断。

**未来展望**

　　气囊辅助式小肠镜是炎症性肠病,尤其是克罗恩病最有效的诊断及治疗工具,但由于缺乏规范化培训,操作技术要求高,临床推广非常困难。尽管国内很多医院都引进了小肠镜,但真正可以顺利开展小肠镜手术的医疗单位并不多,且各个医疗机构医师掌握小肠镜技术的熟练程度不同,完成全小肠检查依然是一个巨大挑战。加强气囊辅助式小肠镜操作技术的规范化培训,选择适宜的进镜途径,实现高治疗的内镜检查操作,是提高 IBD 诊断效率的有效途径。开发操作更加简便的小肠镜,甚至实现人工机器人的智能操作,实现全小肠检查且更加便于内镜下治疗,或许是将来研究发展的新方向。

（二）疾病治疗

克罗恩病导致的小肠狭窄在临床上并不少见,重度的狭窄甚至有可能导致肠梗阻等严重的临床症状。过去的小肠狭窄只能采取外科手术的方式进行处理,但是手术的创伤较大并且存在短肠综合征、术后再次狭窄的问题。气囊辅助小肠镜的问世使得部分小肠狭窄可以进行小肠镜下内镜治疗,目前主要的治疗方式包括小肠镜下球囊扩张术及狭窄切开术。

1.小肠狭窄内镜下扩张术

(1)适应证:需要同时满足以下条件:①有肠梗阻症状或经影像学提示狭窄近段有肠腔扩张;②狭窄长度小于等于5 cm;③纤维性狭窄。

(2)禁忌证:狭窄与瘘管、脓肿、深溃疡、重度炎症、严重的小肠粘连/扭曲相关;肿瘤、异物、肠壁外原因导致的狭窄;有小肠镜检查的相关禁忌;3处及以上狭窄。

(3)内镜操作:将小肠镜头端置于狭窄处近端,通过小肠镜的工作钳道插入控制性径向球囊扩张器(controlled radial expansion dilator,CRE)(见图15-9),使CRE在内镜直视下小心通过狭窄部位(应用X线透视可保证更好的安全性),随后将球囊正确定位,然后向球囊中注入水、气或造影剂使球囊膨胀,逐级扩张球囊,注意实时监测球囊压力,使之不超过其标定的最大压力。根据狭窄的位置和程度,操作医师控制球囊扩张的直径,安全的扩张直径为8～16 mm,维持1～2分钟,可根据情况重复。针孔样狭窄的目标扩张直径为10～12 mm,其他狭窄可视情况扩张至12～16 mm。技术成功的标志是小肠镜可以通过狭窄部位进入远端肠腔,造影可以发现狭窄的"凹腰征"消失。扩张成功后,抽尽球囊中的气体、液体,退出CRE。

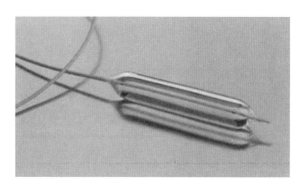

图15-9　控制性径向球囊扩张器(CRE)

2.内镜下小肠狭窄切开术

内镜下小肠狭窄切开治疗的原理是利用电刀将病变黏膜层、黏膜下层纤维沿肠腔纵轴切断,达到扩张肠管的目的,内镜下切开深度可控,效果确切,附件进出方便,安全性较高,有报道称穿孔的发生率较扩张球囊低,但出血发生概率要高,因此需要处理好切开后血管的残端。

内镜操作:建议选择3.2 mm活检孔道治疗小肠镜,以方便附件进出,根据具体情况选择针刀、Dual刀、IT刀等。进镜需要尽量轻柔,到达病变处需要尽量取直镜身再治疗,避免带袢操作,因为如果出现出血或穿孔视野不稳定,会给及时处置带来困难。对于切开深度,建议采取多点放射状切开,以切开黏膜下层暴露固有肌层为宜。切开后内镜可以自由通过,表示手术成功。

## 人工智能未来展望

人工智能已被用于许多领域的医学疾病。目前,也有 AI 在 IBD 内镜检查中应用的研究。对于 IBD 患者而言,内镜下炎症程度的评估,病变的特征,黏膜愈合的评估对于 IBD 管理是必不可少的。内镜下缓解与改善长期预后相关,多数指南建议将其作为治疗目标。然而,内镜下对炎症的评估是高度主观的,观察者之间和观察者内部对炎症的评估具有很高的主观性。图像识别,尤其是深度学习,是人工智能的重要应用领域,在辅助医学成像方面有很大的前景。计算机辅助诊断(CAD)正成为一种解决人为错误和偏倚的热点方法。用于 IBD 内镜检查的 CAD 可以使内镜下评估具有更少的偏差和更客观、一致性更强的结果。

CAD 使内窥镜评估客观一致。这种标准化对于 IBD 患者的医疗管理来说至关重要,因为对黏膜进行精确、详细的实时评估可能是这类慢性疾病管理的长期需要。此外,一些 CAD 系统已经实现了仅通过内镜图像预测组织学炎症,并显示出减少活检需求的潜力。这一优势将提供成本效益,因为无须收集和处理标本,并可避免对专业病理学家的要求。

也许在将来,我们可以在临床实践中使用人工智能技术。由于人工智能系统有助于人类疾病的准确诊断和治疗,继续深入学习 IBD 领域 AI 的应用任重而道远。

### ※ 拓展阅读 ※

小肠是营养物质消化吸收的主要场所,占消化道总长度的 70%。但传统的小肠检查方法均具有一定的局限性,使得小肠一直以来是消化道的"黑暗大陆",造成许多小肠疾病容易出现误诊甚至漏诊。自 2003 年双气囊小肠镜技术首次应用于临床以来,这项技术在全球范围内受到了热捧,也真正扫除了消化道最后的盲区,是小肠疾病诊治上里程碑式的进步。中国人民解放军空军特色医学中心是国内最早开展气囊辅助小肠镜技术的单位之一,双气囊小肠镜检查对接成功率超过了 70%,并先后开展了小肠镜下息肉切除、小肠异物取出术、小肠血管畸形内镜下治疗术、小肠恶性梗阻金属支架置入术、蓝色橡皮疱痣综合征小肠多发血管瘤内镜下治疗术、小肠良性狭窄切开术及扩张术、小肠良性肿瘤内镜黏膜剥离术、小肠脉管瘤内镜下硬化治疗术等小肠镜下治疗新技术。山东大学齐鲁医院消化内科是国内最早开展单人气囊辅助式小肠镜的单位,在左秀丽教授带领下,每年开展的小肠镜诊治例数都居于全国前列,积累了丰富的单人小肠镜诊治经验,也一直致力于单人小肠镜技术的培训和推广应用。随着小肠镜检查治疗技术的日臻成熟,国内外越来越多的医院开展了这项技术,很多小肠疾病患者(包括炎症性肠病患者)因此而获益。

**参考文献**

[1]吴开春,梁洁,冉志华,等.炎症性肠病诊断与治疗的共识意见(2018 年·北京)[J].中国实用内科杂志,2018,38(9):796-813.

[2]陈旻湖,杨云生,唐承薇.消化病学[M].北京:人民卫生出版社,2019.

[3]宁守斌,左秀丽.小肠疾病内镜诊治[M].北京:人民卫生出版社,2021.

[4]中华医学会消化内镜学分会小肠镜和胶囊内镜学组.中国小肠镜临床应用指南[J].中华消化内镜杂志,2018,35(10):693-702.

[5]边向聪,陈嘉屿,王彪猛,等.CT 小肠造影研究进展[J].医学综述,2017,23(9):1369-1373+1378.

[6]中国胶囊内镜临床应用指南[J].胃肠病学,2014,19(10):606-617.

[7]陈焰,范一宏,张冰凌,等.溃疡性结肠炎和克罗恩病你问我答[M].杭州:浙江大学出版社,2015.

[8]Expert Panel on Interventional Radiology, KARUPPASAMY K, KAPOOR B S, et al. ACR Appropriateness Criteria ® radiologic management of lower gastrointestinal tract bleeding:2021 Update[J]. J Am Coll Radiol,2021,18(5S):S139-S152.

[9]PAULSEN S R, HUPRICH J E, FLETCHER J G, et al. CT enterography as a diagnostic tool in evaluating small bowel disorders:Review of clinical experience with over 700 cases[J]. Radiographics,2006,26(3):641-662.

[10]DING Z, SHI H, ZHANG H, et al. Gastroenterologist-level identification of small-bowel diseases and normal variants by capsule endoscopy using a deep-learning model[J]. Gastroenterology,2019,157(4):1044-1054.e5.

[11]TAKENAKA K, KAWAMOTO A, OKAMOTO R, et al. Artificial intelligence for endoscopy in inflammatory bowel disease[J]. Intest Res,2022,20(2):165-170.

（刘君）

# 第十六章　功能性胃肠病

## 案例

患者女性,45 岁,因"腹胀、排便困难两年"就诊于消化科门诊。

目前情况:患者两年前无明显诱因出现腹胀,多于餐后出现,伴排便困难,每周大便 1～3 次,有排便不尽感。排便后腹胀减轻,无恶心、呕吐,无黑便、脓血便,无腹痛、发热等不适。此后上述症状反复出现,腹胀严重时应用"肠清茶""开塞露"等治疗,症状缓解。现为求进一步诊治至消化科门诊。患者自发病以来,饮食一般,睡眠差,大便如上所述,小便正常,体重约减轻 3 kg。

专科查体:腹部平坦,未见胃肠型及蠕动波,触软,全腹无压痛及反跳痛,肝脾肋下未触及,Murphy 征(一)。腹部叩诊呈鼓音,肠鸣音 3 次/分。双下肢无水肿。

辅助检查:暂缺。

入院诊断:腹胀原因待查;功能性便秘?

患者两年来腹胀、便秘反复发作,严重影响日常工作,生活质量显著下降。入院后完善相关辅助检查,血常规、尿常规、大便常规＋隐血、肝肾功、电解质、肿瘤标志物、腹部 CT 未见异常。排除禁忌后完善胃肠镜检查,胃镜提示非萎缩性胃炎,肠镜未见异常。与患者沟通后,建议其行胃肠排空试验及生物反馈治疗。

胃肠排空试验过程:胃肠排空检查是了解胃肠道功能的一种动力学检查方法,对于功能性便秘的诊断和分类具有重要意义。检查前应注意不得行钡剂胃肠道造影;不使用任何影响胃肠道动力的药物及食物,直至检查结束;检查期间生活及饮食习惯不变。检查方法为:①检查当日晨起吞服 20 粒不透 X 线的标记物(钡条)5 小时后,口服显影剂后行腹部平片拍摄。②之后每隔 24 小时行腹部平片拍摄,共计拍摄 3 天或 5 天,检查中如标记物已排空,即可停止检查。检查结束后,记录每张 X 片中标志物的数目及分布情况。读片方法从胸椎棘突至第五腰椎棘突做连线,再从第五腰椎棘突向骨盆出口两侧做切线,将结肠分为右侧结肠区、左侧结肠区、乙状结肠区 3 个区段,比较标志物在各区段中的分布情况。

生物反馈治疗过程:在治疗前向患者详细讲解人体结肠、直肠、肛门和盆底肌的正常解剖和生理功能,讲解正常排便机制。直肠扩张后,可引起肛门内括约肌反射性舒张,使粪便进一步向下移动并与肛管上部的感受器接触。发放冲动进一步使直肠肌收缩,并舒张肛门外括约肌和盆底耻骨直肠肌,促进排便。除此之外,还要向患者讲解生物反馈治疗的机理和目的(见图 16-1)。具体操作方法如下:①打开电脑,点击桌面 MMS Database 图标,开启数据库。②把电池装入生物反馈治疗仪,连接好 P 端口的压力电缆及传感器和 E1 端口的肌电电缆。③新建患者,输入患者资料。④点击固定式 Solar Gastro 图标,进入测压程序。⑤按照生物反馈的检查协议。⑥选择生物反馈。⑦将生物反馈导管接在治疗仪的 P 压力端口的压力传感器上。⑧将导管插入患者肛门 10 cm。⑨将肌电电缆的红色和黑色线与患者肛门口的电极片连接,绿色为地线,连接贴在大腿上的电极片。⑩开始检查,选择越过障碍方式,便秘患者压力预设选择 50。⑪安排患者坐或躺在治疗仪和治疗师的右侧,面对治疗仪和治疗师。向患者讲解清楚仪器上所显示的动画或曲线的意义,并指出患者在静息、屏气和用力排便时的异常所在。⑫往球囊内注入 2~3 mL 气体或水,封闭球囊。让患者放松,不做任何动作,点击清零。再次耐心告诉患者如何调控括约肌的舒缩,鼓励患者尝试,患者的每一次尝试都会在仪器上显示,一旦有正确的活动,给予鼓励。⑬最后开始记录,让患者在无治疗师帮助的情况下,面对仪器按正确的活动自行练习,每次练习 20 分钟左右。

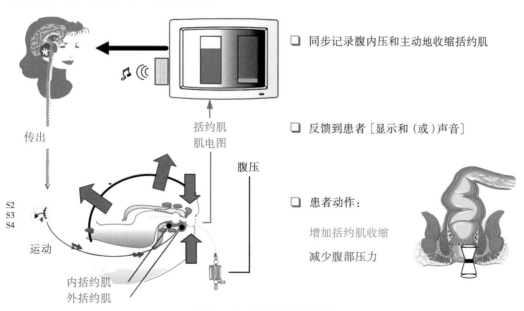

图 16-1 生物反馈治疗示意图

医工结合点：胃肠排空试验测定原理是口服不透 X 线标志物后定期摄片，利用腹部平片上的肠腔内是否含气和骨性标志以及连续摄片的标志物移动方向，判断标志物的分布，计算不透 X 线标志物通过胃肠道的情况。生物反馈疗法的实质即利用声音或可视图像的反馈刺激大脑来调控身体的功能，从而训练患者学会控制或阻止某一现象的发生。生物反馈技术被广泛应用于功能性便秘、大便失禁和慢性疼痛的治疗。功能性便秘的生物反馈的治疗实质是利用声音和图像的反馈刺激训练患者正确地控制肛门外括约肌的舒缩，以达到正常排便。

**思考题**

除了上述案例中胃肠排空实验及生物反馈技术的使用，还有哪些医工结合的进展有助于功能性胃肠病的诊断？

## 案例解析

### 一、疾病概述

#### (一)定义和病理生理

功能性胃肠病(functional gastrointestinal disorders，FGIDs)是消化科门诊最常见的一组疾病，占消化科门诊疾病的 40％～50％，包括功能性消化不良、肠易激综合征、功能性便秘、功能性腹胀、功能性胸痛、阿片类药物引起的肠道疾病等。患者普遍存在消化道症状，最常见的表现是腹痛、腹胀、腹泻、便秘等，然而实验室检查缺乏器质性疾病的证据。功能性胃肠病的病理生理学机制十分复杂，涉及脑肠的双向调节异常、肠道微生态失衡、肠道黏膜免疫功能改变、内脏高敏感和胃肠动力异常。因此，这类疾病也被称为脑肠互动障碍。同时，这类疾病常伴随心理问题，严重影响患者的生活质量及工作能力。

#### (二)发病率

功能性胃肠病的全球患病率可能超过 40％，女性比男性更为普遍。最新一项研究表明，功能性便秘的发病率为 11.7％，功能性消化不良的发病率为 7.2％，肠易激综合征的发病率为 4.1％，功能性腹泻的发病率为 4.7％。成人功能性胃肠病以功能性消化不良、功能性便秘和肠易激综合征为常见。以功能性便秘为例，随着饮食结构改变、生活节奏加快及社会精神心理因素影响，其发病率呈现上升趋势。我国人群便秘的发病率为 9.2％，其中男性为 7.3％，女性为 11.2％，并且有随年龄增高的趋势。

#### (三)病因

功能性胃肠病是一组病因不明的临床症候群，随着对疾病模式的认识转变和相关研究证据的更新，研究者发现功能性胃肠病并不只是单一的胃肠动力异常，而是由生物、心理、社会因素共同作用导致的肠脑互动异常。功能性胃肠病可能的病因涉及基因、饮食、感染、精神心理因素、自主神经功能异常、幽门螺杆菌感染等，这些因素交互作用，最终导致患者内脏感觉异常、胃肠动力障碍、肠道屏障功能破坏、肠道微生态失衡、异常免疫活化,从而产生了各类临床症状。

### (四)临床表现

功能性胃肠病的临床症状复杂多变,呈慢性和波动性,常见的症状包括功能性消化不良、肠易激综合征、功能性便秘。以功能性便秘为例,基本可以分为以下 4 类:①慢传输型:缺乏便意,排便次数减少,排便干硬、费力。主要原因是结肠动力不足,可能的机制包括肠神经元和神经递质异常,Cajal 间质细胞减少,肠胶质细胞减少及氯离子通道功能障碍。②排便障碍型(出口梗阻型):直肠肛门阻塞感,排便不尽感。主要原因是腹肌、直肠、肛门括约肌和盆底肌失协调,直肠推进不足或感觉功能下降。③正常传输型:特指便秘型肠易激综合征的患者,此类患者往往存在明显的腹痛,伴有明显排便焦虑等精神心理问题。④混合型:兼具结肠传输延缓和肛门直肠排便障碍。

除上述症状外,部分患者可表现为腹胀、恶心、嗳气、食欲缺乏,全身症状包括疲劳、心悸、头痛、焦虑、抑郁、紧张等。

## 二、疾病预防、诊断、治疗、康复

### (一)预防

功能性胃肠病的预防包括饮食改变和行为矫正,以功能性便秘为例,应注意:①饮食上应该多补充膳食纤维,如水果、蔬菜、谷物等,注意多饮水,避免进食过少或进食过于精细;②养成良好的排便习惯,出现便意时立即如厕。每日定时排便,形成条件反射。睡醒及餐后结肠的动作电位活动增强,将粪便向结肠远端推进,故晨起及餐后是排便的最佳时机;③避免滥用泻药造成对药物的依赖;④合理安排工作生活,做到劳逸结合,保持健康的生活习惯,增加体育锻炼,控制好体重,避免过度压力,久坐不动者尤应注意。

### (二)诊断

功能性胃肠病的诊断是基于临床症状的临床诊断,首先应排除器质性疾病,目前采用基于临床症状学的国际公认的罗马Ⅳ诊断标准。以功能性便秘为例,需要全面了解患者的临床病史、进行胃肠道检查并进行基本的实验室检查。在排除器质性疾病导致的便秘后,诊断标准基于症状、体格检查、实验室检查、结肠镜检查、特殊检查。

#### 1.症状

符合以下两点或两点以上,诊断前症状出现至少 6 个月,近 3 个月内症状有以下特点:①至少 25% 的排便感到费力;②至少 25% 的排便为块状便或硬便;③至少 25% 的排便有不尽感;④至少 25% 的排便有肛门直肠梗阻感/阻塞感;⑤至少 25% 的排便需以手法帮助(如以手指帮助排便、盆底支持);⑥每周排便次数不足 3 次。

采集病史时应详细询问症状持续时间、排便频率、粪便的性状、粪便粗细等,应确定便秘的持续时间和性质。布里斯托大便性状量表(BSFS)是一种经过验证的工具,将大便分为七种类型,可用于临床实践:1 型和 2 型大便表示硬便或块状大便,而 6 型和 7 型则表示稀便或水样便。患者的主诉还应包括其他的胃肠道症状(如腹痛、腹胀和呕吐),以及警报症状(包括意外体重减轻、直肠出血和结直肠癌或炎症性肠病家族史)。此外,便秘可能由神经系统疾病(如帕金森病)或阿片类药物、钙通道阻滞剂和三环类抗抑郁药等

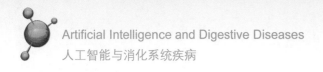

药物引起。

**2.体格检查**

首先,应排除主要的中枢神经系统障碍,尤其是脊髓病变。功能性便秘的患者多数无异常腹部体征,腹部查体的目的在于排除引起患者症状的器质性疾病,如有无可触到的肿块、是否存在腹部肿块和淋巴结肿大等。其次,应进行直肠指检以排除肛门直肠狭窄,如果无异常,则继续评估者有无肛门括约肌松弛。反常肛门收缩意味着排便不协调,这是一种获得性排便行为障碍,在尝试排便时无法协调腹部、直肠肛门和盆底肌肉。直肠指检对协同失调排便的敏感性和特异性分别为 75% 和 87%。因此,需要通过肛门直肠测压进一步确认,如果异常可以进行生物反馈治疗。

**3.实验室检查**

实验室检查包括血常规、大便隐血试验、甲状腺功能、肿瘤标志物等。当临床提示甲状腺功能减退或表现为高钙血症的疾病时,需要检测促甲状腺激素和血清钙水平。除此之外,还应包含乳糜泻的血液学检验。虽然乳糜泻通常被认为是一种腹泻疾病,但十分之一的患者存在便秘。近期出现便秘、局部下腹痛、腹胀的绝经后妇女也应进行经腹/阴道超声扫描。因为在极少数情况下,卵巢癌可能是便秘的原因。

**4.结肠镜检查**

所有 50 岁以上的患者应进行结肠镜的筛查,尤其具有报警症状(如非人为的体重减轻、便血、贫血)或有结直肠癌家族史的患者应及时进行早期干预。

**5.特殊检查**

(1)胃肠排空试验:X 线能穿透人体的组织结构。当 X 线透过人体不同组织结构时,被吸收的程度不同,所以到达荧屏或胶片上的 X 线量存在差异。这样,就形成明暗或者黑白对比不同的影像(见图 16-2)。胃肠排空试验具体操作方法为随标准餐顿服不透 X 线的标记物(如直径为 1 mm,长 10 mm 的钡条 20 个),于 24 h、48 h、72 h 分别拍摄腹部 X 线片一张。根据标记物的分布计算结肠传输时间和排出率。诊断标准为:正常为 72 h 小于等于 4 粒;结肠慢传输型为 96 h 大于等于 4 粒,且传输指数小于等于 0.4;出口梗阻型为 72 h 大于等于 10 粒,且连续 2 天传输指数大于 0.6,最后一天大于等于 0.75。72 h TI＝SRM/(RCM＋LCM＋SRM)(TI:传输指数,RCM:右半结肠区标志物数;LCM:左半结肠区标志物数;SRM:乙状结肠直肠区标志物数)。TI 以 0.5 为中位数,其值越小提示结肠慢传输型便秘可能性越大,其值越大提示出口梗阻型便秘可能性越大。

(2)肛门直肠压力测定:是检测括约肌功能和直肠肛门协调异常的应用最广泛的技术。肛门内、外括约肌是构成肛管压力的解剖学基础。肛管直肠测压是将压力测定仪器置入直肠,通过指导患者收缩与放松肛门,检查内外括约肌、盆底、直肠功能与协调性,对直肠肛门的生理功能是否存在异常做出评估,有助于判断功能性便秘的类型;评估肛门内括约肌和自制维持功能,肛门外括约肌和盆底肌群;了解直肠括约肌协调性、顺应性及肌力;明确腹内压增加时外括约肌反射性收缩功能;评估排便神经反射的完整性、直肠壁对扩张的敏感性。

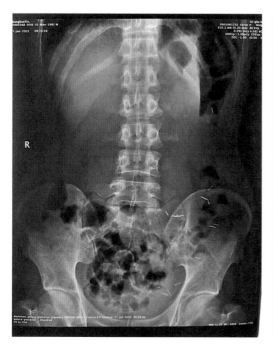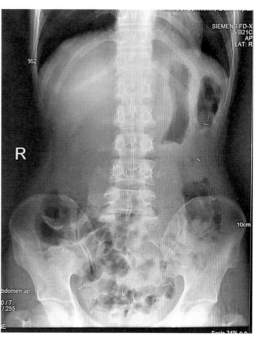

图 16-2　胃肠排空试验(腹部 X 线摄片)

测压系统一般由测压导管、灌注系统、压力传感器、直肠扩张球囊及计算机处理系统组成。测压设备可以记录肛管中单个点的压力数据,称为"常规肛门测压",或者可以同时记录和显示整个肛管和直肠远端的详细信息。虽然使用水灌注系统的传统肛门测压法仍然广泛应用于临床实践中,但研究表明,更详细的高分辨率固态方法学是未来的趋势,部分原因可能是这种技术能够更准确地反映肛门括约肌功能。在高分辨率测压模式中,存在两种技术,即 HR-ARM 与 3D-ARM。HR-ARM 由安装在柔性导管上的传感器沿圆周记录管腔压力,数据以彩图的形式呈现或者由肛门直肠不同纵向水平的平均圆周压力来呈现。另一方面,3D-ARM 由安装在刚性探头上的传感器纵向和径向记录点压力,其形态以 2D 和 3D 表示。进行检查前 1~2 h 嘱患者自行排便,以免直肠中有粪便而影响检查。同时,不要进行灌肠,以免干扰括约肌功能而影响检查结果。具体测定内容包括:①肛管静息压、收缩压与肛管高压区长度测定:患者取左侧卧位,右髋关节屈曲,将带气囊的测压导管用石蜡油润滑后,缓慢插入肛管,使肛管测压孔进入达 6 cm,用仪器定速缓慢拉出测定。肛管静息压为安静时肛管内的压力,主要源于内括约肌静息张力,在肛管内呈阶梯状分布,正常值为 50~70 mmHg,受人种、年龄、性别、体位变化影响。肛管收缩压为有力缩肛时的最大肛管压力,正常值为 100~180 mmHg,主要源于肛管横纹肌的收缩压力。肛管高压区长度为 2.0~3.0 cm(女性),2.5~3.5 cm(男性)。②直肠肛管抑制反射:向连接气囊的导管快速注入空气 50~60 mL,出现短暂的压力升高后,肛管压力明显下降,呈陡峭状,然后缓慢回升至原水平,出现上述变化即表示存在直肠肛管抑制反射。③直肠感觉容量、最大容量及顺应性测定:将气囊置入受检者直肠后,患者出现直肠内有异样感觉的气囊容积。注入的液体量即为直肠感觉容量,同时记录下此时的直肠内压。一般情况下,注入 5～10 mL 时受检者即有感觉。继续向气囊内缓慢注入液体,当患者便意急迫,不能耐受时,注入的液体量即为直肠最大容量,同时记录下此时的直肠内压。直肠顺应性反映直肠壁的可扩张性,即肠壁的伸展性及储袋功能,在增加直肠容积的过程中检测球囊压力变化。直肠扩张的容积变化反映直肠压力变化与容积变化之间的关系。正常情况下,当容量上升至 300 mL 时,直肠压力不出现任何变化,甚至下降,直到直肠所能耐受的最大容量引起便急迫感时,压力才会明显上升,这种特性称为直肠顺应性。④排便动作协调性:主要反映直肠与肛管排便协调的关系,正常情况下,直肠收缩,肛管放松,形成负相关关系。若直肠收缩,肛管也收缩,则说明存在盆底肌失弛缓症。

### (三)治疗

以功能性便秘为例,治疗原则一般采用综合治疗,包括一般治疗、药物治疗、生物反馈训练和手术治疗。

**1.一般治疗**

一般治疗包括健康教育,改变生活方式,加强体育锻炼,增加饮食结构中膳食纤维的摄入。对于应激或精神紧张的患者,可适当给予心理治疗。

**2.药物治疗**

(1)泻药:可适当使用轻泻剂,包括容积性泻药、润滑性泻剂、渗透性泻剂、刺激性泻剂、软化性泻药。

(2)促动力药:用于慢传输型便秘,包括莫沙必利、伊托必利等。

(3)微生态制剂:可调节肠道微生态,降低肠腔内 pH 值,改变粪便性状,对缓解便秘、腹胀具有一定作用。

(4)精神心理治疗:对于精神心理障碍、睡眠障碍的患者,可给予心理指导和认知治疗,使患者充分认识到良好的心理状态和睡眠对缓解便秘症状的重要性。同时,可在精神科医生指导下,适当应用抗焦虑药物。

**3.生物反馈治疗**

生物反馈疗法是一种自身训练方法,又称“再教育”,是通过利用来自人体自身产生的生理信号,按照仪器系统给定的模式进行训练,从而起到改善身体的某个脏器运动或生理过程的一种治疗方法。生物反馈系统提供关于患者生理过程实时的听觉和(或)视觉信息,而这个过程患者一般不会自我意识到。通过显示器的图形(视频)变化,倾听电生理活动产生的声音(音频)改变,使得患者能够获取反馈信息并理解和加强他们的思维和行为。

**4.手术治疗**

结肠切除术(即回肠、直肠吻合术或回肠造口术)很少用于治疗功能性便秘,只能作为顽固性便秘患者的最后手段,结肠切除术患者受益有限,相关的研究也几乎完全来自观察性研究。有报告称,结肠切除术可能使一部分功能性便秘患者受益,但 25% 的患者会出现并发症,约 15% 的患者会反复出现小肠梗阻,再次住院和手术的风险很大。因此,目前的证据不足以指导患者选择手术治疗。

**（四）康复**

对于功能性便秘的患者，日常生活中应注意：①培养定时排便的习惯；②保证饮食中膳食纤维的含量和水分；③加强中度的体育锻炼；④利用重力和腹内压，养成正确的排便姿势；⑤合理应用轻泻药，包括天然或人工合成的多糖或纤维素衍生物，这些药物主要靠吸收水分和增加粪便体积来发挥作用，可有效增加排便频率和软化粪便，且不良反应小；⑥必要时予以灌肠。

## 三、医工交叉应用的展望

近年来，随着工科技术的飞速发展，消化病学进入到医工交叉这个崭新的研究领域。

**（一）疾病诊断**

功能性便秘的诊断建立在排除器质性疾病的基础上。胃肠排空试验可协助判断便秘类型。正常情况下，72 小时排出率应大于 90％。若停留结肠时间大于 72 小时，则提示肠传输减慢，考虑慢传输型；若均聚集在直肠，则提示出口梗阻，考虑排便障碍型。

基于肛门直肠压力测定，在排便障碍患者中，高分辨率肛门直肠测压法可以检测到四种特定的肛门直肠压力异常模式。在正常生理状态下，排便引起直肠收缩和肛门括约肌松弛。然而，在排便协同失调中，肛门括约肌未能放松或反常收缩。在肛门直肠测压过程中，还可以评估直肠推进压力，可识别排便推进力不足。因此，功能性便秘可分为以下压力亚型，其中Ⅰ型和Ⅲ型描述了排便不协调的典型模式：①Ⅰ型：直肠内推进压力充足，但肛门括约肌压力增加（后者反映反常的肛门收缩）。②Ⅱ型：直肠内推进压力不足和肛门括约肌压力升高。③Ⅲ型：直肠内推进压力充足，但肛门括约肌松弛缺失或不足。④Ⅳ型：直肠内推进压力不足和肛门括约肌松弛缺失或不足。

不同的分型可以提示患者排便障碍的原因，如排便时盆底肌收缩不良、直肠压力上升不足、缺乏肛门直肠抑制反射、直肠感觉阈值改变等。

**（二）疾病治疗**

早在 1948 年，Arnold Kegel 首先应用生物反馈技术辅助治疗尿失禁。之后若干年，这个技术被应用于功能性便秘和大便失禁的治疗。由于生物反馈具有安全、有效、无痛苦、耐受性好、治疗成本和费用低的优点，已经成为消化科治疗功能性便秘的重要手段。目前，针对功能性便秘的生物反馈就是应用肛门括约肌肌电图（声音或图像）和直肠压力（曲线或图像），使患者通过视觉、听觉和语音反馈认识自己的不正确排便动作，在系统的引导下经训练形成正确的排便动作。以盆底痉挛综合征为例，该病患者排便时肛门外括约肌及耻骨直肠肌出现矛盾性收缩，主要症状是排便不规则，大便次数少，排便困难、不适和疼痛。针对功能性便秘，肛门直肠测压可发现反常收缩的典型表现，经过生物反馈治疗，反常收缩消失。功能性便秘最常见的类型是出口梗阻型和直肠无力型，使用生物反馈的目的是重新建立正确的排便和改变排便时直肠和肛门括约肌的协调性。如果不按照动力检测结果分类，没有量化每个患者的肌肉和神经传导的兴奋阈值，对适用于生物反馈治疗的功能性便秘患者进行个体化治疗，直接对括约肌或整个盆底肌进行电刺激，会导致患者的肌肉惰性和神经的惰性增加，使肌肉收缩和神经传导过多地依赖体外

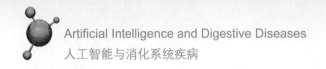

的强刺激,破坏了盆底肌群的协调性、稳定性和肌电生理特性,甚至导致神经系统的调节和管理紊乱。现代生物反馈技术应用计算机技术,使用易于理解的卡通图像指导患者训练治疗,使患者易于理解直肠压和肛门括约肌在排便时的协调动作,患者根据动画图形同步进行排便或盆底肌收缩训练,比以往单纯应用压力曲线和肌电图声音时效果更佳。

※ 拓展阅读 ※

## 一、关于胃肠动力检查系统-生物反馈技术介绍

### (一)产品概述

Solar GI 测量系统由医学测量系统(MMS)开发,用于胃肠道和(或)神经系统检查。Solar GI 测量系统在可移动 Solar 手推车或紧凑杆上有一个模块化设置。Solar GI 与计算机和 LABORIE 软件程序结合使用。Solar GI 是一种数字即插即用系统,提供模块化和灵活的设置。硬件和软件模块可用于提供不同类型的检查。LABORIE 程序包含广泛的患者数据库,可以方便地输入和检索患者信息。在检查过程中,程序控制 Solar GI 系统,并将测量数据与选定的患者一起保存。检查结束后,可以分析曲线并打印检查报告。

### (二)软件模块

(1)SolarU2M 模块:该模块是计算机与所有有线实验室设备(模块)之间的接口。该中央模块通过 USB 连接到计算机,并具有红外线接收器。

(2)组合接口模块:该模块可以测量压力、肌电图。

(3)多压力接口:该模块包含 12 个压力通道,使用水灌注导管进行胃肠高分辨压力测量研究。

(4)无线患者模块:该模块可以通过无线连接测量一个压力和两个肌电信号。

(5)神经模块:该模块通过表面电极记录肌电信号。

### (三)操作流程

1.神经模块

神经模块用于盆底器官的电生理测试,包括运动神经传导、骶骨反射和肌电图检查。神经模块的三个主要部分为肌电放大器、刺激器、MMS 总线接口(连接到 SolarU2M),各部分相互电隔离。

(1)肌电放大器:EMG1 和 EMG2 是两个肌电放大器的输入,采用 100 na/10 Hz 电流源测量电极阻抗,包括一个(硬件)高通滤波器和一个额外的增益级肌电放大器。16 位双模拟数字转换器以 22 kHz(单通道肌电)或 11 kHz(双通道肌电)的速率对肌电信号进行采样。肌电放大器部分还包括模块控制。电位计设置刺激器的电流水平。

LED 指示灯指示模块或活动刺激器的状态。

（2）刺激器：主要部分是可变电流源。电流源可设置为 0～100 mA。电流源完全由微控制器控制，便于与肌电测量数据同步。刺激器输出脉冲的能量来自一个充电的 10 uF 电容器，这个电容器的充电电流很低（1～2 mA），最大输出电压（取决于电流水平和输出负载）为 300 V。

（3）MMS 总线接口：连接到 SolarU2M。

2.无线患者模块

无线患者模块（WPM）可用于测量一个或两个肌电通道和一个压力通道。肌电图可以用表面电极测量盆底肌肉的活动。该模块可用于生物反馈训练和肛门直肠测压。无线患者模块配有蓝牙无线接口，可用于计算机通信。该模块配有一个携带袋（肩带），或可与一条带子一起使用，将其固定在患者的手臂或腿部。具体操作步骤为：①安装电池并注册无线患者模块。②将固态导管、T-DOC 传感器或接口电缆连接至 Lemo 4 插座。③将 EMG 电缆连接到 Lemo 3 插座 EMG 1，第二根电缆可以连接到插座 EMG 2。④LABORIE 软件程序包含检查协议，其中，无线患者模块可分别为每种检查类型启用。程序如下：a.在测量程序中，用鼠标右键单击其中一个协议并选择编辑协议。b.对于所选协议中的每个检查，可以启用，选择带有检查名称的选项卡，如生物反馈。c.为适用的肌电图通道选择无线患者模块。d.如果正在使用压力通道，则可以为适用的压力通道选择无线患者模块（注：可以通过无线患者模块测量通道，也可以同时通过 CIM、CIM-AUX 或 MPI 测量某些通道）。e.点击 OK 按钮返回调查协议。f.在检查协议中，可以启用"肌电图提示"设置。选择测量后，软件将显示问题"启用此检查的肌电图"。g.在测量程序中，可以开始检查并测试无线患者模块。

（三）产品图片（见图 16-3）

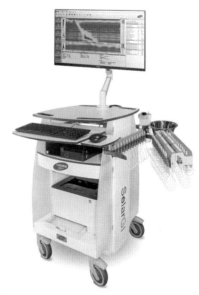

图 16-3 Solar GI 系统

## 二、生物反馈技术的应用

生物反馈是现代物理治疗学中涉及多学科综合应用的一项新技术,包括物理医学、控制论、心理学、生理学等多个学科。生物反馈将人们正常意识不到的肌电、皮温、心率、血压等变化,借助电子仪器转化为可以意识到的视听信号,并通过医生指导和自我训练让患者根据这些信号学会控制自身不随意的功能,可用于疾病防治及康复训练。

生物反馈于20世纪60年代兴起。1962年,Kamiya发现人能自身调节脑电α波的节律。1963年,Basmajian通过实验证明,人可以控制单个运动单位的放电。1969年,Miler阐明正常由自主神经系统控制的内脏和腺体,在某些情况下可由人的意识随意控制,提出自主神经系统操作条件反射理论。1971年,Barber和Kamiya在他们的著作中正式使用"生物反馈"这一术语。生物反馈训练可提高机体对体内信息的敏感度,加强直接感知,并使间接感知转化为直接感知。利用生物反馈进行训练的目的在于增强患者对机体内部的自我感知能力,达到由意识控制内环境、调节机体、治疗疾病的目的。具体来说,利用生物反馈进行训练是指借助生物反馈仪器将各种生理变化放大并显示出来,通过反复实践、强化和定型,通过不断自我总结,逐渐形成和保持不依赖仪器进行自我控制的能力。这种能力,一般是利用仪器或运用患者想象中的松弛感、温热感等感觉的方法形成。通过生物反馈仪显示出来的生理状态信息,在医生指导下反复训练,患者对体内信息的间接感知的敏感度将逐渐升高,使间接感知转化为直接感知,并得到强化,最终形成并保持脱离反馈仪而进行自行控制和调节自身某些心理、生理的反应能力。

### 参考文献

[1]方秀才.罗马Ⅳ诊断标准在慢性便秘诊断中的应用[J].中华胃肠外科杂志,2016,19(12):1321-1323.

[2]DROSSMAN D A. Functional gastrointestinal disorders:History, pathophysiology, clinical features, and Rome Ⅳ[J]. Gastroenterology,2016,150(6):1262-1279.

[3]AZIZ I, WHITEHEAD W E, PALSSON O S, et al. An approach to the diagnosis and management of Rome Ⅳ functional disorders of chronic constipation[J]. Expert Rev Gastroenterol Hepatol,2020,14(1):39-46.

[4]LIU L W. Chronic constipation:Current treatment options[J].Can J Gastroenterol, 2011,25(Suppl B):22B-28B.

[5]CARRINGTON E V, SCOTT S M, BHARUCHA A,ET AL. Expert consensus document:Advances in the evaluation of anorectal function[J]. Nat Rev Gastroenterol Hepatol,2018,15(5):309-323.

（隆鑫）

# 第十七章

# 肠梗阻

1.了解肠梗阻的定义、病因及发病机制。

2.熟悉肠梗阻的临床表现和诊断方法。

3.熟悉肠梗阻相关医工结合的现状及进展。

4.掌握肠梗阻的治疗方法。

## 案例

患者女性,69 岁,年轻时是工人,饮食不规律,退休后喜食山楂、柿子等食物,10 年前曾行阑尾切除术,现在因为"腹部疼痛两天"来到医院消化内科住院治疗。

目前情况:两天前无明显诱因出现腹部不适,伴恶心、呕吐,疼痛以左上腹为主,逐渐转移至下腹,呈阵发性绞痛,伴明显腹胀,疼痛开始时伴有两次腹泻,为不成形便,无脓血,无黑便,偶有排气,无胸痛及肩背部放射痛。患者自行口服"速效救心丸、达喜"等药物,效果差,遂来我院急诊。

查体:老年女性,发育正常,营养良好。神志清,精神可,自主体位,查体合作。全身皮肤黏膜无黄染,浅表淋巴结未触及肿大。头颅大小正常,耳鼻无异常分泌物。巩膜无黄染。腹部平坦,未见胃肠型及蠕动波,下腹部及脐周压痛,无反跳痛及肌紧张,全腹未触及明显包块,肝脾肋下未触及,墨菲征(一)。肝肾区无叩痛,移动性浊音阴性,肠鸣音亢进。

腹部 CT:部分空肠及回肠明显扩张,内见气液平,回肠内见类圆形混杂密度灶,直径约2.4 cm。腹盆腔液体密度影。腹盆腔未见明显肿大淋巴结。检查结论:回肠腔内混杂密度,其上段肠腔气液平,考虑消化道结石合并肠梗阻,腹盆腔积液(见图 17-1)。

血常规:白细胞 $8.81×10^9/L$,中性粒细胞 $7.48×10^9/L$,血红蛋白 150.0 g/L,血小板 $133×10^9/L$。肝功、血生化、凝血均无异常。

入院诊断:不完全性肠梗阻;消化道结石。

追问后,患者诉 3 天前空腹吃了两个柿子,随后进食了鱼虾、排骨等高蛋白食物,之后出现腹部隐隐不适,未在意。结合追问的病史、化验室及影像学检查,考虑为胃石掉落至小肠造成的小肠机械性肠梗阻。给予禁饮食、鼻胃管减压、石蜡油、抗感染、抑制腺体分泌及补液支持治疗。患者小肠梗阻,单纯鼻胃管的胃肠减压难以到达梗阻部位,效果差,长期机械性梗阻可导致小肠缺血、穿孔、接受外科手术,甚至危及生命,经过讨论,决定给予患者置入肠梗阻导管。

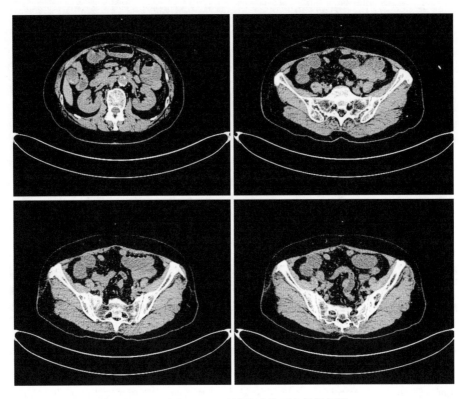

图 17-1　腹部 CT 显示消化道结石合并肠梗阻

内镜下肠梗阻导管置入术:先经患者鼻腔插入肠梗阻导管 50 cm,进镜至胃腔内,胃镜下调整肠梗阻导管方向,将肠梗阻导管插入十二指肠水平段远端,将前球囊注入15 mL注射用水,退镜,撤导丝,并于患者耳垂处固定肠梗阻导管。

后行持续胃肠减压,并间断性将碳酸氢钠注入肠梗阻导管内,患者腹痛明显减轻。7 天后粪石排出,患者出院。

## 案例解析

### 一、疾病概述

#### (一)肠梗阻的概念

任何原因引起的肠内容物通过障碍,并伴有腹胀、腹痛等临床表现,统称为肠梗阻,肠梗阻是临床常见的急腹症之一。肠梗阻的病因和类型很多,其不但在肠管形态和功能上发生改变,并可导致一系列全身性病理改变,甚至危及患者的生命。

(二)病因与分类

1.按梗阻发生的原因分类

(1)机械性肠梗阻:机械性因素引起肠腔狭小或不通,肠内容物不能通过,是临床上最常见的类型。机械性肠梗阻的常见原因包括:①肠外因素,如粘连、束带压迫、肿瘤压迫等;②肠壁因素,如肠套叠、肠扭转等;③肠腔内因素,如蛔虫梗阻、异物崁顿、粪块或胆石堵塞等。

(2)动力性肠梗阻:分麻痹性与痉挛性两种,是由于神经抑制或毒素刺激致使肠壁肌运动紊乱,但并无器质性肠腔狭小。麻痹性肠梗阻较为常见,多发生在腹腔手术后、弥漫性腹膜炎患者。痉挛性肠梗阻较为少见,可发生于急性肠炎、肠道功能紊乱或慢性铅中毒的患者。

(3)血运性肠梗阻:由于肠系膜血管栓塞或血栓形成,使肠管血运障碍,继而发生肠麻痹,肠内容物停止运行,亦可归入动力性肠梗阻。但是血运性肠梗阻可迅速继发肠坏死,在处理方式上与肠麻痹截然不同。

(4)原因不明的假性肠梗阻:与麻痹性肠梗阻不同,往往无明显的病因,属于慢性疾病,也可能是一种遗传性疾病。

2.按肠壁血运有无障碍分类

(1)单纯性肠梗阻:仅有肠内容物通过受阻,而肠管无血运障碍。

(2)绞窄性肠梗阻:肠内容物通过障碍伴血运障碍的肠梗阻,使相应肠段急性缺血,引起肠坏死、穿孔。

3.按梗阻部位分类

根据梗阻发生部位,肠梗阻可分为高位(如空肠上段)梗阻、低位(如回肠末端、结肠)梗阻。任何一段肠襻两端完全阻塞(如肠扭转)均属于闭襻性肠梗阻。

4.按梗阻程度分类

根据梗阻程度,肠梗阻可分为完全性肠梗阻和不完全性肠梗阻;根据病程发展快慢又分为急性肠梗阻和慢性肠梗阻。慢性不完全性肠梗阻是单纯性肠梗阻,急性完全性肠梗阻多为绞窄性肠梗阻。

上述各种类型的肠梗阻是可以互相转化的。

(三)病理生理

肠梗阻发生后,肠管局部和全身将出现一系列复杂的病理生理变化。

1.局部变化

机械性肠梗阻发生后,梗阻以上肠蠕动增强,以克服肠内容物通过障碍,而肠腔内因气体和液体的积贮而膨胀。肠梗阻部位越低,梗阻时间越长,肠膨胀越明显。梗阻以下肠管则塌陷、空虚或仅存积少量粪便。扩张肠管和塌陷肠管交界处即为梗阻所在,这对在手术中寻找梗阻部位至关重要。

急性完全性肠梗阻时,肠管迅速膨胀,肠壁变薄,肠腔压力不断升高。可使肠壁静脉回流受阻,毛细血管及淋巴管淤积,肠壁充血、水肿,液体外渗。同时,由于缺氧,细胞能量代谢障碍,致使肠壁及毛细血管通透性增加,肠壁上有出血点,并有血性渗出液进入肠腔和腹腔。在闭襻性肠梗阻,肠内压可增加至更高点。最初,主要表现为静脉回流受阻,肠壁充血、水肿,呈暗红色,继而出现动脉血运受阻,血栓形成,肠壁失去活力,肠管变成紫黑色。加之肠壁变薄、缺血和通透性增加,肠内容物和大量细菌渗入腹腔,引起腹膜炎。最后,肠管可因缺血、坏死而溃破、穿孔。

**2.全身变化**

(1)水、电解质和酸碱失衡:肠梗阻时,吸收功能障碍,胃肠道分泌的液体不能被吸收返回全身循环而积存在肠腔。同时,肠壁继续有液体向肠腔内渗出,导致体液在第三间隙丢失。高位肠梗阻出现代谢性碱中毒;低位小肠梗阻可引起严重的代谢性酸中毒。

(2)血容量下降:肠膨胀可影响肠壁血运,渗出大量血浆至肠腔和腹腔内,如有肠绞窄则丢失大量血浆和血液。此外,肠梗阻时蛋白质分解增多,肝合成蛋白质的能力下降等,都可加重血浆蛋白的减少和血容量下降。

(3)休克:严重的缺水、血液浓缩、血容量减少、电解质紊乱、酸碱平衡失调、细菌感染、中毒等可引起休克。当肠坏死、穿孔,发生腹膜炎时,全身中毒尤为严重,甚至可引起严重的低血容量性休克和中毒性休克。

(4)呼吸和心脏功能障碍:肠膨胀时腹压增高,横隔上升,影响肺内气体交换;腹痛和腹胀可使腹式呼吸减弱;腹压增高和血容量不足可使下腔静脉回流量减少,心排血量减少。

**(四)临床表现**

虽然各种不同原因引起的肠梗阻的临床表现不同,但肠内容物不能顺利通过肠腔是一致的,其共同的临床表现为腹痛、呕吐、腹胀和停止排气排便。但由于肠梗阻的类型、原因、病理性质、梗阻部位和程度各不相同,临床表现上各有其特点。

**1.症状**

(1)腹痛:机械性肠梗阻发生时,由于梗阻部位以上存在强烈肠蠕动,即发生腹痛。在发生蠕动之后,由于肠管肌过度疲劳而呈暂时性弛缓状态,腹痛也随之消失,故机械性肠梗阻的腹痛是阵发性绞痛性质。在腹痛的同时伴有高亢的肠鸣音,当肠腔有积气、积液时,肠鸣音呈气过水声或高调金属音。患者常自觉有气体在肠内窜行,并受阻于某一部位,有时能见到肠型和蠕动波。如果腹痛的间歇期不断缩短,会导致剧烈的持续性腹痛,则应该警惕可能是绞窄性肠梗阻的表现。

麻痹性肠梗阻的肠壁肌呈瘫痪状态,没有收缩端动,因此无阵发性腹痛,只有持续性胀痛或不适。听诊时肠鸣音减弱或消失。

(2)呕吐:机械性肠梗阻的主要症状之一。高位梗阻的呕吐出现较早,在梗阻后短期即发生,呕吐较频繁。低位小肠梗阻的呕吐出现较晚,初为胃内容物,静止期较长,后期的呕吐物为积存在肠内并经发酵、腐败呈粪样的肠内容物。结肠梗阻的呕吐到晚期才出现。呕吐呈棕褐色或血性,是肠管血运障碍的表现。发生麻痹性肠梗阻时,呕吐多呈溢出性。

(3)腹胀:发生在腹痛之后,其程度与梗阻部位有关。高位肠梗阻腹胀不明显,但有时可见胃型。低位肠梗阻及麻痹性肠梗阻腹胀显著,遍及全腹。腹壁较薄的患者常可见梗阻以上肠管膨胀,出现肠型。结肠梗阻时,如果回盲瓣关闭良好,梗阻以上肠襻可成为闭襻,则腹周膨胀显著。腹部隆起不均匀对称,是肠扭转等闭襻性肠梗阻的特点。

(4)排气排便停止:完全性肠梗阻,肠内容物不能通过梗阻部位,梗阻以下的肠管处于空虚状态,临床表现为停止排气排便。但在梗阻的初期,尤其是高位,其积存的气体和粪便仍可排出,不能误诊为不是肠梗阻或是不完全性肠梗阻。某些绞窄性肠梗阻,如肠套叠、肠系膜血管栓塞或血栓形成,则可排出血性黏液样粪便。

2.体征

单纯性肠梗阻患者早期全身情况无明显变化。晚期因呕吐、脱水及电解质紊乱可出现唇干舌燥、眼窝内陷、皮肤弹性减退、脉搏细弱等。绞窄性肠梗阻可出现全身中毒症状及休克。

(1)腹部视诊:机械性肠梗阻常可见肠型和蠕动波;肠扭转时腹胀多不对称;麻痹性肠梗阻则腹胀均匀。

(2)触诊:单纯性肠梗阻因肠管膨胀可有轻度压痛,但无腹膜刺激征;绞窄性肠梗阻可有固定痛和腹膜刺激征,压痛的包块常为有绞窄的肠襻。

(3)叩诊:绞窄性肠梗阻时,腹腔有渗液,移动性浊音可呈阳性。

(4)听诊:肠鸣音亢进,有气过水声或金属音,为机械性肠梗阻的表现;麻痹性肠梗阻时,肠鸣音减弱或消失。

3.辅助检查

(1)实验室检查:单纯性肠梗阻早期变化不明显,随着病情发展,由于失水和血液浓缩,白细胞计数、血红蛋白和血细胞比容都可增高,尿比重也增高。查血气分析和血清$Na^+$、$K^+$、$Cl^-$、尿素氮、肌酐的变化,可了解酸碱失衡、电解质紊乱和肾功能的状况。

(2)X线检查:一般,肠梗阻发生4～6小时,X线检查可显示出肠腔内有气体;立位或侧卧位透视或摄片,可见气胀肠襻和液平面。由于肠梗阻的部位不同,X线表现也各有其特点,空肠黏膜的环状皱襞在肠腔充气时呈鱼骨刺状;回肠扩张的肠襻多,可见阶梯状的液平面;结肠胀气位于腹部周边,显示结肠袋形。钡灌肠可用于疑有结肠梗阻的患者,它可显示结肠梗阻的部位与性质。

(3)CT扫描:对于诊断肠梗阻,已经有证据显示其优于腹部平片。CT扫描结果包括:①梗阻部位近端小肠扩张、远端小肠空虚(移行带);②小肠内见结肠样粪便;③梗阻部位以下空虚,未见气体及粪便;④肠腔内造影剂无法通过梗阻部位。CT扫描不仅可明确其梗阻程度,也可明确大部分患者的病因。CT扫描对于肠缺血有85%～100%的敏感性,其影像学征象包括:①肠壁强化减弱;②肠壁增厚;③肠系膜静脉充血;④系膜水肿;⑤肠系膜血管缺血,血管水肿呈缆绳状增粗,边缘毛糙,分布呈扇形改变;⑥腹水。CT也能诊断小肠扭转,表现为漩涡征即系膜及软组织显影减弱,肠曲仅围绕着肠系膜血管缠绕形成。麻痹性肠梗阻的典型CT表现为成比例的小肠和结肠扩张,肠壁变薄,没有"移行带",并有不同程度的气液平面,但多数以积气为主。

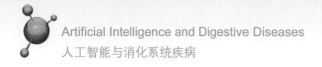
## 二、疾病预防、诊断、治疗、康复

### (一)预防

引起肠梗阻的病因多种多样,影响因素很多,可针对不同病因采取一定措施进行预防。

预防结直肠癌术后肠梗阻,临床从术前完善肠道准备,术中减少肠道损伤、避免肠内容物外溢、减少腹腔污染机会、减少肠管暴露时间、适当应用防粘连剂,术后抑制炎症反应等多方面干预,避免术后肠梗阻的发生。

应保持健康的生活状态,适当进行体育锻炼,保持大便通畅。

### (二)诊断

首先,根据肠梗阻临床表现的共同特点,确定是否为肠梗阻;然后,确定梗阻的类型和性质;最后,明确梗阻的部位和原因。这是诊断肠梗阻的步骤。

(1)是否有肠梗阻的存在:根据腹痛、呕吐、腹胀、停止排气排便四大症状,以及腹部可见肠型或蠕动波、肠鸣音亢进等,一般可做出诊断。但有时可能与急性胃肠炎、急性胰腺炎、输尿管结石等混淆。除病史与详细的腹部检查外,实验室检查与 X 线检查可有助于诊断。

(2)是机械性肠梗阻还是动力性肠梗阻:机械性肠梗阻是常见的肠梗阻类型,具有上述典型临床表现,早期腹胀可不显著。动力性肠梗阻无阵发性绞痛等肠蠕动亢进的表现,相反是肠蠕动减弱或停止,腹胀显著,肠鸣音微弱或消失,而且多继发于腹腔感染、腹膜后出血、腹部手术、肠道炎症、脊髓损伤等。腹部 X 线平片对鉴别诊断甚有价值,麻痹性肠梗阻显示大肠、小肠全部充气扩张;而机械性肠梗阻的胀气扩张仅限于梗阻以上的部分肠管,即使晚期并发肠绞窄和肠麻痹,结肠也不会全部胀气。

(3)是单纯性肠梗阻还是绞窄性肠梗阻:这一点极为重要,关系到治疗方法的选择和患者的预后。有下列表现者,应考虑绞窄性肠梗阻的可能:①腹痛发作急骤,初始即为持续性剧烈疼痛,或在阵发性加重之间仍有持续性疼痛,有时出现腰背部痛;②病情发展迅速,早期出现休克,抗休克治疗后改善不明显;③有腹膜炎的体征,体温上升、脉率增快、白细胞计数增高;④腹胀不均匀,腹部有局部隆起或触及有压痛的肿块(孤立胀大的肠襻);⑤呕吐出现早而频繁,呕吐物、胃肠减压抽出液、肛门排出物为血性;腹腔穿刺抽出血性液体;⑥腹部 X 线检查见孤立扩大的肠襻;⑦经积极的非手术治疗后,症状、体征无明显改善。

(4)是高位肠梗阻还是低位肠梗阻:高位肠梗阻的呕吐发生早而频繁,腹胀不明显;低位肠梗阻的腹胀明显,呕吐出现晚而次数少,并可吐出粪样物;X 线检查有助于鉴别,低位肠梗阻,扩张的肠襻在腹中部,呈"阶梯状"排列,结肠梗阻时扩大的肠襻分布在腹部周围,可见结肠袋,胀气的结肠阴影在梗阻部位突然中断,盲肠胀气最显著。钡灌肠检查或结肠镜检查可进一步明确诊断。

(5)是完全性梗阻还是不完全性梗阻:完全性梗阻者呕吐频繁,如为低位梗阻则有明显腹胀,完全停止排气排便。X 线检查可见梗阻以上肠襻明显充气、扩张,梗阻以下结肠内无气体。不完全性梗阻呕吐与腹胀均较轻,X 线所见肠襻充气、扩张都较不明显,结肠内可见气体存在。

（6）是什么原因引起的梗阻：不同类型的临床表现,是判断梗阻原因的主要线索,另外,还应参考病史、年龄、体征、X 线检查。临床上,粘连性肠梗阻最为常见,多发生于以往有过腹部手术、损伤或腹膜炎病史的患者。嵌顿性腹外疝或绞窄性腹外疝是常见的肠梗阻原因。新生儿以肠道先天性畸形为多见,2 岁以内的小儿多为肠套叠。蛔虫团所致的肠梗阻常发生于儿童。老年人则以肿瘤及粪块堵塞为常见。

（三）治疗

治疗原则是纠正因肠梗阻所引起的生理紊乱和解除梗阻,治疗方法的选择要根据肠梗阻的原因、性质、部位以及全身情况和病情严重程度而定。

1.基础治疗

基础治疗即无论采用非手术治疗或手术治疗,均需应用的基本处理。

（1）胃肠减压：是治疗肠梗阻的主要措施之一,现多采用鼻胃管（Levin 管）减压,先将胃内容物抽空再行持续低负压吸引。应观察抽出的胃肠液的性质,以帮助鉴别有无绞窄及梗阻部位。胃肠减压的目的是减少胃肠道积存的气体、液体,减轻肠腔膨胀,以利于肠壁血液循环的恢复。减少肠壁水肿,使某些部分梗阻的肠襻因肠壁肿胀而继发的完全性梗阻得以缓解,也可使某些扭曲不重的肠襻得以复位,症状缓解。胃肠减压还可以减轻腹内压,改善因膈肌抬高而导致的呼吸与循环障碍。对于低位肠梗阻,可应用较长的 Miller-Abbott 管,其下端带有可注气的薄膜囊,借助肠蠕动推动气囊将导管带到梗阻部位进行减压,但操作困难,难以达到预期目的,现少有应用。

（2）纠正水、电解质紊乱和酸碱失衡：水、电解质紊乱和酸碱失衡是急性肠梗阻最突出的生理紊乱,应及早给予纠正。

（3）抗感染：肠梗阻后,肠壁血液循环有障碍,肠黏膜屏障功能受损而有肠道细菌移位,或是肠腔内细菌直接穿透肠壁至腹腔内而产生感染。肠腔内细菌亦可迅速繁殖。同时,膈肌升高影响肺部气体交换与分泌物排出,易发生肺部感染。因此,肠梗阻时应给予抗生素以预防或治疗腹部感染或肺部感染。

（4）其他治疗：腹胀可影响肺的功能,患者宜吸氧。为减轻胃肠道的膨胀,可给予生长抑素以减少胃肠液的分泌量。可给予镇静剂、解痉剂等一般对症治疗,但止痛剂的应用应遵循急腹症治疗的原则。

2.手术治疗

大多数肠梗阻需要手术治疗。手术的目的是解除梗阻、去除病因,可根据患者的情况与梗阻的部位、病因来选择手术的方式。

（1）单纯解除梗阻的手术：包括粘连松解术,肠切开去除粪石、蛔虫等,肠套叠或肠扭转复位术等。

（2）肠切除术：对肠管肿瘤、炎症性狭窄,或局部肠襻失活坏死,应做肠切除。

（3）肠短路吻合术：当梗阻的部位切除有困难（如肿瘤向周围组织广泛侵犯）,或粘连广泛难以分离,但肠管无坏死现象时,为解除梗阻,可分离梗阻部远、近端肠管做短路吻

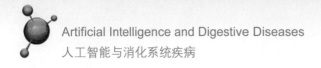

合,旷置梗阻部。

(4)肠造口或肠外置术:肠梗阻部位的病变复杂或患者的情况差,不允许行复杂的手术,可用这类术式解除梗阻,亦即在梗阻部近端膨胀肠管做肠造口术以减压,解除因肠管高度膨胀带来的生理紊乱。

急性肠梗阻手术大都在急诊情况下进行,术前准备不如择期手术完善,且肠襻高度膨胀有血液循环障碍,肠壁水肿致愈合能力差,腹腔内常有污染,故手术后易发生肠瘘、腹腔感染、切口感染或裂开等并发症。肠梗阻患者术后的监测治疗仍很重要,胃肠减压,维持水、电解质及酸碱平衡,抗感染,加强营养支持等都必须予以重视。

（四）康复

常规综合康复治疗包括物理因子治疗(中频脉冲电治疗、低频脉冲电治疗、磁热疗法)、针灸治疗、中医推拿。生物电疗法通过刺激骶神经,对调节肠道功能也有较好疗效。

通过做好手术康复干预工作,可使术后肠梗阻的发生得到有效预防。快速康复外科理念的干预包括健康宣教、心理干预、术前干预、麻醉护理、疼痛护理及术后的护理及药物干预,如指导患者翻身和四肢活动,术后1天指导患者下床活动,并适当扶着床行走,每天3次,若感觉疲惫则停止,术后2天则增加活动的时间及活动量,适当饮用温开水,若患者出现胃肠道反应,则应及时指导肛门排气和进食流质食物,逐渐过渡至正常饮食等。

## 三、医工交叉应用的展望

近年来,随着工科技术的飞速发展,研究者进入了医工交叉崭新的研究领域。

（一）疾病诊断

X线、CT、MRI的应用可以诊断常见的急腹症,包括急性肠梗阻。急性肠梗阻在X线下影像表现为急性肠梗阻沿肠管走行区多发气-液平面。急性肠梗阻在腹部CT下影像表现如下:肠梗阻可见肠管积气、积液引起气液平面,并可见梗阻远端情况,有利于梗阻分型。人工智能在医学影像领域的应用,主要是通过大量数据训练、机器学习算法,而后通过云计算对临床患者进行诊断评判,从而实现人工智能阅片诊断。现阶段人工智能的应用主要体现在计算机辅助诊断系统。计算机辅助诊断是影像学AI应用的重要内容,它将图像处理、计算机视觉、医学图像分析等有效结合,通过系统处理后对异常征象进行标注,从而帮助医生快速发现病灶,提高诊断的准确率和对疾病诊断的效率。

（二）疾病治疗

1.肠梗阻导管

小肠粘连是急性肠梗阻的主要病因之一,多数小肠粘连患者有腹腔手术病史。小肠梗阻有明确手术史者复发率高,普通胃管减压效果有限,肠梗阻导管已经成为针对粘连性肠梗阻不进行外科性治疗,而应用保守性疗法积极改善和解除肠梗阻的不可缺少的导管,且可以协助明确具体梗阻部位。

相对于胃管只能吸引胃内积存液体和胃液而言,肠梗阻导管可插入小肠内,对咽下的空气、异常发酵产生的气体以及积存的因通过障碍亢进分泌的胃液和肠液直接进行吸引,从而可达到积极排除梗阻的目的。一旦发生肠梗阻,肠管内就会发生异常的肠内菌群变化,在不去除肠内容物的情况下,随着肠内容物的增加,肠管分泌异常亢进,使肠内菌群更加失调,形成恶性循环。在教科书《外科学原理》(*Principles of Surgery*)中,Shields 将狗的回肠做成闭塞状态,可观察到闭塞的肠管内水的分泌明显增加,以及回肠吸收功能的停止,肠管壁呈现严重的缺血状态。更严重的是个别局部肠的强力蠕动造成肠管损伤,由此可见对肠梗阻部位直接进行减压吸引的有效性。当然,要注意不要过分依赖肠梗阻导管而失去紧急手术的时机,包括经鼻型肠梗阻导管和经肛门型肠梗阻导管。

(1)经鼻型肠梗阻导管(见图 17-2)。

1)结构特点:导管全长 3 m,常用规格有 16 F 和 18 F。亲水性导丝有 3.5 m 和 4.5 m两种选择,肠梗阻导管的一个基本重要构造是诱导子,或称前导子,起到重锤作用,使导管通过幽门变得容易。前导子由六个小钢球连接构成,富有柔软性,即使遇到肠弯曲和皱襞也容易滑脱。前导子的后方设置前端侧孔,可对球索前的肠肛门侧内容物进行吸引排除:球索后方管身上设置多个吸引侧孔,可吸引球囊后侧的肠内容物。

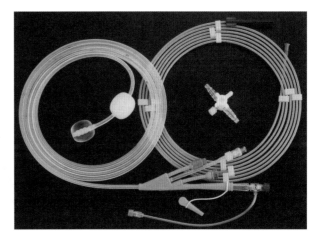

图 17-2  经鼻型肠梗阻导管

2)经鼻型肠梗阻导管各端口功能介绍(见图 17-3):①水囊注水阀:给前水囊注蒸馏水处,也可使用注射用水、纯净水。禁止用生理盐水、葡萄糖、造影剂、矿泉水等有结晶化可能的药液(注意:水囊内液体每周更换一次;注水、抽水时注射器要旋转半圈,防止阀门关闭不良。建议注水量为 10~15 mL,管前端标注英文"F.BALL",最大容量为 30 mL)。②补气口:加快引流速度,防止肠壁损伤,禁止对此处使用生理盐水及其他有结晶化可

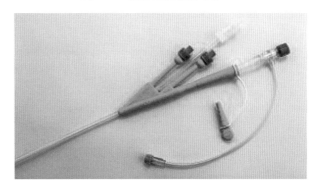

图 17-3  经鼻型肠梗阻导管各端口

能的药液,因为可能会导致堵塞,造成减压吸引效率降低或无法引流,管前端标注英文"VENT"。③后气囊阀:当需要造影时,给后气囊注入空气,防止造影剂反流引起图像不清(注意:造影后需将气囊排空。建议注气量为 30~40 mL,管前端标注英文"B.BALL",最大容量为 60 mL)。

3)经鼻型肠梗阻导管透视下插入法:先用胃管充分吸出胃内物质。将肠梗阻导管内腔加满灭菌蒸馏水。将利多卡因软剂适量涂抹于肠梗阻导管的前端部分。从鼻腔进入肠梗阻导管,至胃中。透视状态下,保持半卧位,左前斜位姿势,使导管前端朝向胃大弯部。转向右侧位,使肠梗阻导管前端导向头朝向幽门,让导丝先行,确认导丝通过幽门。肠梗阻导管的前端通过幽门后,将导丝由肠梗阻导管中回抽 5 cm 左右,然后将导管向前送入 5 cm,重复此过程,将肠梗阻导管尽可能插入。决定留置位置后,向气囊内注入灭菌蒸馏水 10～15 mL。拔出导丝。导丝拔出后继续将肠梗阻导管向胃内送入,使其在胃内呈松弛状态。

4)经鼻型肠梗阻导管内窥镜下插入法:在前导子后、后球囊前和(或)后球囊后分别用手术线打绳结,不要太紧也不要太松脱,如图 17-4 所示。肠梗阻导管经鼻插入至胃内(带导丝)。从口腔下胃镜,在胃中分别用活检钳夹住线头送导管通过幽门,当最后线头通过幽门时,前端水囊已过十二指肠悬韧带。水囊注水 15 mL 后,先撤胃镜,X 线下观察肠梗阻导管,位置正确后,慢慢撤出导丝。

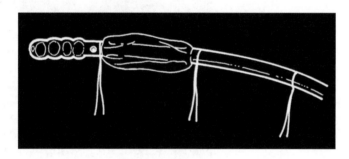

图 17-4　前导子后、后球囊前和(或)后球囊后分别用手术线打绳结

(2)经肛门型肠梗阻导管(见图 17-5)

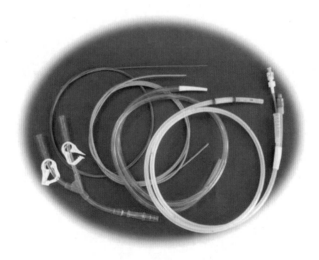

图 17-5　经肛门型肠梗阻导管

1)结构特点:钳道对应扩张管8 F,外径2.7 mm。狭窄部扩张管26 F,外径8.6 mm。对应结肠内视镜钳道内径2.8 mm以上,全长1700 mm以下。经肛门减压导管22 F,外径7.3 mm,全长1200 mm,前端设有4个侧孔。

2)经肛门型肠梗阻导管各端功能介绍(见图17-6):①水囊注水阀:给水囊注蒸馏水处,也可使用注射用水、纯净水。禁止用生理盐水、葡萄糖、造影剂、矿泉水等有结晶化可能的药液(注意:水囊内液体每周更换一次;注水、抽水时注射器务必要旋转半圈,防止阀门关闭不良)。一次注水量为30 mL,最大容量为60 mL。管前端标注英文BALL。②补气口:加快引流速度,防止肠壁损伤,禁止对此处使用生理盐水及其他有结晶化可能的药液,防止形成堵塞,造成减压吸引效率降低或无法引流,管前端标注英文VENT。③吸引管接口:导管置入完毕,由此处通过负压吸引器引流。④洗净排液便利的2腔导管("Y"形)接头可以接引流管接口,进行肠管内的冲洗。

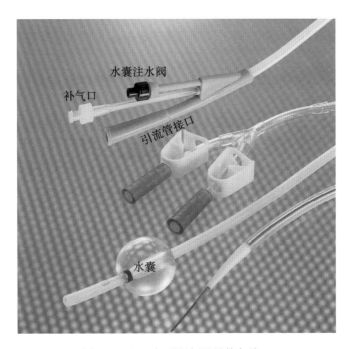

图17-6　经肛门型肠梗阻导管各端口

3)经肛门型肠梗阻导管的插入法:插入肠镜至狭窄部位,造影观察。导丝通过结肠镜钳道插入,通过狭窄部位。插入第一扩张管后退结肠镜,插入第二扩张管。依次扩张后顺着导丝插入球囊导管。决定留置位置后,向球囊内注入30 mL灭菌蒸馏水,连接"Y"形接头,进行肠内冲洗和减压。

2.消化道支架

(1)应用部位:消化道支架按应用部位分为食管支架、胃十二指肠支架、小肠支架、结肠支架、直肠支架。临床上应根据患者情况选用不同直径的支架。食管支架主要用于缓解进食哽噎,以通畅进食;应用十二指肠支架时需要注意,多数情况下需要先放置胆管支

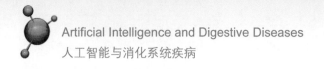
架,再放十二指肠支架;结肠支架适用于因腹部晚期恶性肿瘤侵犯、压迫或其他恶性病变导致结肠、直肠狭窄梗阻和吻合口狭窄的患者。

(2)材质:消化道支架按材质可分为金属支架、塑料支架和生物可降解支架。目前,市面上绝大多数胃肠道支架都是金属支架,而胰胆管支架有塑料和金属之分。金属支架的材质大部分为钛镍记忆合金,当然也有不锈钢丝。由于材质不同,其径向的支撑力、硬度、韧度是不同的。钛镍合金的金属材质,要靠"高温—冷却工艺"塑形,其不易变形,又有良好的径向支撑力和柔韧性。而不锈钢的金属材质,使其拥有更大的支撑力量和更大韧性。生物材料在消化领域具有广泛应用,与传统无机材料相比,具有更高的组织相容性和临床应用价值。食管可降解支架是物理学、生物学与临床医学相结合的产物。这种由可吸收或可降解材料制成的支架对人体无害,可减轻食管狭窄患者吞咽困难的症状,改善其生活质量。

(3)支架的结构:有网状结构,有"Z"形结构,也有分段式的结构和编织结构等。这些不同结构的设计都是为了支架在具有足够支撑力并与消化道完美贴合的同时,尽可能符合蠕动的需要。

(4)支架的覆膜:覆膜的材质主要是透明硅胶,在体内能够阻止黏膜沿支架网眼向支架内生长,即可以防止短期内的再狭窄。但这层覆膜在体内是可以降解的,一般是 6～12 个月降解,最长 1～2 年。不同工艺制作的覆膜,完全降解的时间不同,这就意味着如果恶性肿瘤患者的生存期很长,可能需要在半年至一年左右再次植入支架。覆膜具有抗腐蚀和抗降解能力,使用性能和组织相容性好,有确切的封堵和抑制生长的效果。

(5)支架附属结构:附属结构主要包括防反流瓣、回收线、放射粒子仓、倒刺及蘑菇头。另外,特殊情况下还可以按需求个性化定制支架。

(6)肠道支架植入的过程:患者术中取仰卧位,双腿屈曲,双脚踩于床上,患者主要卧于检查床的下半部分。在 X 线监视下,经肛门插入纤维结肠镜,从活检孔中插入穿入导丝的造影管,通过狭窄段至远端。由造影管注入造影剂,观察狭窄段情况,选择适宜尺寸的支架。沿导丝导出造影管,导入支架入器,支架远端超过狭窄段 10～20 mm 时缓慢释放,并逐步调整,使支架处于适当位置慢慢释放,直至完毕后放射线下造影,观察支架位置。

3.内镜下扩张术

较常应用的内镜下扩张术有探条扩张术、球囊扩张术及内镜下放射状切开术等。内镜下扩张术主要用于各种原因的炎性狭窄;术后吻合口疤痕狭窄;发育不良,如食管环、食管璞;动力性狭窄,如贲门失弛缓症、弥漫性食管狭窄、Oddi 括约肌功能障碍等;晚期肿瘤;等等。内镜下扩张术以往主要应用于食管,目前已逐步应用于直肠、十二指肠球部、结肠及胰胆管等,使不少患者可不经手术而达到症状缓解的目的。

其中,球囊扩张术最为常用,球囊扩张术是经活检孔插入引导导丝,再将球囊装置沿导丝插入活检孔道,在内镜直视下将球囊扩张器插入狭窄腔内,并在内镜下直视打气(也可以是水或造影剂),使球囊充气,达到高压扩张的目的。多数研究者认为,内镜直视下球囊扩张治疗消化道良性狭窄疗效确切,患者易于接受且安全,已被列为首选方法。

近年来,也有报道联合应用放射状切开及球囊扩张的技术,以达到更加安全、有效的目的。

4.超声内镜引导下的双气囊封堵胃空肠吻合术（EUS-guided double-balloon-occluded gastrojejunostomy bypass,EPASS）

EPASS的操作步骤：①应用2.26 cm的大直径导丝或套管来辅助双气囊管插入至屈氏韧带远端的空肠。应用大直径导丝或外套的目的在于避免双气囊管在胃穹隆部结襻。②从解剖学角度来讲，屈氏韧带远端的空肠离胃壁最近，在双气囊间注入生理盐水可使空肠贴近胃壁，扩张后的空肠易于在超声内镜下识别并定位，从而可将金属支架安全放置于空肠。③应用包含LAMS尖端电凝设备的传送系统（直径15 mm），使放置支架"一步到位"，大大简化了胃空肠吻合术的操作流程。一般来讲，超声内镜引导下行跨壁放置支架均要求行管道扩张，而应用此传送系统则无须此项操作。

肠梗阻导管、消化道支架、内镜下扩张术、超声内镜引导下的双气囊封堵胃空肠吻合术（EPASS）等技术的使用为肠梗阻的治疗领域趋向"智能化""微创化"提供了新的可能。积极引进新技术、新方法，医工交叉应用将更好地为患者服务，获得更好的治疗效果。

---

### ※ 拓展阅读 ※

经鼻型肠梗阻导管最早可追溯至17世纪，最初是经鼻向胃内插入钢制导管。经过不断改造，1921年Levin采用橡胶材质制作的胃十二指肠管是现有经鼻肠梗阻导管的雏形。1934年，Miller和Abbott发表了世界首例肠梗阻导管治疗病例。1953年，日本学者齐滕昊发表了日本首例肠梗阻导管病例，并正式命名为肠梗阻导管。随着科学水平的不断提高，CREATEMEDIC株式会社于1979年对其进行了改良，在前端安装了金属珠导向子，替代了金属垂或水银。除形状上有所改进外，材质也不断更新换代，由最初的橡胶或钢铁，转化为聚氯乙烯、聚氨酯、硅橡胶。导管内部的导丝也由特氟龙转化成亲水性材质。这些改良都使肠梗阻导管的置入更为容易、幽门通过性更好，可大大减轻患者的痛苦。

随着医疗器械技术的发展，新型肠梗阻导管出现，医生可更灵活地控制其在患者体内的变化方向，缩短了肠梗阻导管头端到达肠管梗阻部位的时间，降低了并发症发生率，提高了肠梗阻导管的治疗效果。该新型肠梗阻导管新增了3条导向气囊管，通过对3条气囊充气，控制导向气囊的膨胀和收缩量来调整头端的角度，尽量使肠梗阻导管头端通过肠管梗阻部位，以达到治疗的目的。中国研究者报告了另一种改良的肠梗阻导管，在肠梗阻导管进入梗阻部位后，通过间断抽吸前囊、后囊，相继以前囊、后囊为动力囊继续前行，直至导管进入回盲部或者右半结肠内。当导管的前段进入结肠后，将两个球囊抽空，缓慢回拉导管使其到达梗阻段前方，反复回拉可对梗阻区域进行松解。而日本研究者创新前气囊法，将前气囊充气以保持位置稳定，然后通过推动使肠管弯曲。当前球囊放气时，肠梗阻导管依靠管中导丝的恢复力前进至小肠的远端，有效拉直了弯曲的梗阻段肠管。针对置入方式，中国研究者探索了在数字减影造影引导下放置导管的方法，目前，应用介入技术放置肠梗阻导管的成功率达100%。

随着医疗科学技术的发展，对于导管的材质、构造及置入方式都有飞速的发展，为肠梗阻治疗带来了光明的发展前景。

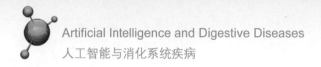

**参考文献**

[1]全宝库,刘微.一种新型可控导向肠梗阻治疗装置:中国,CN108969055A[P].2018-12-11.

[2]伊涛.改良肠梗阻导管技术与传统胃肠减压治疗老年粘连性肠梗阻的效果比较[J].现代消化及介入诊疗,2018,23(6):732-734.

[3]张文雷,柴微,咸蕾,等.应用介入技术放置经鼻肠梗阻导管治疗小肠梗阻的疗效[J].中国老年学杂志,2018,38(6):1388-1389.

[4]YAMAGUCHI D,IKEDA K,TAKEUCHI Y,et al. New insertion method of transnasal ileus tube for small bowel obstruction:Anterior balloon method[J]. PLoS One,2018,13(11):e0207099.

(郭婧)